全国高等学校中药资源与开发、中草药栽培与鉴定、中药制药等专业
国家卫生健康委员会"十三五"规划教材

分子生药学

主 审　黄璐琦

主 编　袁　媛　刘春生

副主编　赵淑娟　谷　巍　晁　志　晋　玲　高　伟

编　者（以姓氏笔画为序）

丁常宏（黑龙江中医药大学）　　　　陆　续（中国药科大学）

王小刚（华中科技大学同济药学院）　国锦琳（成都中医药大学）

开国银（浙江中医药大学）　　　　　周　涛（贵州中医药大学）

田　慧（广西中医药大学）　　　　　赵淑娟（上海中医药大学）

刘　娟（中国中医科学院中药资源中心）　胡　静（天津中医药大学）

刘春生（北京中医药大学）　　　　　胡高升（沈阳药科大学）

许　亮（辽宁中医药大学）　　　　　袁　媛（中国中医科学院中药资源中心）

李　娟（湖北中医药大学）　　　　　晋　玲（甘肃中医药大学）

杨　全（广东药科大学）　　　　　　晁　志（南方医科大学）

杨晶凡（河南中医药大学）　　　　　高　伟（首都医科大学）

吴文如（广州中医药大学）　　　　　谢冬梅（安徽中医药大学）

谷　巍（南京中医药大学）　　　　　蒲高斌（山东中医药大学）

张　磊（海军军医大学）

人民卫生出版社

图书在版编目（CIP）数据

分子生药学 / 袁媛，刘春生主编 .—北京：人民
卫生出版社，2019
ISBN 978-7-117-27971-0

Ⅰ.①分… Ⅱ.①袁…②刘… Ⅲ.①分子生物学 –
生药学 – 高等学校 – 教材 Ⅳ.① R93

中国版本图书馆 CIP 数据核字（2019）第 045961 号

人卫智网	www.ipmph.com	医学教育、学术、考试、健康，购书智慧智能综合服务平台
人卫官网	www.pmph.com	人卫官方资讯发布平台

版权所有，侵权必究！

分子生药学

主　　编：袁　媛　刘春生
出版发行：人民卫生出版社（中继线 010-59780011）
地　　址：北京市朝阳区潘家园南里 19 号
邮　　编：100021
E - mail：pmph @ pmph.com
购书热线：010-59787592　010-59787584　010-65264830
印　　刷：中农印务有限公司
经　　销：新华书店
开　　本：850×1168　1/16　　印张：13
字　　数：316 千字
版　　次：2019 年 9 月第 1 版　2019 年 9 月第 1 版第 1 次印刷
标准书号：ISBN 978-7-117-27971-0
定　　价：48.00 元
打击盗版举报电话：010-59787491　E-mail：WQ @ pmph.com
（凡属印装质量问题请与本社市场营销中心联系退换）

出版说明

　　高等教育发展水平是一个国家发展水平和发展潜力的重要标志。办好高等教育，事关国家发展，事关民族未来。党的十九大报告明确提出，要"加快一流大学和一流学科建设，实现高等教育内涵式发展"，这是党和国家在中国特色社会主义进入新时代的关键时期对高等教育提出的新要求。近年来，《关于加快建设高水平本科教育全面提高人才培养能力的意见》《普通高等学校本科专业类教学质量国家标准》《关于高等学校加快"双一流"建设的指导意见》等一系列重要指导性文件相继出台，明确了我国高等教育应深入坚持"以本为本"，推进"四个回归"，建设中国特色、世界水平的一流本科教育的发展方向。中医药高等教育在党和政府的高度重视和正确指导下，已经完成了从传统教育方式向现代教育方式的转变，中药学类专业从当初的一个专业分化为中药学专业、中药资源与开发专业、中草药栽培与鉴定专业、中药制药专业等多个专业，这些专业共同成为我国高等教育体系的重要组成部分。

　　随着经济全球化发展，国际医药市场竞争日趋激烈，中医药产业发展迅速，社会对中药学类专业人才的需求与日俱增。《中华人民共和国中医药法》的颁布，"健康中国2030"战略中"坚持中西医并重，传承发展中医药事业"的布局，以及《中医药发展战略规划纲要（2016—2030年）》《中医药健康服务发展规划（2015—2020年）》《中药材保护和发展规划（2015—2020年）》等系列文件的出台，都系统地筹划并推进了中医药的发展。

　　为全面贯彻国家教育方针，跟上行业发展的步伐，实施人才强国战略，引导学生求真学问、练真本领，培养高质量、高素质、创新型人才，将现代高等教育发展理念融入教材建设全过程，人民卫生出版社组建了全国高等学校中药资源与开发、中草药栽培与鉴定、中药制药专业规划教材建设指导委员会。在指导委员会的直接指导下，经过广泛调研论证，我们全面启动了全国高等学校中药资源与开发、中草药栽培与鉴定、中药制药等专业国家卫生健康委员会"十三五"规划教材的编写出版工作。本套规划教材是"十三五"时期人卫社的重点教材建设项目，教材编写将秉承"夯实基础理论、强化专业知识、深化中医药思维、锻炼实践能力、坚定文化自信、树立创新意识"的教学理念，结合国内中药学类专业教育教学的发展趋势，紧跟行业发展的方向与需求，并充分融合新媒体技术，重点突出如下特点：

　　1. 适应发展需求，体现专业特色　本套教材定位于中药资源与开发专业、中草药栽培与鉴定专业、中药制药专业，教材的顶层设计在坚持中医药理论、保持和发挥中医药特色优势的前提下，重视现代科学技术、方法论的融入，以促进中医药理论和实践的整体发展，满足培养特色中医药人才的需求。同时，我们充分考虑中医药人才的成长规律，在教材定位、体系建设、内容设计上，注重理论学习、生产实践及学术研究之间的平衡。

2. 深化中医药思维，坚定文化自信　中医药学根植于中国博大精深的传统文化，其学科具有文化和科学双重属性，这就决定了中药学类专业知识的学习，要在对中医药学深厚的人文内涵的发掘中去理解、去还原，而非简单套用照搬今天其他学科的概念内涵。本套教材在编写的相关内容中注重中医药思维的培养，尽量使学生具备用传统中医药理论和方法进行学习和研究的能力。

3. 理论联系实际，提升实践技能　本套教材遵循"三基、五性、三特定"教材建设的总体要求，做到理论知识深入浅出，难度适宜，确保学生掌握基本理论、基本知识和基本技能，满足教学的要求，同时注重理论与实践的结合，使学生在获取知识的过程中能与未来的职业实践相结合，帮助学生培养创新能力，引导学生独立思考，理清理论知识与实际工作之间的关系，并帮助学生逐渐建立分析问题、解决问题的能力，提高实践技能。

4. 优化编写形式，拓宽学生视野　本套教材在内容设计上，突出中药学类相关专业的特色，在保证学生对学习脉络系统把握的同时，针对学有余力的学生设置"学术前沿""产业聚焦"等体现专业特色的栏目，重点提示学生的科研思路，引导学生思考学科关键问题，拓宽学生的知识面，了解所学知识与行业、产业之间的关系。书后列出供查阅的相关参考书籍，兼顾学生课外拓展需求。

5. 推进纸数融合，提升学习兴趣　为了适应新教学模式的需要，本套教材同步建设了以纸质教材内容为核心的多样化的数字教学资源，从广度、深度上拓展了纸质教材的内容。通过在纸质教材中增加二维码的方式"无缝隙"地链接视频、动画、图片、PPT、音频、文档等富媒体资源，丰富纸质教材的表现形式，补充拓展性的知识内容，为多元化的人才培养提供更多的信息知识支撑，提升学生的学习兴趣。

本套教材在编写过程中，众多学术水平一流和教学经验丰富的专家教授以高度负责、严谨认真的态度为教材的编写付出了诸多心血，各参编院校对编写工作的顺利开展给予了大力支持，在此对相关单位和各位专家表示诚挚的感谢！教材出版后，各位教师、学生在使用过程中，如发现问题请反馈给我们（renweiyaoxue@163.com），以便及时更正和修订完善。

人民卫生出版社

2019 年 2 月

教材书目

序号	教材名称	主编	单位
1	无机化学	闫 静 张师愚	黑龙江中医药大学 天津中医药大学
2	物理化学	孙 波 魏泽英	长春中医药大学 云南中医药大学
3	有机化学	刘 华 杨武德	江西中医药大学 贵州中医药大学
4	生物化学与分子生物学	李 荷	广东药科大学
5	分析化学	池玉梅 范卓文	南京中医药大学 黑龙江中医药大学
6	中药拉丁语	刘 勇	北京中医药大学
7	中医学基础	战丽彬	南京中医药大学
8	中药学	崔 瑛 张一昕	河南中医药大学 河北中医学院
9	中药资源学概论	黄璐琦 段金廒	中国中医科学院中药资源中心 南京中医药大学
10	药用植物学	董诚明 马 琳	河南中医药大学 天津中医药大学
11	药用菌物学	王淑敏 郭顺星	长春中医药大学 中国医学科学院药用植物研究所
12	药用动物学	张 辉 李 峰	长春中医药大学 辽宁中医药大学
13	中药生物技术	贾景明 余伯阳	沈阳药科大学 中国药科大学
14	中药药理学	陆 茵	南京中医药大学
15	中药分析学	李 萍 张振秋	中国药科大学 辽宁中医药大学
16	中药化学	孔令义 冯卫生	中国药科大学 河南中医药大学
17	波谱解析	邱 峰 冯 锋	天津中医药大学 中国药科大学

序号	教材名称	主编	单位
18	制药设备与工艺设计	周长征 王宝华	山东中医药大学 北京中医药大学
19	中药制药工艺学	杜守颖 唐志书	北京中医药大学 陕西中医药大学
20	中药新产品开发概论	甄汉深 孟宪生	广西中医药大学 辽宁中医药大学
21	现代中药创制关键技术与方法	李范珠	浙江中医药大学
22	中药资源化学	唐于平 宿树兰	陕西中医药大学 南京中医药大学
23	中药制剂分析	刘　斌 刘丽芳	北京中医药大学 中国药科大学
24	土壤与肥料学	王光志	成都中医药大学
25	中药资源生态学	郭兰萍 谷　巍	中国中医科学院中药资源中心 南京中医药大学
26	中药材加工与养护	陈随清 李向日	河南中医药大学 北京中医药大学
27	药用植物保护学	孙海峰	黑龙江中医药大学
28	药用植物栽培学	巢建国 张永清	南京中医药大学 山东中医药大学
29	药用植物遗传育种学	俞年军 魏建和	安徽中医药大学 中国医学科学院药用植物研究所
30	中药鉴定学	吴啟南 张丽娟	南京中医药大学 天津中医药大学
31	中药药剂学	傅超美 刘　文	成都中医药大学 贵州中医药大学
32	中药材商品学	周小江 郑玉光	湖南中医药大学 河北中医学院
33	中药炮制学	李　飞 陆兔林	北京中医药大学 南京中医药大学
34	中药资源开发与利用	段金廒 曾建国	南京中医药大学 湖南农业大学
35	药事管理与法规	谢　明 田　侃	辽宁中医药大学 南京中医药大学
36	中药资源经济学	申俊龙 马云桐	南京中医药大学 成都中医药大学
37	药用植物保育学	缪剑华 黄璐琦	广西壮族自治区药用植物园 中国中医科学院中药资源中心
38	分子生药学	袁　媛 刘春生	中国中医科学院中药资源中心 北京中医药大学

全国高等学校中药资源与开发、中草药栽培与鉴定、中药制药专业
规划教材建设指导委员会

成员名单

主 任 委 员　黄璐琦　中国中医科学院中药资源中心
　　　　　　　段金廒　南京中医药大学

副主任委员　（以姓氏笔画为序）
　　　　　　　王喜军　黑龙江中医药大学
　　　　　　　牛　阳　宁夏医科大学
　　　　　　　孔令义　中国药科大学
　　　　　　　石　岩　辽宁中医药大学
　　　　　　　史正刚　甘肃中医药大学
　　　　　　　冯卫生　河南中医药大学
　　　　　　　毕开顺　沈阳药科大学
　　　　　　　乔延江　北京中医药大学
　　　　　　　刘　文　贵州中医药大学
　　　　　　　刘红宁　江西中医药大学
　　　　　　　杨　明　江西中医药大学
　　　　　　　吴啟南　南京中医药大学
　　　　　　　邱　勇　云南中医药大学
　　　　　　　何清湖　湖南中医药大学
　　　　　　　谷晓红　北京中医药大学
　　　　　　　张陆勇　广东药科大学
　　　　　　　张俊清　海南医学院
　　　　　　　陈　勃　江西中医药大学
　　　　　　　林文雄　福建农林大学
　　　　　　　罗伟生　广西中医药大学
　　　　　　　庞宇舟　广西中医药大学
　　　　　　　宫　平　沈阳药科大学
　　　　　　　高树中　山东中医药大学
　　　　　　　郭兰萍　中国中医科学院中药资源中心

唐志书　陕西中医药大学
黄必胜　湖北中医药大学
梁沛华　广州中医药大学
彭　成　成都中医药大学
彭代银　安徽中医药大学
简　晖　江西中医药大学

委　　员（以姓氏笔画为序）

马　琳	马云桐	王文全	王光志	王宝华	王振月	王淑敏
申俊龙	田　侃	冯　锋	刘　华	刘　勇	刘　斌	刘合刚
刘丽芳	刘春生	闫　静	池玉梅	孙　波	孙海峰	严玉平
杜守颖	李　飞	李　荷	李　峰	李　萍	李向日	李范珠
杨武德	吴　卫	邱　峰	余伯阳	谷　巍	张　辉	张一昕
张永清	张师愚	张丽娟	张振秋	陆　茵	陆兔林	陈随清
范卓文	林　励	罗光明	周小江	周日宝	周长征	郑玉光
孟宪生	战丽彬	钟国跃	俞年军	秦民坚	袁　媛	贾景明
郭顺星	唐于平	崔　瑛	宿树兰	巢建国	董诚明	傅超美
曾建国	谢　明	甄汉深	裴妙荣	缪剑华	魏泽英	魏建和

秘 书 长　吴啟南　郭兰萍

秘　　书　宿树兰　李有白

序

20世纪以来，生命科学取得了巨大成就与进步，随着 Watson 和 Crick 发现 DNA 双螺旋结构后，分子生物学迅速成为对人类影响最大的学科之一。习近平总书记在《致中国中医科学院成立60周年贺信》中提出，要"切实把中医药这一祖先留给我们的宝贵财富继承好、发展好、利用好。"如何充分发挥中医药的独特优势、有效推进中药现代化、推动中医药走向世界是中医药人一直努力的方向。

分子生物学作为现代生命科学的"共同语言"，不断与其他学科广泛深入地交叉融合，以此开拓新的前沿领域和新的增长点，使得一大批交叉学科和新兴学科应运而生。1995年，我在《展望分子生物技术在生药学中的应用》一文中首次提出"分子生药学（molecular pharmacognosy）"，将分子生物学的原理和方法引入传统中药学科中，解决中药鉴定、保护、生产等理论与技术问题。2000年《分子生药学》第一版出版，"分子生药学"作为一门中药学分支学科正式诞生，之后相继出版了《分子生药学》第二版和第三版，第三版《分子生药学》获得第四届中国出版政府奖。2012年，《分子生药学（英文版）》由 Springer 出版社出版，标志着这门学科获得了国际的认可。

博观而约取，厚积而薄发。经过20多年的学科建设与发展，分子生药学已成为一门研究方向稳定、技术水平领先、理论思想创新、学术影响广泛、学科队伍健全的成熟学科，确立了以中药分子鉴定为基础、道地药材形成分子机制为特色、应用合成生物学生产活性成分为前沿的现阶段学科发展任务。截至目前，全国已有30余所高等院校开设分子生药学本科生及研究生课程。

本次出版的国家卫生健康委员会"十三五"规划教材，是由活跃在分子生药学研究和教学一线的骨干教师及科研人员共同编写的，他们着眼于突出科学前沿和实际应用，使得全书内容更加饱满系统。全书每个章节都增设了案例导入及技能实验，大大提高了学生的学习兴趣，拓展了学科的思路。希望本书对于分子生药学教育能够起到启发和开拓思路的作用，并为分子生药学的发展提供一个开放的交流平台。

欣然为序！

2018年9月5日　于北京

前　言

分子生药学是在分子水平上研究中药的鉴定、质量的形成及活性成分生产的一门学科。1995 年，黄璐琦院士在《中国中药杂志》上发表的《展望分子生物技术在生药学中的应用》一文中首次提出"分子生药学（molecular pharmacognosy）"。经过 20 多年的发展，分子生药学已经形成以中药分子鉴定为基础、道地药材形成分子机制为特色、应用合成生物学生产活性成分为前沿的学科。分子生药学是以分子生物学、药用植物学、中药鉴定学、中药资源学、中药栽培学、中药化学为基础的学科，其主要研究对象是生物来源的中药及其资源，该学科时刻关注中药生产与科研中的新问题，发展迅速。

本教材内容遵循国家卫生健康委员会"十三五"规划教材编写的指导思想，密切结合中药生产和科研实践，具有以下特色：

1. 前沿与创新相结合　本教材充分体现了分子生药学的发展特色，紧抓学科前沿，注意新方法、新思路的探讨。每章都有"本章内容提要"与"本章学习意义"，对该章节的内容进行简述，方便学生在学习本章前了解本章关键内容；每节正文前均有"学习目的"与"基础性名词"突出本节学习重点，同时结合"案例导入"增强本节学习的趣味性。本教材力求突出基本理论、基本知识与基本技能，体现思想性、科学性、先进性、启发性与适用性，为学生知识、能力与素质协调发展创造条件。

2. 增加课外阅读和实验技能内容　本教材在强调科学性、先进性的基础上，突出了教材的课外阅读部分。针对有些知识点比较抽象不易理解的难点，增加了知识点课外阅读的内容，方便学生对这些知识点的掌握。同时，由于实验对分子生药学学科发展具有重要意义，增加了每章的技能实验部分，方便学生了解现在的常用方法。这些内容利用数字化技术，以二维码的形式体现。

本教材由袁媛研究员与刘春生教授主编，负责教材内容的整体设计，并共同编写了第一章绪论部分；第二章为中药分子鉴定，由晁志教授领衔，组织丁常宏、田慧、吴文如编写；第三章为中药种质资源，由晋玲教授领衔，组织蒲高斌、国锦琳编写；第四章为中药资源功能基因组，由高伟教授领衔，组织周涛、王小刚、陆续、国锦琳、张磊编写；第五章为中药活性成分的生物合成与调控，由赵淑娟教授领衔，组织张磊、胡高升、许亮、开国银编写；第六章为药用植物生长过程，由晋玲教授领衔，组织杨全、李娟、周涛编写；第七章为道地药材及其品质形成机制，由谷巍教授领衔，组织谢冬梅、胡静编写；第八章为中药活性成分的生物技术生产，由高伟教授领衔，组织杨晶凡、胡静、胡高升编写；全文统稿工作由刘娟完成。

本教材的编写是全体参编人员智慧的结晶和辛勤劳动的结果，在编写过程中得到了中国工程院黄璐琦院士的指导，以及各编委所在单位的大力支持，在此一并致以衷心的感谢。本教材涉及知识面较广，在编写框架和内容安排方面均有一定的难度，教材中难免存在缺点和错误，恳请广大师生在使用过程中多提宝贵意见，以便再次修订时修改提高。

《分子生药学》编委会

2019 年 1 月

目　　录

第一章　绪论

第一章课件

[本章内容提要]

　　分子生药学是在分子水平上研究中药的鉴定、质量的形成及活性成分生产的一门学科，它的主要研究对象是生物来源的中药及其资源以及相关产品。该学科产生是中药资源自身发展的需要，体现了生药学与分子生物学的融合发展，其主要研究内容包括中药的分子鉴定、中药活性成分的生物合成与中药质量形成的分子机制。

[本章学习意义]

　　通过对本章内容的学习，初步了解分子生药学的研究内容及其内涵，理解学习分子生药学的意义。

1. 掌握分子生药学的相关概念和研究内容。
2. 熟悉分子生药学的研究方法及学科的形成与发展。

基础性名词

分子生药学、分子生物学、中药资源、遗传物质

案例导入

中药资源中的生物资源，按自然属性可分为植物和动物，其中植物药资源指来源于植物的器官（如根、茎、叶、花、果实、种子）或全株，可供药用的一类植物资源。按照生产来源可分为野生和栽培。请依据图1-1所示，思考分子生药学的研究对象与研究方法是什么？对于植物药资源来说，在其保护、鉴定、生产等关键环节中常遇到一些新的热点和难点问题。例如，如何认识药材的质量变异？其遗传物质基础是什么？优质药材是如何形成的？其形成的遗传与环境机制是什么？药效成分积累的生物学机制是什么？受什么因素影响？如何保持药材药效成分的稳定性？植物药资源多样性具有什么特性？与农作物存在什么异同？

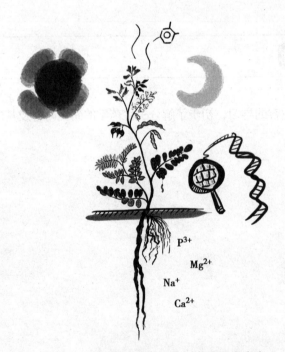

● 图1-1　分子生药学的研究对象和研究内容

一、分子生药学的定义

分子生药学是在分子水平上研究中药的鉴定、质量的形成及活性成分生物合成的一门学科。分子生药学的主要研究对象是生物来源的中药及其资源以及相关产品。

生药与中药的

概念

二、分子生药学的形成与发展

（一）分子生药学的产生是中药资源自身发展的需要

"生药"一词在我国出现很早，它是相对"熟药"而来的。宋代官府设立"熟药库""熟药所"等机构，负责炮制、修合、储藏、出售饮片或成药制剂。与此相对，生药则是指未作加工或经简单加工但未经复杂炮制的药材。我国明代太医院规定："凡天下解纳药材，俱贮本院生药库""凡太医院所用药饵，均由……各地解来生药制造"；清代太医院规定："凡遇内药房取用药材，……俱以生药材交进，由内药房医生切造炮制"。由此可见，我国古代所谓"生药"是和"熟药"对比时所用的名称，生药就是药材的同义词。我国有关生药的知识散存于历代本草，但没有形成系统的理论体系。

目前我国已经形成了较为完善的生药鉴定及质量控制体系，但是依然有一些重要问题未得到阐明，如多来源药材的鉴定、道地药材的形成机制等，同时随着中药材规范化栽培的发展，又产生了新的问题，如在药用植物生长发育过程及产地加工过程中，药用植物体内生理变化与质量形成的相关性等问题。从生物资源出发，各种生命现象是通过其核酸、蛋白质的结构和功能影响生物的生长发育、消亡、物质和能量代谢、遗传、衰老等重要生命活动而产生的。从分子水平上阐释中药资源保护、鉴定、生产中诸多生物学问题，并寻找相应的解决策略、研究和检验方法，将为中药资源的可持续发展提供科学理论和有效工具。

（二）分子生药学的产生体现了生药学与分子生物学的融合发展

"分子生物学"（molecular biology）一词最早于1945年由William Astburyz提出。1953年Waston和Crick发现DNA双螺旋结构后，分子生物学迅速成为20世纪发展最快、对人类影响最大的学科之一。

1983年Kary Mullis提出了聚合酶链式反应（polymerase chain reaction，PCR）的设想，1985年发明了聚合酶链式反应，1988年PE-Cetus公司推出第一台PCR仪，1989年*Science*报道了耐热性的*Taq*酶，1993年Mullis因发明聚合酶链式反应获得诺贝尔化学奖。从此，PCR技术逐渐被生命科学的各个学科利用，形成了新的生长点。近年来，随着分子生物学的飞速发展，使与生物学有关所有领域的分支学科都发展到了分子水平，一大批交叉学科、前沿学科应运而生。分子生药学就是在解决中药品种、质量和资源问题中诞生的新学科。

1995年，我国科学家黄璐琦院士敏锐地观察到PCR技术在生药学领域的极大潜力，分析了分子生物学和生药学结合的理论基础，对分子生物学技术在生药学中的应用进行了展望，认为其在药材鉴定、生产和活性成分获取等方面有着广泛的应用前景，首次提出了"分子生药学"（molecular pharmacognosy）的概念。

三、分子生药学的研究内容

（一）从分子水平研究中药的鉴定

1. 从分子水平评价中药的基源物种 物种有所谓的"好"物种，即分类学家没有争议的物种，如人参 *Panax ginseng* C. A. Mey.；也有"坏"物种，即分类学家有争议的物种，如小蓟的基源植物，《中华人民共和国药典》（以下简称《中国药典》）认为其为刺儿菜 *Cirsium setosum*（Willd.）MB.，而 *Flora of China* 认为应将其合并入丝路蓟 *Cirsium arvense*（Linnaeus）Scopoli，将其学名修订为 *Cirsium arvense* var. *integrifolium* Wimmer et Grabowski。其次，物种的进化机制十分复杂，利用物种形态和基因片段表示物种进化关系可能是一致的，也可能是不一致的，如果基因树不能反映物种的进化，此时该物种是不能利用基因片段进行分子鉴定的。因此，在进行分子鉴定之前，首先应对物种进行评价。

2. 从分子水平研究中药鉴定 目前《中国药典》已经建立了较为完善的中药性状、显微和理化鉴定体系，但是关于动物药的鉴定、正品和近缘混伪品的鉴定等问题，仍需要探索新的鉴定方法。分子鉴定因其具有较高的分辨率及客观性越来越受到人们的重视，目前特异性 PCR 鉴定方法、聚合酶链式反应 - 限制性片段长度多态性（polymerase chain reaction-restriction fragment length polymorphism，PCR-RFLP）方法已经被收入《中国药典》一部，中药材 DNA 条形码分子鉴定法指导原则被收入《中国药典》四部。

（二）中药活性成分的生物合成

1. 从分子水平解析中药活性成分的生物合成途径 中药生物技术资源是未来解决濒危中药资源的可能途径之一，合成生物学是重要的研究策略，解析活性成分的生物合成途径是实现中药活性成分生物合成的前提。克隆活性成分的生物合成途径基因，逐步解析活性成分的生物合成途径是分子生药学的重要任务之一。目前，紫杉醇、青蒿素等的生物合成途径解析已取得较大进展。

2. 研究中药活性成分的生物合成 随着中药活性成分的不断阐明，组分中药逐渐成为新药开发的一个方向；在此基础上，随着中药活性成分生物合成途径的不断阐明，利用合成生物学方法合成活性成分越来越受到人们的重视，细胞工厂合成中药活性成分逐渐成为可能。中药活性成分的生物合成是分子生药学的重要研究任务，生物合成和化学合成组合将成为活性成分的生产方式之一。

（三）从分子水平研究中药质量的形成

1. 从分子水平研究道地药材的形成 使用道地药材是中药的用药特色，道地药材是经过长期临床实践总结出来的中药质量标准之一。长期以来，人们对道地药材的理解都处于"知其然不知其所以然"的状态。目前，相关学科已经对道地药材的外观性状和化学表型、产地气候和土壤特征等方面展开了研究。分子生药学将从道地药材的遗传特征，尤其是产地生态因子的基因表达响应机制等方面展开深入研究，深化人们对道地药材的认识。

2. 从分子水平研究中药种质资源　随着中药规范化种植的发展，"好种质才能产生好药材"的理念越来越深入人心。人们试图从野生优质中药种源中寻找优良种质，分子生药学可以从遗传角度揭示不同种源的差异，阐明优质药材的形成机制；其次，在进行育种的时候，也可以通过分子生药学技术揭示亲本之间的遗传差异，为选择育种亲本提供依据。

3. 从分子水平上研究中药材种养殖过程的质量控制　在中药材规范化种植过程中，药材的生长环境、栽培或养殖措施、生长年限、采收期、产地加工等因素均对药材的质量产生重要的影响，这种影响是系统且复杂的。分子生药学将通过揭示上述复杂影响形成过程中的生物学机制，并建立以遗传物质为核心指标的质量控制体系，保证栽培药材质量的一致性。

另外，中药资源分类、濒危中药资源保护等也是分子生药学的任务。

四、分子生药学的内涵与外延

从名称来看，分子生药学和生药学有密切的关系，有人误认为分子生药学是生药学的一个研究方向，实际则不然。分子生药学的理论基础是分子生物学，和生药学明显不同，分子生药学是利用分子生物学技术研究中药的学科，是从分子水平研究中药的鉴定、质量的形成和活性成分生物合成的学科。因此，药用植物学、生药学（中药鉴定学）、中药资源学、中药栽培学、天然药物化学（中药化学）都和分子生药学有密切的关系。

分子生药学的基础是药用植物学、中药资源学、中药鉴定学和中药化学等学科，要学好分子生药学，首先要学好这些课程；其次，分子生药学的理论和技术基础是分子生物学，要学好分子生药学，需要对分子生物学的基本知识有所了解，只有在中药学和分子生物学的基础上才能学好分子生药学；第三，分子生药学作为一门不断发展的学科，在学习的同时，要广泛涉猎中英文期刊，只有了解分子生药学的最新发展，才能准确理解分子生药学的课程内容。

开放式讨论

请同学们结合近三年来生命科学领域的发展前沿，畅想本学科未来的发展前景。

第一章同步练习

第二章　中药分子鉴定

[本章内容提要]

　　中药是中医防病治病的物质基础，对中药真伪优劣的准确鉴定是保证药物品质与治疗效果的先决条件。我国人民在同疾病作斗争的过程中，学会了运用眼、耳、鼻、舌等人体感官来识别自然界的植物、动物和矿物的形、色、气、味，从而鉴别出哪些可供药用以及对人体是否有毒害作用等，进而形成了对"药"的感性认识，这种认识促进了相伴而生的中药鉴定知识的产生和发展，逐步形成了中药鉴定四大基本方法，即中药的基源鉴定、性状鉴定、显微鉴定和理化鉴定。然而传统四大鉴定方法对一些疑难药材的鉴定依然存在困难，如近缘种药材、贵重药材、动物药材以及可以获取 DNA 的中药及其制剂等，在鉴定的准确性、客观性方面还需要进一步提高。中药分子鉴定是利用中药中的大分子信息进行中药鉴定的方法，随着技术的发展和成熟，中药分子鉴定已成为解决以上问题的重要方法。中药分子鉴定不仅用于中药不同物种的鉴别，也广泛用于种下不同居群、不同种质资源和道地药材的研究，为中药鉴定提供了遗传学证据；特别是在名贵药材、道地药材、动物类药材、珍稀濒危动植物真伪鉴定等方面具有独特优势。

[本章学习意义]

　　通过对本章内容的学习，熟悉中药分子鉴定涉及的分子生物学基础知识，明确其概念与原理，掌握药品标准中的中药分子鉴定方法，了解中药分子鉴定的发展趋势和新方法。

第一节　DNA 与基因

学习目的

1. 掌握 DNA 分子的结构，基因的现代生物学概念，基因的结构，基因组的概念。
2. 熟悉基因的分类方式，原核生物基因组和真核生物基因组的特点，DNA 提取与纯化的方法。
3. 了解基因概念的由来，DNA 序列测定的方法。

基础性名词

DNA、基因、基因组、序列测定

案例导入

道金斯在《自私的基因》中提出："进化的单元可能既不是物种，也不是群体，甚至也不是个体，而是基因，因为作为选择单元，不仅要求长寿，而且必须能够精确地复制自己。"在他的基因中心论中，生命的个体反而成了基因主宰着的"生存机器"。那么，什么是基因呢？

一、DNA 及其结构

　　DNA 即脱氧核糖核酸的简称，是生物体主要的遗传物质，通过复制将遗传信息由亲代传给子代。原核细胞的 DNA 集中在核区，真核细胞的 DNA 主要集中在核内，是染色体（染色质）的重要组成部分。同时，真核细胞线粒体、叶绿体等细胞器中也含有 DNA。

　　DNA 由碳、氢、氧、氮、磷 5 种元素组成，DNA 的结构单位是脱氧核苷一磷酸（dNMP），包括脱氧腺苷一磷酸（dAMP）、脱氧鸟苷一磷酸（dGMP）、脱氧胞苷一磷酸（dCMP）和脱氧胸苷一磷酸（dTMP），分别由腺嘌呤（A）、鸟嘌呤（G）、胞嘧啶（C）和胸腺嘧啶（T）等碱基与磷酸、脱氧核糖构成。

（一）碱基和脱氧核糖

　　DNA 中的碱基有两类，即嘌呤和嘧啶。它们均为含氮的杂环化合物。

　　嘌呤包括腺嘌呤（A）和鸟嘌呤（G）。其结构如下：

　　嘧啶包括胞嘧啶（C）和胸腺嘧啶（T）。其结构如下：

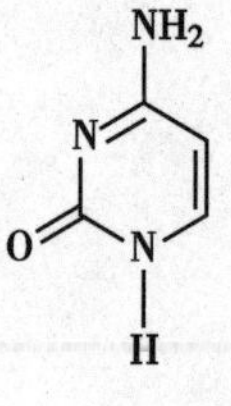

C

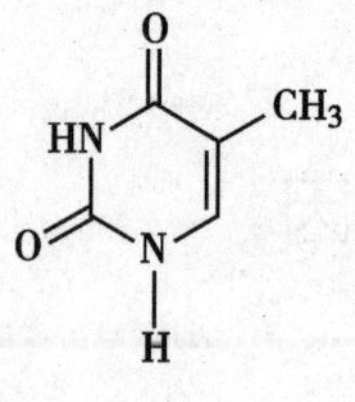

T

脱氧核糖是一种戊糖分子，其碳原子的位置用 1′ 至 5′ 标记。结构式如下：

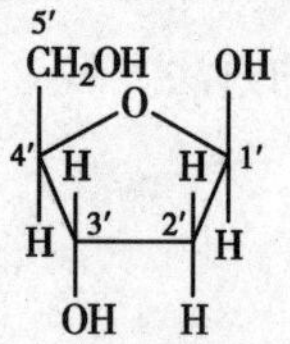

脱氧核糖

（二）脱氧核苷与脱氧核糖核苷酸

1. 脱氧核苷　戊糖和碱基缩合成的糖苷称为核苷。其连接方式是戊糖第 1 位碳原子上的羟基与嘌呤碱第 9 位氮原子或嘧啶碱第 1 位氮原子上的氢脱水形成 N—C 核苷键。例如胞嘧啶脱氧核苷，结构式如下：

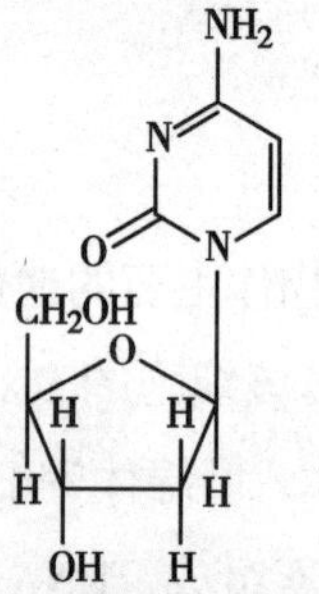

核苷按其所含戊糖不同，分为核糖核苷和脱氧核糖核苷两类。脱氧核糖核苷是 DNA 的组成部分，主要由腺嘌呤脱氧核苷、鸟嘌呤脱氧核苷、胞嘧啶脱氧核苷、胸腺嘧啶脱氧核苷构成。

2. 核苷酸　由核苷中戊糖的羟基和磷酸脱水缩合成的磷酸酯称为核苷酸。由脱氧核糖核苷生成的磷酸酯称为脱氧核糖核苷酸。dCMP 的结构式如下：

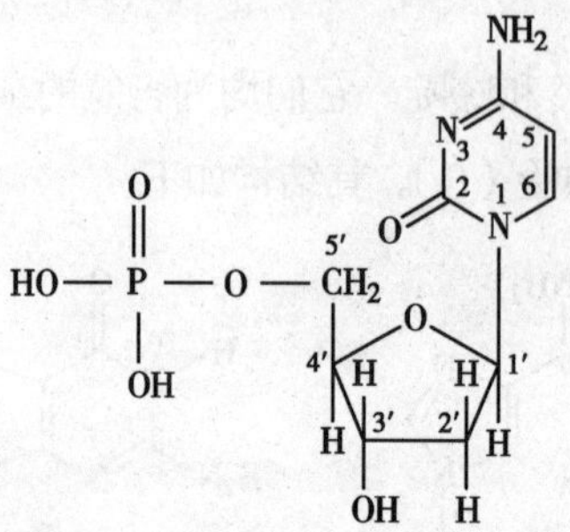

核苷的戊糖环上的 2、3、5 位各有一个自由羟基，这些羟基均与磷酸生成酯，故可形成三种核苷酸。脱氧核糖核苷在脱氧核糖环上的 3′、5′ 位有自由羟基，形成脱氧核苷酸，在生物体内的核苷酸多是核苷 5′ 磷酸，这是组成脱氧核糖核苷酸的基本单位。

核酸是由许多核苷酸按一定顺序连接起来的多核苷酸链。DNA 中的每个核苷酸通过 3′，5′-磷酸二酯键相连。因此，线性的多聚核苷酸链一侧末端为 5′-磷酸基，另一侧末端为 3′-羟基。习惯上把 5′-磷酸基作为多核苷酸链的"头"写在左端，将 3′-羟基作为"尾"写在右端，按照 5′→3′ 方向书写。

（1）DNA 的一级结构：四种脱氧核苷一磷酸通过 3′，5′-磷酸二酯键相连形成线性的 DNA 单链，这称为 DNA 的一级结构。

（2）DNA 的二级结构：Waston 和 Crick 于 1953 年提出了 DNA 的双螺旋结构模型。DNA 的双螺旋结构模型要点如下：

DNA 分子由两条平行的多核苷酸链围绕同一中心轴向右盘旋形成双螺旋结构，且两条链的走向相反，一条以 5′→3′ 为链的走向，另一条以 3′→5′ 为链的走向。磷酸-脱氧核糖形成两条主链的骨架，位于螺旋外侧，侧链碱基位于螺旋内侧，并通过氢键连接形成碱基对。各碱基对平面相互平行，并与中心轴垂直。碱基配对具有一定的规律性，即 A 与 T 配对，G 与 C 配对，这种配对规律称为碱基互补规律。碱基对中的两个碱基称为互补碱基，通过互补碱基而结合的两条链彼此称为互补链。形成碱基对时，A 与 T 之间形成两个氢键，G 与 C 之间形成三个氢键。

Waston 和 Crick 所描述的 DNA 右手双螺旋结构模型基本上相当于 B 型，它是在低离子强度溶液中及在染色体中的主要构象，除 B 型外，还有 A 型、Z 型、十字形、三股螺旋 DNA 构象。

（3）DNA 的三级结构：DNA 双螺旋分子可进一步盘曲为更复杂的结构，称为 DNA 的三级结构。如质粒 DNA、线粒体 DNA 分子多扭曲成麻花状的超螺旋结构，这些更为复杂的结构即 DNA 的三级结构。在真核细胞中，线状的双螺旋 DNA 分子先与组蛋白结合，盘绕形成核小体。许多核小体由 DNA 链连在一起构成念珠状结构。由核小体构成的念珠状结构进一步盘绕压缩成更高层次的结构。

3. DNA 三级结构的生理意义

（1）染色体是 DNA 适应细胞空间的压缩状态。DNA 分子在长度上高度压缩，有利于组装，例如人体细胞核内有 46 条染色体，DNA 总长度为 1.7~2m，通过三级结构改变，会被压缩到约 200nm，大约是其之前长度的 1/10 000~1/8 000。成年人体内大约有 10^{14} 个细胞，所含 DNA 总长度约为地球与太阳之间距离的 1.5 倍。

（2）DNA 包装成染色体后不易受到损伤，与之相比裸 DNA 容易受到损伤。

（3）细胞分离时染色体可有效分配到子细胞中，避免形成非整倍体和异倍体。

（4）染色体赋予 DNA 特定的空间结构，使其功能表达受到调控。

（5）超螺旋结构会影响 DNA 复制与转录，细胞核内 DNA 结构处于动态变化中，超螺旋的改变可以协调 DNA 局部解链，影响复制与转录的启动及进程。

二、DNA 的理化性质

DNA 是白色纤维状固体，为线性高分子。DNA 微溶于水，呈酸性，易溶于碱性溶液，不溶于乙醇、乙醚和三氯甲烷等有机溶剂。提取 DNA 时常用异丙醇或乙醇从溶液中沉淀 DNA。DNA 的黏度极大，当其变性或降解后，黏度降低。

DNA 既含有酸性的磷酸基团，又含有弱碱性的碱基，因此能够发生两性解离。DNA 的解离状态会受溶液的 pH 影响。因 DNA 中的磷酸基团酸性较强，使得整个分子相当于多元酸。DNA 中的嘌呤、嘧啶都具有共轭双键，可以强烈吸收紫外光，在 260nm 处有最大吸收峰。

在过酸、过碱、加热等理化因素的作用下，DNA 分子互补碱基对之间的氢键断裂，DNA 双螺旋解链变成两条单链，即为变性。在 DNA 解链过程中，260nm 处的吸光度增加，增加量与解链程度呈一定的比例关系，称为 DNA 的增色效应（hyperchromic effect）。增色效应能够衡量 DNA 变性的程度，紫外光吸收值达到最大值 50% 时的温度称为 DNA 的解链温度（melting temperature，T_m），T_m 值的大小与 DNA 分子中所含碱基的 G+C 含量相关，G+C 含量越高，T_m 值越高。

变性的 DNA 在适当条件下，两条互补链可重新恢复天然的双螺旋构象，称为复性（renaturation）。热变性的 DNA 在缓慢冷却时发生复性的过程称为退火（annealing）。在复性的过程中，DNA 溶液的 OD_{260} 值会减小，称为减色效应（hypochromic effect）。

三、基因的概念

1866 年，奥地利学者孟德尔在他的豌豆杂交实验论文中，用大写字母 A、B 等代表如圆粒、子叶黄色等显性性状，用小写字母 a、b 等代表如皱粒、子叶绿色等隐性性状。当时，他并没有严格地区分控制所观察性状的遗传因子，但是从他使用这些符号来表示的杂交结果分析，这些符号其实在形式上代表着基因。从孟德尔定律发现至今的 100 多年来，人们对基因的认识在不断地深入。

1909 年，丹麦学者 W.L. 约翰森提出了基因（gene）这一名词，用来表示任何一种生物中控制任何性状而其遗传规律又符合孟德尔定律的遗传因子，并且提出基因型（genotype）和表现型（phenotype）两个术语，前者是一个生物的基因成分，后者是这些基因所表现的性状。

1910 年，美国遗传学家兼胚胎学家摩尔根在果蝇中发现白色复眼突变型。由于正常果蝇的眼睛是红色的，所以说明基因能够发生突变。摩尔根将控制眼睛颜色隐性性状的基因定位在性染色体 X 上。1911 年摩尔根又在果蝇的白眼和短翅两品系的杂交子二代中，发现了白眼短翅果蝇和正常的红眼长翅果蝇。依据实验的结果，他指出位于同一染色体上的两个基因能够通过染色体交换而分处于两个同源染色体上。交换是一个普遍存在的遗传现象，直到 20 世纪 40 年代中期为止，还从来没有发现过交换发生在一个基因内部的现象。因此当时认为基因是遗传的一个功能单位，也是一个突变单位和一个交换单位。

1944 年，通过肺炎链球菌实验证明了基因是由 DNA 构成。20 世纪 50 年代以后，随着分子遗传学的迅速发展，特别是 1953 年 Waston 和 Crick 提出 DNA 双螺旋结构以后，人们对基因的本质有了进一步的认识，即基因是具有遗传效应的 DNA 片段。1955 年，发现在一个基因内部的许多位点上可以发生突变，并且可以在这些位点之间发生交换，从而说明一个基因是一个功能单位。另一方面，一个基因可以包括许多突变单位（突变子）和许多重组单位（重组子），因此它并不是一个突变单位和一个交换单位。在 RNA 病毒发现后，对基因的存在方式有了更深入的认识，发现其不仅仅只存在于 DNA 上，还存在于 RNA 上。

在现代生物学中，基因（gene）是指携带有遗传信息的 DNA 或 RNA 序列，是控制性状的基本遗传单位。基因通过其表达产物 RNA 和蛋白质来执行各种生命活动，从而控制着生物个体的性状。

四、基因的结构和分类

（一）基因的结构

基因由成百上千个核苷酸对组成，大致可以分为编码区和非编码区两个不同的区段。在基因表达过程中，不同区段所起的作用并不相同。编码区中储存着遗传信息，可以指导蛋白质的合成。非编码区一般为起调控作用的 DNA 序列。原核生物的基因是连续的，其中，能转录为相应的信使 RNA（mRNA），进而指导蛋白质合成的序列称为编码区（coding region）；编码区之外不能转录为信使 RNA 的序列称为非编码区（noncoding region）。编码区的侧翼存在 5′ 端非翻译区（5′ untranslated region，5′UTR）和 3′ 端非翻译区（3′ untranslated region，3′UTR），这些序列往往具有调控功能。

真核生物的基因更为复杂（图 2-1）。编码区包括外显子（exon）和内含子（intron）。非编码区包括：位于编码区上游的前导区，相当于 mRNA 5′ 末端非编码区；位于编码区下游的尾部区，相当于 mRNA 3′ 末端非编码区；以及包括启动子和增强子等的调控区。

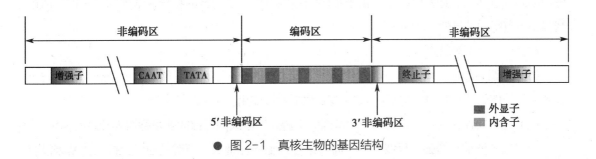

● 图 2-1　真核生物的基因结构

在编码区内能编码蛋白质的序列（外显子）被不能编码蛋白质的序列（内含子）分隔开来，成为一种不连续的形式，称为断裂基因（split gene），也就是说能够在成熟 mRNA 分子中保留的序列在结构基因中是不连续的。这一点是真核细胞与原核细胞基因的本质区别。

1. 外显子与内含子　编码蛋白质的序列称为外显子，是基因表达为多肽链的部分；非编码序列称为内含子。一般来说，一个基因中外显子的数目总比内含子的数目多一个（外显子数目 = 内含子数目 +1），但是内含子的核苷酸数量可以几倍于外显子。每个外显子和内含子的交界处都有一段高度保守序列（consensus sequence），内含子 5′ 末端多数以 GT 开始，3′ 末端多数以 AG 结束，称为 GT-AG 法则，是普遍存在于真核基因中 RNA 剪接的识别位点。

除此之外，外显子与内含子不是完全固定不变的。同一个基因序列在编码某种多肽链时，某一段 DNA 序列是外显子，而在编码另一种多肽链时，这段 DNA 序列有可能成为内含子，这样同一基因序列就能够转录成为两种或两种以上的 mRNA，编码的蛋白也有所不同。

2. 侧翼顺序　侧翼顺序（flanking sequence）是指在第一个外显子和最末一个外显子的外侧

的一段不被翻译的非编码区。侧翼顺序具有基因调控的功能，能够影响该基因的活性。

3. 启动子　启动子（promoter）是基因结构中位于编码区上游的核苷酸序列，称为上游启动子，不被转录。也有一些启动子的 DNA 序列位于转录起始位点的下游（如 tRNA、5S rRNA 基因启动子），称为下游启动子，能够被转录。启动子能够被 RNA 聚合酶准确地识别，作为 RNA 聚合酶结合位点，同时也是转录的起始点，能够调节控制遗传信息的表达。启动子包括下列几种不同的序列：

（1）TATA 框：TATA 框（TATA box）是构成真核生物启动子的元件之一，其一致序列为 5′–TATAATAAT–3′，位于基因转录起始点上游 30~50bp 处，基本是由 A–T 碱基对所组成，能够精确地决定基因转录的起始。在转录起始的过程中，转录因子先与 TATA 框牢固结合，形成稳定的复合物，然后再与 RNA 聚合酶结合，才能开始转录。

（2）CAAT 框：CAAT 框（CAAT box）是真核生物基因常有的启动子元件，其一致序列为 5′–GGGTCAATCT–3′，CAAT 框位于转录起始点上游 80~100bp 处，可能也是 RNA 聚合酶的一个结合位点，控制着转录起始的频率。

（3）GC 框：GC 框（GC box）通常具有两个拷贝，位于 CAAT 框的两侧，由 5′–GGGCGG–3′组成，GC 框是一个转录调节区，具有激活转录的功能。

4. 增强子　增强子（enhancer）位于真核基因转录起始点的上游或下游，它不能启动一个基因的转录，但是具有增强转录的作用。增强子序列能够通过与特异性细胞因子结合对转录的进行起到促进作用。通常情况下，由于不同细胞核与增强子结合的特异性细胞因子不同，所以增强子具有组织特异性。

增强子具有下列特点：

（1）远距离效应：增强子一般位于基因上游 100~300bp 处，但是能够对远处启动子的转录起到增强的作用，有时即使相距几个 kb 以上也能发挥作用。

（2）无方向性：增强子无论位于靶基因的上游、下游或内部都能够发挥增强转录的作用。

（3）顺式调节：增强子只调节位于同一染色体上的靶基因，而对其他染色体上的基因没有作用。

（4）无物种和基因的特异性：增强子能够连接到异源基因上发挥作用。

（5）具有组织特异性：SV40 的增强子在 3T3 细胞中比多瘤病毒的增强子要弱，但在 HeLa 细胞中 SV40 的增强子比多瘤病毒的要强 5 倍。

（6）有相位性：增强子的作用与 DNA 的构象有关。

5. 终止子　终止子（terminator）是通常位于基因末端非编码区的一段特定核苷酸序列，具有特殊的碱基排列顺序，能够阻碍 RNA 聚合酶的移动，并且能使 RNA 聚合酶从 DNA 模板链上脱离下来，终止转录。终止子的共同序列特征是在转录终止点之前有一段 7~20bp 的回文序列，回文序列的两个重复区域分别由几个不重复碱基对组成的节段隔开，回文序列的对称轴一般距转录终止位点 16~24bp。在回文顺序的下游有 6~8 个 A–T 对，因此，这段终止子转录后形成的 RNA 具有发夹结构，并具有与 A 互补的一串 U，因为 A–U 之间氢键结合较弱，因而 RNA/DNA 杂交部分易于拆开，这样对转录物从 DNA 模板上释放出来是有利的，也可使 RNA 聚合酶从 DNA 上解离下来，实现转录的终止。

（二）基因的种类

1. 结构基因　结构基因（structural gene）是编码蛋白质或 RNA 的基因。结构基因的突变可导致特定蛋白质一级结构的改变或影响蛋白质表达量的改变，包括外显子、内含子等。

2. 调控基因　调控基因（regulatory gene）是指某些可调节控制结构基因表达的基因。调控基因的突变可以影响一个或多个结构基因的表达，或导致一个或多个蛋白质表达量的改变，包括启动子、终止子等。

3. 操纵基因　操纵基因（operator gene）位于结构基因的一端，是操纵结构基因的基因。当操纵基因"开动"时，处于同一染色体上的，由它所控制的结构基因就开始转录、翻译和合成蛋白质。当操纵基因"关闭"时，结构基因就停止转录与翻译。通常操纵基因存在于原核生物中。

五、基因组

基因组（genome）是一个物种中一套完整单倍体的遗传物质的总和。真核生物基因组分为核基因组和细胞器基因组两种，后者又包括叶绿体基因组和线粒体基因组。不同生物其基因组的大小和复杂性不同，通常情况下生物体的进化程度越高，其基因组越复杂。

（一）原核生物基因组的特点

1. 基因组较小　只含有一个染色体，呈环状，只有一个复制起点。

2. 存在操纵子结构　功能相关的基因大多以操纵子形式出现，如大肠埃希氏菌的乳糖操纵子等。操纵子是细菌基因表达和调控的一个完整单位，包括结构基因、调控基因和 DNA 调控元件等。

3. 重复序列和非编码序列很少　越简单的生物，其基因数目越接近用 DNA 分子量所估计的基因数。

4. DNA 绝大部分用于编码蛋白质，结构基因多为单拷贝。

5. 基因的转录产物一般为多顺反子。

6. 功能密切相关的基因常高度集中，越简单的生物，集中程度越高。

（二）真核生物基因组特点

1. 基因组较大　真核生物的基因组由多条线形的染色体构成，每条染色体有一个线形的 DNA 分子，每个 DNA 分子有多个复制起点。

2. 不存在操纵子结构　真核生物的同一个基因簇的基因，不会像原核生物的操纵子结构那样，转录到同一个 mRNA 上。

3. 存在大量的重复序列　真核生物的基因组中存在大量重复序列，通过其重复程度可将其分成高度重复序列、中度重复序列、低度重复序列和单一序列。

4. 有断裂基因　大多数真核生物为蛋白质编码的基因都含有内含子序列，其转录产物在 mRNA 前体的加工过程中将被切除。

5. 真核生物基因转录产物为单顺反子。

6. 功能相关基因构成各种基因家族。

六、DNA 提取方法

（一）DNA 提取的一般步骤

1. 粉碎组织　新鲜的植物组织一般在液氮中快速冷却，然后用研钵研碎，目的是为了粉碎组织和破坏细胞壁。分离细胞器 DNA 时需要采用较为温和的方法进行破壁，一般在含有渗透剂的缓冲液中，于 4℃匀浆破壁，防止内膜系统过早被破坏。对于动物组织来说，如果是鲜品，需立即剪碎，然后加入适量的消化裂解液温浴；如果是干品，则洗净烘干后，加入玻璃砂研磨粉碎，然后加入适量的消化裂解液温浴。

2. 破坏细胞膜　通常加入含十六烷基三甲基溴化铵（CTAB）或十二烷基硫酸钠（SDS）等表面活性剂的提取缓冲液温浴一段时间，破坏细胞膜，释放 DNA 到提取缓冲液中。CTAB 和 SDS 这些表面活性剂还具备防止 DNA 被内源核酸酶降解的能力。提取缓冲液中通常还包含乙二胺四乙酸、β- 巯基乙醇、聚乙烯吡咯烷酮等成分。动物组织还需加入蛋白酶 K 进行消解。当 DNA 释放出来后，实验操作的动作要轻，因为剧烈振荡会打断溶液中的 DNA，从而破坏其完整性。

3. 去除杂质

（1）蛋白质和 RNA 的去除：温浴结束后，加入三氯甲烷和异戊醇的混合液混匀后离心，吸取上清液，以达到去除蛋白质和细胞碎片的目的，其中三氯甲烷能够使蛋白质变性，同时还有助于水相与有机相分离，去除植物色素，加入的少量异戊醇则能够减少抽提过程中气泡的形成；还可以使用苯酚与三氯甲烷混合液来去除蛋白质。此步骤可根据实际情况重复进行 2~3 次。如需去除 RNA，可以在第一次吸取的上清液中加入 RNA 酶。

（2）多糖和淀粉的去除：如果提取物中多糖和淀粉含量高，可以利用其与 DNA 在不同盐溶液中溶解性的差异，去除其中的多糖类杂质。如利用 CTAB 法提取 DNA 时，可以增加 CTAB 提取缓冲液中盐的浓度。高盐溶液可以增加多糖和淀粉在异丙醇或乙醇中的溶解度，从而使 DNA 优先沉淀，达到有效去除淀粉和多糖的目的。同时，可延长破坏细胞膜步骤中的温浴时间，有助于 DNA 从细胞中释放。氯苯可以与多糖的羟基作用除去多糖，因此可以在 DNA 的提取缓冲液中加入 0.5 倍体积的氯苯；另一种方法是在三氯甲烷和异戊醇抽提后的水相中加入一半体积的 5mol/L NaCl，然后再加入异丙醇或乙醇沉淀 DNA，使多糖仍溶解在高盐溶液中而被去除；还可以加入糖苷水解酶水解多糖以达到去除杂质的目的；而市售的 DNA 纯化试剂盒则多采用柱层析法去除多糖类杂质。

（3）去除酚类物质：在 DNA 提取缓冲液中加入防止酚类氧化的试剂，如 β- 巯基乙醇、抗坏血酸（维生素 C）、半胱氨酸、二硫苏糖醇等，这些试剂能够通过提供巯基和酚类物质竞争氧，以防止酚氧化成醌，其中最常用的是 β- 巯基乙醇。在一些多酚含量高的样品中，加入的 β- 巯基乙醇浓度可高达 5%。同时还需要加入易于和酚类结合的试剂，如 PVP、PEG 等，利用它们与酚类物质结合的能力强并可形成不溶性络合物的性质，达到去除杂质的目的。值得注意的是，所有抗氧化剂都要在研磨前单独加入，否则无效。

4. 沉淀和保存 DNA　在吸取的上清液中加入异丙醇或乙醇沉淀 DNA 时，如能观察到白色的细纤丝及纤维团状的 DNA，可用吸头将其轻轻绕住并取出洗涤，可得到比离心沉淀法纯度更高的 DNA，更能有效地去除杂质。如果析出的 DNA 量少，则需要离心沉淀后洗涤。如果下游操作对 DNA 的纯度要求较高，还需要进行纯化，纯化的方法可以通过 DNA 纯化试剂盒或是氯化铯密度梯度离心的方法来完成。洗涤好的 DNA 风干后，可以溶解在去离子水或是 TE 缓冲液中，−20℃保存。

除了上面的 CTAB 法和 SDS 法，快速简便的碱裂解法在中药材 DNA 提取中的应用也越来越广泛。药材粉末在 0.2~1.0mol/L 的 NaOH 或 KOH 溶液中裂解，蛋白质和 DNA 发生变性；当加入中和缓冲液后，DNA 分子能迅速复性，呈溶解状态留于离心后的上清液中；然后可吸取上清液作为 DNA 模板溶液直接进行 PCR 反应。碱裂解法具有方法简单、操作步骤少、不需要使用苯酚等有毒试剂的特点，可用于中药材 DNA 的快速提取。

以上方法在具体应用中，可根据生物样品的不同，对温浴时间和试剂浓度作一定的调整和改进，以便获得更好的结果。

（二）不同类型药材 DNA 提取要点

1. 新鲜的植物　新鲜采集的植物材料首先用水快速清洗，去除表面的泥土和尘埃，用滤纸吸干，放入盛有液氮的研钵中研磨。体积较大和含水量较高的植物材料可用剪刀剪成小块再放到研钵中研磨，也可将小块样品直接放入离心管中，加入提取缓冲液、石英砂和抗氧化剂，研碎后立即进行水浴提取。如样品采集地与实验室距离较远，可在采集袋中加入硅胶干燥剂快速干燥新鲜样品，防止 DNA 降解，然后带回实验室进行 DNA 的提取。

2. 干燥的植物药材　通常根和根茎组织中多酚、多糖含量高，在研磨时多酚极易氧化成醌类，使 DNA 带有一定颜色，在纯化过程中很难去除，影响后续的 PCR 反应，因此提取 DNA 时需要去掉其中的多酚与多糖成分。提取时水浴时间一般为 90 分钟，对于质地坚硬的药材，可以延长水浴时间并降低水浴温度，如 56℃水浴 8~12 小时，使得 DNA 充分释放到缓冲溶液中。此外，根茎类中药材富含纤维和淀粉等物质，需加大样品量方能提取到足量 DNA，可以改用大容量离心管进行抽提。皮类中药材组织中富含薄壁组织和纤维等，加液氮不易研磨成细粉，需适当增加样品量，同时应增加 β- 巯基乙醇和 PVP 的使用量。叶、花、全草类中药材如保存时间较久也可适当增加水浴时间，降低水浴温度。果实及种子类中药材多富含油脂，研磨时易被氧化，且易黏着在研钵壁上，损失较大，提取时需增加样品量。另外，对研磨后的材料可用丙酮浸提，去除脂溶性酚类化合物。

3. 动物类药材　肌肉类动物药材如海龙、蛇类、蛤蚧等，需使用 75% 乙醇擦拭表面消除外源性污染，待乙醇挥发后进行充分研磨。含有脂类较多的动物内脏器官如哈蟆油等，首先用不含蛋白酶 K 和 SDS 的缓冲液浸泡药材，SDS 在 55~65℃条件下能裂解细胞，释放出核酸；然后在消化缓冲液中增加 SDS 含量，有利于脱去脂类。角甲类药材如龟甲、鳖甲和鹿茸等，由于DNA 含量较低，样品量要适当增大，也可用大容量离心管抽提。壳类药材如石决明、瓦楞子、海蛤壳等，由于存在共生或寄生生物，提取前需去除其他生物。

（三）DNA 质量检测

DNA 沉淀为白色，干后透明。若干后仍然为白色，则说明蛋白质类杂质较多；若呈黄至棕色，则含有多酚类杂质；若呈胶冻状，则含有多糖类杂质。DNA 质量检测的方法通常有以下两种。

1. 紫外分光光度法　DNA 在 260nm 处有最大吸收峰，蛋白质在 280nm 处有最大吸收峰。测定 DNA 溶液在波长 260nm 和 280nm 处的吸光度，以 OD_{260}/OD_{280} 比值判断其纯度，以 OD_{260} 值计算其浓度。在低盐的弱碱性缓冲液中，OD_{260}/OD_{280} 比值在 1.8~2.0 内，说明 DNA 纯度高；比值过高说明含有 RNA 杂质，过低则说明含有蛋白质杂质。对于双链 DNA，在低盐的中性缓冲液中，$OD_{260}=1.0$ 时，DNA 溶液浓度为 50μg/ml，DNA 样品浓度（μg/μl）$=OD_{260}×$ 样品稀释倍数 $×50/1\ 000$。

2. 琼脂糖凝胶电泳法　如果存在 RNA 或非核酸杂质的干扰，通过紫外分光光度法测算的数据可能和真实值差异较大，使用琼脂糖凝胶电泳法观察 DNA 条带则更加直观和准确。将电泳后的凝胶放在凝胶成像系统中观察，可观察到杂质的有无。凝胶分析软件还可通过比较样品 DNA 和 DNA 分子量标准的亮度，对样品 DNA 进行半定量分析。

七、DNA 序列测定

自从 1953 年 Waston 和 Crick 构建了 DNA 双螺旋模型后，人们开始对 DNA 分子的一级结构测定进行探索。DNA 序列测定逐渐成为生命科学研究的一项重要技术，已成为基因结构、功能和表达研究的必要工具，是进行 DNA 重组的必要前提。DNA 测序技术始于 20 世纪 70 年代中期，经历了从手工到自动、从慢速到快速的发展阶段。目前已经发展到了第三代测序技术，并且还在不断出现新的技术方法。第二代和第三代测序技术，又称为高通量测序技术。

1. 第一代测序技术　传统的双脱氧链终止法、化学降解法以及在它们的基础上发展起来的各种 DNA 序列测定技术统称为第一代 DNA 测序技术，尤以双脱氧链终止法最具代表性。双脱氧链终止法又称 Sanger 法，是 1977 年由英国生物化学家 Sanger 发明的，它的原理是：核酸模板在 DNA 聚合酶、引物、4 种单脱氧核苷三磷酸存在条件下复制，在 4 管反应体系中分别按比例引入 4 种双脱氧核苷三磷酸。因为双脱氧核苷没有 3′–OH，所以只要双脱氧核苷掺入链的末端，该链就停止延长，若链端掺入单脱氧核苷，链就可以继续延长。如此，每管反应体系中便合成以各自的双脱氧碱基为 3′ 端的一系列长度不等的核酸片段。反应终止后，分 4 条泳道进行凝胶电泳，分离得到长短不一的核酸片段，长度相邻的片段相差 1 个碱基。经过放射自显影后，根据片段 3′ 端的双脱氧核苷，便可依次阅读合成片段的碱基排列顺序。Sanger 法操作简便，应用广泛，在此法基础上发展出了荧光自动测序技术，实现了 DNA 测序的自动化。

2. 第二代测序技术　随着 2001 年人类基因组测序的完成，生命科学进入功能基因组时代。第一代 DNA 序列测定方法已经不能满足深度测序和重复测序等大规模基因组测序的需求，因此一些测序平台应运而生，如 GS FLX、SOLID、Solexa Genome Analyzer 等。第二代测序技术最显著的特征是高通量，一次能对几十万到几百万条 DNA 分子进行序列分析。这种测序技术是将片段化的基因组 DNA 两侧连上接头，以产生数百万个空间固定的 PCR 克隆阵列。每个克隆由单个文库片段的多个拷贝组成，然后进行引物杂交和酶延伸反应。由于所有的克隆都在同一平面上，这些反应就能够大规模平行进行，每个延伸反应所掺入的荧光标记成像检测也可同时进行，从而获得测序数据，并通过计算机分析就可以获得完整的 DNA 序列信息。第二代测序技术已广泛应用于生物转录组及基因表达谱分析、基因调控、SNP 分析、小 RNA 等研究领域。

3. 第三代测序技术　从 2008 年开始，以单分子测序为代表的第三代 DNA 测序技术逐渐出现并已广泛应用，其不需要经过 PCR 扩增，可实现对每一条 DNA 分子单独进行序列分析，具有速度快、精度高的优点，可以进行大片段 DNA、RNA、甲基化 DNA 序列测定，尤其在 DNA 甲基化和突变鉴定方面发挥重要作用。目前第三代测序技术按照原理不同，可分为单分子荧光测序和纳米孔测序两类。

第二节　聚合酶链式反应

学习目的

1. 掌握 PCR 的基本原理。
2. 熟悉 PCR 的反应体系和影响 PCR 的主要因素。
3. 了解不同类型的 PCR 技术。

基础性名词

聚合酶链式反应

案例导入

1983 年春天一个周五的晚上，凯利·穆利斯（Kary Mullis）开车到乡下小屋度周末，在路上他灵光闪现：我们为什么不能利用高温变性来打开 DNA 双链，打开双链的同时让单链短的寡核苷酸片段竞争性地与 DNA 模板复性互补结合，随后 DNA 聚合酶结合上来，在单核苷酸作为原料、缓冲液作为反应环境的条件下，使 DNA 复制能够顺利进行；然后再高温变性，再竞争性复性，再合成，如此循环，其结果……

一、PCR 的基本原理

PCR 技术是 DNA 分析中最常用的技术之一，其在 DNA 重组、基因结构分析、基因表达分析及基因功能检测等方面具有重要的应用价值。PCR 技术在分子生物学研究中具有里程碑式的重要作用，极大地推动了生命科学的研究进展，其发明人 Mullis 也因该技术在 1993 年获得了诺贝尔化学奖。

PCR 技术的基本原理与 DNA 的天然复制过程类似（图 2-2），而其特异性主要体现在与靶序列两端互补的寡核苷酸引物上。PCR 的整个反应由三个基本步骤组成，即变性（denaturation）、退火（annealing）、延伸（extension）。

变性：将模板 DNA 加热至 93~94℃，维持一定时间后，模板 DNA 或者是经 PCR 扩增形成的 DNA 双链解离，成为单链 DNA。

退火（复性）：模板 DNA 变性完全后，将温度降至 55℃左右（可根据实际情况进行增减），这时寡核苷酸引物与模板 DNA 变性形成的单链按照碱基互补配对的方式结合。

延伸：退火后，温度升高至 72℃左右，DNA 模板与引物的结合物在 DNA 聚合酶（如 *Taq* DNA 聚合酶）的作用下，以 dNTP 为原料，按碱基互补配对和半保留复制的原则合成一条新 DNA 链。

以上三个基本步骤重复循环便可以获得更多的"半保留复制链"，这种新链将成为下次循环的模板。30~40 个循环后，目的片段就能被扩增放大几百万倍。

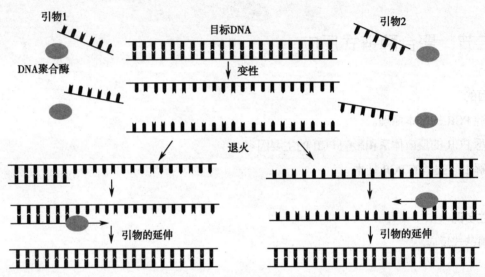

● 图 2-2　PCR 反应原理示意图

二、PCR 的反应体系

PCR 反应体系主要由引物、4 种 dNTP、*Taq* DNA 聚合酶、模板 DNA 和 PCR 反应缓冲液、水等组成。

引物（primer）：是由一小段单链 DNA 构成，通常每个 PCR 反应需要 1 对引物，依据需要扩增片段的序列信息设计并合成，限定了扩增片段的位置和长短。新链的合成是从引物的 3′-OH 端开始的。

dNTP（deoxy-ribonucleoside triphosphate）：为脱氧核糖核苷三磷酸的缩写。其中 N 是指含氮碱基，可以代表变量 A、T、G、C、U 等中的一种。通常情况下，PCR 反应使用的 4 种 dNTP 包括 dATP、dGTP、dTTP、dCTP，是 PCR 扩增的原料。

Taq DNA 聚合酶：是从水生嗜热菌（*Thermus aquaticus*）中发现的一种嗜热 DNA 聚合酶，能在 74℃进行 DNA 复制，在 95℃仍具有酶活力。*Taq* DNA 聚合酶能够在离体条件下，以 DNA 为模板，延伸引物，合成双链 DNA。*Taq* DNA 聚合酶只具有 5′→3′DNA 聚合酶活性和 5′→3′ 外切酶活性，缺少 3′→5′ 外切酶活性。

模板 DNA：用于扩增的 DNA，通常可使用抽提样品的基因组 DNA 或是质粒 DNA 作为模板 DNA。

PCR 反应缓冲液：主要由 500mmol/L KCl、100mmol/L Tris–HCl（pH 8.3）、15mmol/L $MgCl_2$ 组成，有些缓冲液中还含有（NH_4）$_2SO_4$。PCR 反应缓冲液有助于维持酶的稳定，能够为 Taq DNA 聚合酶提供一个最适合的反应条件。

Mg^{2+}：是 Taq DNA 聚合酶活性所必需的，Mg^{2+} 浓度除影响酶活性与特异性外，也影响引物的退火、模板与 PCR 产物的解链温度、产物的特异性、引物二聚体的形成等。

水：一般为双蒸水（ddH_2O）灭菌后使用，水能将反应体系中的各成分稀释成合适的浓度。

标准的 PCR 反应体系一般为 25μl 或 50μl，根据实际需要也有不同体积的反应体系。在进行 PCR 反应时，首先配制反应体系，在反应管中依次加入 ddH_2O、PCR 反应缓冲液、dNTP、$MgCl_2$、引物 1 和引物 2、模板 DNA、Taq DNA 聚合酶。然后，将样品放入反应室内，设置 PCR 反应程序，并启动反应程序。最后对扩增产物进行电泳检测。PCR 扩增产物可以在 4℃短暂保存，如果需要长期保存，则需要置于 –20℃环境中。

三、影响 PCR 的主要因素

（一）引物

决定 PCR 产物特异性的关键是引物的设计。设计引物应遵循以下原则：

1. 长度 15~30bp，常用为 20bp 左右。

2. 最适宜的扩增长度是 200~500bp。

3. 其中 G+C 含量以 40%~60% 为宜，过低扩增效果不佳，过高易产生非特异性条带。四种碱基最好随机分布，避免 5 个以上成串排列的嘌呤或嘧啶核苷酸。

4. 避免引物内部出现二级结构及两条引物互补的现象。

5. 引物 3′ 端的碱基，尤其最末及倒数第二个碱基，需要严格与模板配对，以避免由于末端碱基配对不成功导致 PCR 反应失败。

6. 引物必须与该物种核酸序列数据库的其他序列无同源性。

7. PCR 反应中，每条引物的浓度为 0.1~1μmol/L 或 10~100pmol/L，即能够进行特异性扩增的最低引物量，如引物浓度偏高容易导致错配或非特异性扩增。

（二）酶

Taq DNA 聚合酶是 PCR 中普遍使用的一种酶，能够以单链 DNA 为模板，沿 5′ → 3′ 的方向将 dNTP 按照碱基互补配对的原则加到引物的 3′ 端，合成新链。但是该酶没有校正的功能，而且当反应体系中酶的量过高，或是 dNTP、Mg^{2+} 浓度过高时，容易引起非特异性扩增，浓度过低则导致扩增产物量达不到预期值。

（三）dNTP

dNTP 的质量和浓度与 PCR 扩增效率有密切关系。由于多次冻融会使 dNTP 降解，故需要小量分装，−20℃冰冻保存。在 PCR 反应中，dNTP 的终浓度一般为 20~200μmol/L，浓度过高或是 4 种 dNTP 的浓度不等时容易引发错配，浓度过低会降低 PCR 产物的产量甚至影响 Taq DNA 聚合酶的活性。dNTP 可与 Mg^{2+} 结合，降低游离 Mg^{2+} 的浓度，所以要注意两者的平衡。

（四）模板 DNA

模板 DNA 的量及其纯化程度，是决定 PCR 成败与否的关键环节之一。一般情况下，50μl 的反应体系中有 50ng 的模板 DNA 就足够，过多反而会导致扩增失败。模板纯度的影响相对较小，但模板中不能有影响扩增反应的物质存在。

（五）Mg^{2+}

在一般的 PCR 反应中，当各种 dNTP 浓度为 200μmol/L 时，Mg^{2+} 浓度一般为 0.5~2.0mmol/L。Mg^{2+} 浓度过高，容易出现非特异性扩增，浓度过低会使 Taq DNA 聚合酶的活性降低，使反应产物减少。

（六）温度参数

1. 变性　变性温度低会引发解链不完全，将导致 PCR 反应失败。一般情况下，93~95℃保持 30~60 秒足以使模板 DNA 变性；如果低于 93℃，就需要延长变性时间；由于高温对酶的活性有影响，所以变性温度不能过高。

2. 退火　退火温度与时间要根据引物的长度、碱基组成等方面设定，通常情况下为 50~72℃。长度为 20 个核苷酸左右的引物，其复性温度可通过以下公式辅助计算：

$$T_m（解链温度）=4℃（G+C）+2℃（A+T）；复性温度 =T_m−（5~10℃）$$

在允许的范围内，选择较高的复性温度能够提高 PCR 反应的特异性。复性时间一般为 30~60 秒。

3. 延伸　PCR 反应的延伸温度一般设定在 70~75℃，常用温度为 72℃，温度过高不利于引物和模板的结合。延伸时间要根据待扩增片段的长度来设定，1kb 以内的 DNA 片段，延伸时间通常为 1 分钟；1kb 以上的片段需要延长时间，但时间过长会导致非特异性扩增片段的出现。

（七）循环次数

PCR 循环次数设定要依据模板 DNA 的浓度，一般为 20~40 次。循环次数增多，非特异性产物的量会随之增多；在满足产物量的情况下，应尽量减少循环次数。

四、不同类型的 PCR 技术

（一）反向 PCR 技术

反向 PCR（inverse PCR，IPCR）是克隆已知序列旁侧序列的一种方法。利用在已知序列中无切点的限制性内切酶对基因组 DNA 进行消化，随后酶切片段自身环化，以环化的 DNA 作为模板，用与已知序列两端特异性结合的一对引物，对夹在中间的未知序列进行扩增（图 2-3）。

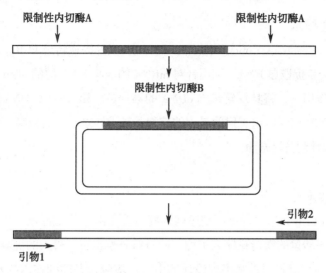

● 图 2-3　反向 PCR 示意图

（二）锚定 PCR 技术

锚定 PCR（anchored PCR，A-PCR）技术常用于扩增一端序列已知的目的 DNA。在未知序列的一端加上一段多聚 dG 的尾巴，然后分别用多聚 dC 和根据已知一端设计的引物进行 PCR 扩增。最常见的锚定 PCR 是在通用引物反转录出的 cDNA 的 3′ 末端加上一段已知序列，然后以此序列为引物结合位点对该 cDNA 进行扩增（图 2-4）。锚定 PCR 可用于扩增已知序列的侧翼片段或者分析具有可变末端的 DNA 序列。

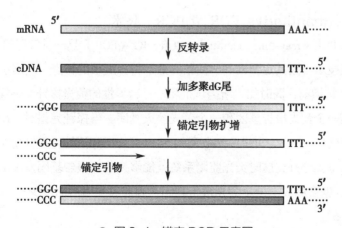

● 图 2-4　锚定 PCR 示意图

（三）不对称 PCR 技术

不对称 PCR（asymmetric PCR）技术的关键点在于两种引物的浓度比例相差较大。在扩增循环中加入的两种引物浓度不同，常用（50~100）∶1 的比例。最初的 10~15 个 PCR 循环的主要产物仍然为双链 DNA，当低浓度引物被消耗尽后，高浓度引物介导的 PCR 反应就会产生大量单链 DNA。不对称 PCR 可制备用于核酸序列分析的单链 DNA 片段或核酸杂交的探针等。

（四）反转录 PCR 技术

反转录 PCR（reverse transcription PCR，RT-PCR），又称为逆转录 PCR。由反转录和 PCR 两部分反应组成，第一步提取总 RNA，利用针对 mRNA 的 poly（A）尾的 oligo（dT）$_n$ 引物或随机引物在反转录酶的作用下，将其反转录为 cDNA 的第一链。第二步以 cDNA 的第一链为模板进行 PCR 扩增。RT-PCR 广泛应用于目的基因的获得、基因转录水平的检测、RNA 病毒含量的检测、cDNA 克隆和探针制备等方面。

（五）巢式 PCR 技术

巢式 PCR（nest PCR）是一种提高靶序列扩增灵敏性和特异性的 PCR 方法，特别适合一轮 PCR 难以获得所需核酸量的微量靶序列扩增，而且特异性也有了极大的提高。该方法使用两对 PCR 引物扩增靶序列，首先用外侧序列设计的引物扩增包含靶序列在内的长 DNA 片段，然后使用第二对内侧引物，内侧引物结合在第一轮 PCR 产物的内部，故引物称为巢式引物。第二次 PCR 扩增产物片段短于第一次扩增的产物。

（六）多重 PCR（multiplex PCR）技术

在同一反应中利用多组引物同时对几个不同的 DNA 片段进行扩增，如果某一区段的 DNA 缺失，则电泳谱上相应的区带就会消失。多重 PCR 主要在对同一样品中是否存在不同基因型检测中应用较多。

（七）定量 PCR（quantitative PCR，qPCR）技术

实时荧光定量 PCR（real-time quantitative PCR，RT-qPCR）是一种实时检测 PCR 进程、高灵敏度的核酸定量技术。因其定量准确、简单高效、特异灵敏的特点，发展迅速并已得到了广泛的应用。在 PCR 扩增前，同时加入所需试剂和一种特异性的荧光探针，该探针为一段寡核苷酸，两端分别标记一个荧光报告基团和一个荧光淬灭基团。当探针完整时，淬灭基团会吸收报告基团发射的荧光信号。PCR 扩增时，*Taq* 酶的 $5' \rightarrow 3'$ 外切酶活性将探针酶切降解，使荧光报告基团与荧光淬灭基团分开，这时荧光监测系统就能够接收到报告基团发出的荧光信号。每形成一条 DNA 新链，就会释放出一个荧光报告基团，因此荧光信号的多少与 PCR 产物形成的多少呈正相关（图 2-5）。

另外一种方法是使用荧光染料 SYBR。这种染料能够与双链 DNA 结合，随着模板 DNA 的扩增，新形成的双链 DNA 浓度增多，SYBR 染料也越来越多地与双链 DNA 结合，仪器检测到的荧光信号逐渐增强，从而达到定量检测目标片段的目的。

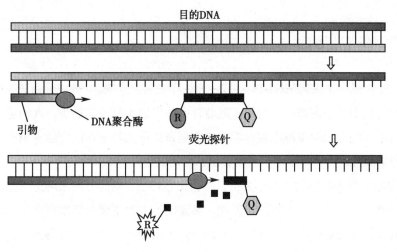

目的DNA

引物

DNA聚合酶

荧光探针

R Q

Q

R

● 图 2-5　定量 PCR 示意图

（八）原位 PCR 技术

原位 PCR（in situ PCR）技术综合了 PCR 和原位杂交的优点，在组织切片或者细胞涂片上原位对特定的 DNA 或 RNA 进行扩增，再利用特异探针进行原位杂交检测。标本通常先经化学固定来保持组织和细胞的良好形态结构。由于细胞膜及核膜具有一定的通透性，PCR 扩增所需的各种成分能够进入到细胞内或细胞核内，在原位扩增特定的 DNA 或 RNA。扩增产物分子量一般较大或互相交织，因此不容易透过细胞膜向外扩散，可以保留在原位。利用原位杂交可对其检测，还可对目的 DNA 序列的组织细胞进行形态学分析。

第三节　中药分子鉴定的基本原理与方法

学习目的

1. 掌握中药分子鉴定的定义、原理和相关技术。

2. 了解中药鉴定的传统方法，中药分子鉴定的适用范围。

基础性名词

中药分子鉴定、物种

案例导入

《中国药典》收载了乌梢蛇、蕲蛇、川贝母、金钱白花蛇的 DNA 分子鉴定方法，以及中药材 DNA 条形码分子鉴定法指导原则，标志着中药材的分子鉴定由实验室科研层面进入国家标准的应用层面。《中国药典》中收载的这几种方法在原理上有什么共同点呢？

一、传统的中药鉴定方法

中药鉴定知识是中华民族在长期的实践中产生和发展起来的。"神农尝百草"即通过口尝鉴别中药的真伪，是中药鉴定的一个方面。随着社会的发展和科技的进步，人们对中药的认识越来越深入，对中药的质量越来越重视，相应的中药真伪优劣鉴定方法也越来越丰富。传统的中药鉴定方法有基源鉴定、性状鉴定、显微鉴定、理化鉴定。

1. 基源鉴定　利用动植物分类学方法，根据形态特征，对药材的来源进行鉴定与研究，确定其正确的学名，以保证药材来源准确无误。其鉴定的内容主要包括本草考证、核对文献、动植物形态研究及标本形态研究等，实质上是基于药用动植物形态的分类与鉴定，已成为中药鉴定最基本的方法。基源鉴定比较直观快速，实用性也较强，但是需要具有一定的分类学基础，对于没有动植物分类经验的人则比较难以掌握使用。

2. 性状鉴定　即感官评价，通过眼观、鼻闻、口尝、手摸及水试、火试等简便方法对药材的形状、大小、轻重、质地、色泽、表面特征、折断面纹理、气味、黏性、酸碱性等进行鉴别和描述。需由经验丰富的专业人员方能作出较正确的评价，又称经验鉴别。其优点是直观快速，实用性强，有一定的准确性，时至今日仍是中药材鉴定的常用方法，是现行《中国药典》收载的重要评价依据之一。感官评价的不足之处在于其只能作定性描述，主观性强，对粉碎的药材、中成药等鉴定具有一定的局限性。

3. 显微鉴定　指利用显微镜技术对中药材及中成药进行组织构造和细胞形态的观察与分析，进而确定其品种和质量的一种鉴定方法。其主要包括组织鉴定和粉末鉴定。1951年徐国钧院士发表了101种药材《粉末生药检索表》，开创了粉末鉴定的先河。此后出版的《中药材粉末显微鉴定》填补了我国中药粉末研究史上的空白，使我国生药的显微鉴定达到国际先进水平。从1977年版的《中国药典》开始收录显微鉴别内容后，显微鉴别已成为目前中药鉴定的重要方法之一。但是由于近缘种药材的组织特征比较相似，显微技术尚难以解决这类药材的鉴定。

4. 理化鉴定　理化鉴定是20世纪发展起来的鉴定技术，即利用物理的、化学的或者仪器分析的方法，鉴定中药的真实性、纯度和品质优劣程度。主要是通过理化鉴定，分析中药中所含主要化学成分或有效成分、有毒有害物质的有无和含量的多少等。随着色谱、光谱以及色谱-光谱联用技术在中药分析中的应用，中药理化鉴定得到进一步发展，对中药标准化起着巨大的推进作用。然而由于大多数中药的有效成分不明确，且并非单一成分，造成《中国药典》中尚有许多药材无理化鉴别指标。

上述四大方法，在中药鉴定过程中一直起主导作用，但是对一些疑难药材，如近缘种药材、贵重药材、动物药材等的鉴定依然存在困难，在鉴定的准确性、客观性方面还需要进一步提高。

二、动植物物种形成

1. 物种的概念　物种简称"种"，是自然界中实际存在的生物群体，是生物分类学的基本单位，也是生物学各个学科研究的基础，任何生物在分类学上都能归属于特定的某个物种，中药真伪鉴定实际就是物种鉴定。有关物种的定义超过 20 余种，包括形态学种、生物学种、生态学种、进化种及系统发育种等。

物种是指在形态上相似、彼此能够交配并能产生可育后代、具有一定的自然分布区域的生物个体的总和。从现代遗传学观点看，物种是指一个具有共同基因库、与其他类群有着生殖隔离的类群。由此可知，物种是一个类群，并有形态、地理分布、生理、行为以及生殖等多方面的特征，而区分物种最主要的依据是有无生殖隔离。

一个种群就是同一物种的一群个体，通过个体间的交配而保持一个共同的基因库。每一个物种都有一定的生活习性，要求具有一定的居住环境，但在这一物种分布的整个区域内，它可能生存的各场所总是被它不能生存的场所隔开。因此，每一物种总是在它分散的、不连续的居住场所或地点形成大大小小的群体单元，每一个群体单元就是一个种群。

同一物种不同种群的个体，如果消除隔离，就可以进行相互交配，即可以有基因交流。不同物种的各个种群，即使生活在同一地区，也不能进行杂交，即没有基因交流。也就是说，同一物种的种群之间存在着地理隔离，不同物种的种群之间存在着生殖隔离。

2. 物种的形成　物种形成也称物种起源，是指物种的分化产生，它是生物进化的主要标志。物种形成是新物种从旧物种中分化出来的过程，即从一个种内产生出另一个新种的过程，包括三个环节：基因突变、基因重组和自然选择。即对于有性生殖的物种，同种的一群个体获得与同种其他个体的生殖隔离的过程称为物种形成的过程。

（1）物种形成的步骤：首先是由于地理屏障将两个种群彼此隔离，造成两个种群个体之间的交换存在障碍，从而使基因交流受阻，称为地理隔离。同时，两个地理上与生殖上存在隔离的种群各自独立进化，适应各自的特殊环境。若地理屏障消失，两个种群的个体可再次相遇并且相互接触，但由于生殖隔离的存在，基因交流已不可能，因而形成了两个种，完成物种形成过程。

（2）物种形成的方式：渐变式物种形成又分为继承式和分化式两种，是指通过产生物种形成的原始材料突变，影响物种形成方向的选择和物种形成必要条件的隔离等进化因子，在相对较长时间内的进化过程中不断变化，原来的物种形成若干亚种；进一步积累变异导致产生生殖隔离而形成新物种。在生物界中，有很多物种的形成方式均是通过这种途径。暴发式物种形成是指不需要经过漫长的进化历史，而在较短的时间内有一个祖先产生两个或多个子代种。一般不经过亚种阶段，通过转座子在同种或异种个体之间转移、染色体加倍及调控基因突变等方式作用，逐渐形成新物种。其中，杂交和多倍化是暴发式物种形成的两个主要方式。在植物界中，很大一部分植物的进化历史均存在杂交及多倍化现象。

（3）植物与动物物种形成方式的差异：动物由于行为很发达，所以行为隔离在物种形成过程中起重要作用。但是植物在陆地上主要是固着生活，且其繁殖方式主要是营养繁殖，所以单性可不需要经过交配而长久繁殖。除此之外，植物还比动物易于形成多倍体，且新种能通过多倍体而自发地产生。多倍体有两类：同源多倍体和异源多倍体，如一个二倍体种具有 AA、BB、CC 和 DD 染色体，其同源四倍体就有 AAAA、BBBB、CCCC 和 DDDD 染色体。通过减数分裂形成的配子，可以有 2 与 2、1 与 3 和 4 与 0 分离等情形。当二倍体的配子与正常单倍体的配子结合时就会出现三倍体杂种。三倍体杂种虽然不能有性生殖，但可通过营养体繁殖而广布开来。许多药用植物如人参属、大黄属等均存在多倍化现象。有时新物种的形成也不需要经过地理隔离。在自然界里还存在另一种物种形成方式，它往往只需几代甚至一代，而且不需经过地理隔离就可以形成新物种，比如多倍体植物的形成。自然界里几乎近半数的被子植物就是这样形成的。植物物种形成的另一重要特点是比动物更易于产生杂种后代，即杂交育性高，如原来由生态或地理隔离产生的两个亚种或种，当屏障打开后由杂交而产生杂种后代，此时常出现一大批各式表现型的杂种个体，可称为杂种群，比如柑橘属、蔷薇属的一些药用植物。

三、DNA 变异

DNA 变异的来源主要有三种：基因突变、染色体畸变、基因重组。

1. 基因突变　是指一个基因内部遗传结构或 DNA 序列的改变，包括一对或少数几对碱基的缺失、插入或置换，而导致的遗传变化。根据碱基变化的情况，可分为碱基置换突变和移码突变。碱基置换突变是指 DNA 分子中一个碱基对被另一个不同的碱基对取代所引起的突变，也叫点突变，包括转换和颠换两种形式。如果一种嘌呤被另一种嘌呤取代或一种嘧啶被另一嘧啶取代则称为转换，嘌呤取代嘧啶或嘧啶取代嘌呤的突变则称为颠换。移码突变是由于 DNA 核苷酸移位造成的氨基酸编码的改变，通常是由碱基插入、缺失所造成的一种突变现象，它可引起该位点以后的遗传信息都出现异常。发生了移码突变的基因在表达时可使组成多肽链的氨基酸序列发生改变，从而严重影响蛋白质或酶的结构与功能。

2. 染色体畸变　是指生物细胞中染色体在数目和结构上发生的变化。每种生物的染色体数目与结构是相对恒定的，但在自然条件或人工因素的影响下，染色体可能发生数目与结构的变化，从而导致生物的变异。染色体畸变包括染色体数目变异和染色体结构变异。染色体数目畸变主要包括非整倍性改变和整倍性改变。非整倍性改变为某个染色体的数目增减；整倍性改变为成套的染色体组数目增减。染色体结构变异主要包括缺失、重复、倒位、易位。缺失是指染色体断裂发生丢失；重复指某染色体的个别区段重复出现一次或多次；倒位指某染色体的内部区段发生 180° 倒转，而使该区段原来的基因顺序发生颠倒；易位是指一条染色体与非同源的另一条染色体彼此交换部分区段。

3. 基因重组　是由于不同 DNA 链的断裂、连接而使 DNA 片段交换和重新组合，形成新 DNA 分子的过程。从广义上讲，任何造成基因型变化的基因交流过程，都可称为基因重组。而狭义的基因重组仅指涉及 DNA 分子内断裂 – 复合的基因交流。

四、中药分子鉴定方法

中药分子鉴定是指利用中药中的大分子信息进行中药鉴定的方法。中药中的大分子包括 DNA、RNA 和蛋白质。因为中药样品的特殊性，使得中药分子鉴定目前主要集中在 DNA 分子鉴定。DNA 作为遗传信息的直接载体具有信息量大、遗传稳定性高、化学稳定性强等特点。物种间的差距归根结底在于 DNA 等遗传物质的不同，在鉴定过程中只要通过分析不同中药品种的基因组成，就可以实现中药的 DNA 分子鉴定。因此，通过使用 DNA 分子特征作为遗传标记进行中药材基源鉴定，其结果会更加准确可靠。

利用分子标记技术开展中药分子鉴定不仅可以用于不同物种的鉴别，也可以广泛用于种下不同居群、不同种质资源和道地药材的研究，为中药鉴定提供了遗传学证据。分子标记是一种以生物个体间遗传物质内核苷酸序列变异为基础的遗传标记，是 DNA 水平遗传变异的直接反映。DNA 分子标记具有以下特点：大多数为共显性；由于基因组变异十分丰富，分子标记的数量较多，遍布整个基因组；揭示来自 DNA 的变异；表现为中性，且不影响目标性状的表达，与不良性状无连锁等。DNA 分子标记可以对生物各个发育时期的个体、组织器官、细胞进行检测，不受环境与基因表达与否的限制，多态性高，稳定性强，在生态学、分类学、生物系统进化发育和遗传学等方面的研究有广泛的应用。目前，DNA 分子标记技术已经历三代。

第一代分子标记技术以限制性片段长度多态性（restriction fragment length polymorphism，RFLP）为代表，于 1974 年由 Grodjicker 创立，它是一种以 DNA–DNA 杂交为基础的第一代遗传标记，通过使用限制性内切酶消化基因组 DNA 后，将产生的长短、种类、数量不同的限制性片段经过电泳分离后，在聚丙烯酰胺凝胶上呈现不同的带状分布，从而获得反映生物个体或群体特异性的 RFLP 图谱，主要用于品种鉴别、品系纯度测定、遗传多样性分析等方面。RFLP 具有可靠性高、共显性等优点，但具有操作复杂、费时，对种属特异性要求严格，多态性信息含量低等缺点。

第二代分子标记技术均以 PCR 技术为基础，根据原理的不同，产生了如随机扩增多态性 DNA（randomly amplified polymorphic DNA，RAPD）、扩增片段长度多态性（amplified fragment length polymorphism，AFLP）、简单序列重复区间（inter–simple sequence repeat，ISSR）、简单重复序列（simple sequence repeat，SSR）、序列特异扩增区域（sequence characterized amplified region，SCAR）、随机扩增微卫星多态性（random amplified microsatellite polymorphism，RAMP）和目标区域扩增多态性（target region amplified polymorphism，TRAP）等方法。常用的分子标记技术特点见表 2–1。

表 2–1　几种常用的分子标记技术特点

	RFLP	RAPD	AFLP	SSR	ISSR
是否需要 PCR	否	是	是	是	是
遗传特性	共显性	显性	显性	共显性	显性
是否需要特异性引物	否	否	否	是	否
技术难度	难	易	易	易	易
多态性水平	高	中等	高	高	高
可靠性	高	中等	高	高	中等
重复性	高	中等	高	高	高
DNA 用量	2~30μg	1~100ng	100ng	1~100ng	30~100ng

第三代分子标记技术是以单核苷酸多态性为代表，SNP 标记由美国学者 Lander E. 于 1996

年提出，是指在基因组水平上由单个碱基变异而引起的 DNA 序列多态性变化，具有数量多、分布广和稳定遗传等特点。可分为两种形式，一种为基因编码区 SNP，另一种为非编码区 SNP，主要用于功能基因的突变、生物个体的表型差异、物种亲缘及进化关系、分子诊断等方面的研究，具有高度自动化、高通量、高准确性和低成本等优点。

随着技术的发展与成熟，目前中药分子鉴定已进入实用阶段。《中国药典》2010 年版首次收载了蕲蛇和乌梢蛇饮片的特异性 PCR 鉴别法，成为世界上首个中药、天然药分子鉴定国家标准，随后《中国药典》又先后收载了川贝母 PCR-RFLP 鉴别法和金钱白花蛇 PCR 鉴别法。

五、中药分子鉴定使用原则和适用范围

（一）使用原则

随着分子生物技术的高速发展，目前已有大量药用动植物基因序列发表。这些公共基因资源为各科研领域的发展奠定了良好的基础，也加速了中药分子鉴定技术的开发与应用。但由于生物进化机制的复杂性，如多倍化现象、基因水平转移、杂交、基因渗入、辐射物种形成和物种谱系分选不完全等，经常造成物种树与基因树不一致。因此，即使药材正、伪品来源于不同物种，但其 DNA 条形码序列也可能相同，导致目前报道的 DNA 条形码序列在一些物种间没有鉴别力。

物种的界定是中药分子鉴定的本质，如何界定某种中药的物种界限和种内变异幅度，是中药分子鉴定亟待解决的问题。分子系统研究是解决这一问题的有力工具，缺乏分子系统分析的中药分子鉴定，就好比"盲人摸象"，难免会出现一定的盲目性和片面性，所得的结论也必然是不可靠的。为此提出中药分子鉴定的二步法：首先建立被鉴定中药所在属完全物种取样的分子系统数据库，然后将被鉴定的中药在该数据库中进行比对并判断其归属。数据库物种的全面性决定了该鉴定系统的可靠程度。

另一方面，中药材种类繁多，使用历史悠久，来源复杂。有些药材来自野生，有些药材来自栽培，它们的进化历史不尽相同，加上异地引种和商业贸易的发展，人为改变了居群间、种间的基因流，使药用动植物间发生杂交或基因渐渗程度进一步加深，如在栽培药用植物中出现了明显的种质混杂情况。因此，某种药材分子鉴定方法的建立不能证明其他药材品种也同样具备建立分子鉴定方法的条件，需要采取个案分析原则，即针对具体的药材品种进行个案评估，逐步进行推进，在了解和掌握品种的具体情况前，不应得出中药分子鉴定使用的结论，更不能简单地予以全盘通过或者全盘否定。在确认药材物种树与基因树一致的前提下，可以选择合适的基因片段进行中药分子鉴定。由于物种的生活型、物种的形成方式等方面存在极大的多样性，物种间基因的进化速率存在很大的差异，这使得基因标记在某一类群可能分辨率很高而在另一类群却很低，甚至没有分辨度。到目前为止，还没有一个理想基因标记可以分辨所有的植物类群。一个可行的办法是"分阶层的鉴定体系"，即先在整个植物界确定一个进化速率适中的基因片段作为核心标记，然后再在科或属级水平寻找高进化速率的基因作为辅助标记。

总之，中药分子鉴定技术应在科学、客观的基础上，遵循在一定系统学研究背景下，采取个案分析原则建立分阶层的鉴定体系，为中药分子鉴定应用提供依据。

（二）适用范围

DNA 分子稳定性高，DNA 多态性几乎遍及整个基因组，在痕量样品和出土标本中仍可检测到 DNA 标记。因此，DNA 分子标记技术用于中药及其基源物种的鉴定，具有特异性强、稳定性好、微量、便捷和准确等特点，特别适合近缘品种、易混淆品种、珍稀品种、破碎药材、陈旧药材、腐烂药材及样品量极为有限的植物模式标本、中药出土标本等珍贵样品、可获取 DNA 的中药及其制剂的鉴定，但对于不同药用部位的鉴定具有一定的局限性。

中药鉴定的两大核心任务是进行品种真伪鉴定和质量优劣的评价。目前发展的中药分子鉴定技术主要用于真伪鉴定，对优劣评价涉及较少。优劣的评价除与基因结构有关之外，同时也与生长环境、药用部位、发育阶段、采收、炮制等因素对基因表达水平的影响有关，通过将动植物的表型特征与遗传信息有机结合，并采用多方法、多角度进行鉴别和佐证，有利于实现中药鉴定的客观化、标准化和精确化。

中药分子鉴定将向着快速、简便和高度自动化的方向发展，未来基因测序、基因芯片、免疫检测、荧光标记等检测方法将在中药鉴定领域得到广泛的应用。

第四节　药品标准中的中药分子鉴定方法

学习目的

1. 掌握进行特异性 PCR、PCR–RFLP 和 DNA 条形码鉴定的操作过程。

2. 了解目前《中国药典》中主要的中药分子鉴定方法。

基础性名词

单核苷酸多态性（SNP）、特异性 PCR、聚合酶链式反应–限制性片段长度多态性（PCR–RFLP）、DNA 条形码

案例导入

金钱白花蛇是银环蛇的幼体，因盘成圆后形如古钱，周身通体有黑白相间的环纹，故名。金钱白花蛇产量小，幼蛇捕捉难度较大，价格不断上涨，不法分子便打起了掺假的主意，常将幼时具有黑白相间环纹的金环蛇、水赤链蛇、白环蛇等冒充金钱白花蛇出售，甚至有将其他蛇用褪色药水或油漆涂上白色条纹假冒，对用药安全造成了很大影响。为了准确鉴定，《中国药典》收录了金钱白花蛇的特异性 PCR 鉴定方法，这是怎么做的呢？

一、特异性 PCR 鉴定

（一）特异性 PCR 鉴定概念及原理

特异性 PCR 鉴定是根据正、伪品药材存在一段碱基差异的特定区域 DNA 序列，设计特异性的正品鉴别引物，建立 PCR 反应及其产物检测方法，根据电泳条带的大小及有无以区分正品

和伪品，从而实现药材及饮片的鉴定。

由于引物与模板之间的碱基错配可以有效地抑制 PCR 反应，特异性 PCR 设计的引物在 PCR 扩增时只能对来自正品药材 DNA 模板中的特定区域进行有效扩增，对来自混伪品或其他生物 DNA 模板的同源区域不能扩增，从而能准确鉴别中药正、伪品（图 2-6）。该法在检测时只需要通过一个简单的"+/-"方式即可进行基因分型，检测易于实现自动化。特异性 PCR 技术能对 DNA 序列存在较大差异的正品和伪品进行鉴别，也能对序列间仅存在单个碱基差异的近缘易混品种进行鉴定，即位点特异性 PCR（allele-specific polymerase chain reaction，AS-PCR）。

与其他方法相比，特异性 PCR 技术具有操作简单、成本低、重复性好等优势，其特点包括：①可靠性高，它的反应条件与普通 PCR 基本相同，只要鉴别引物设计合理，PCR 反应条件合适，就能避免假阳性扩增产物的出现；②特异性鉴别引物设计时所依据的 DNA 序列信息，除了可以通过对相关物种的目的 DNA 测序获得外，也可以从 GenBank 等公共 DNA 数据库查询获得，大大减少了工作量；③对 DNA 质量要求不高，所需的 DNA 量少；④PCR 鉴定条带单一，真伪药材判定标准简单可靠，无须进行测序及软件分析。

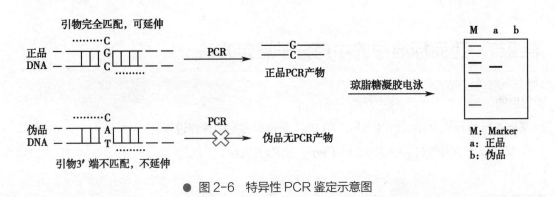

● 图 2-6　特异性 PCR 鉴定示意图

（二）特异性 PCR 方法在中药鉴定中的应用

特异性 PCR 鉴定技术主要用于中药材、中药饮片及其基源物种的鉴定，对于濒危、市场上伪品和混淆品较多且经典技术较难鉴别的一些中药品种如金钱白花蛇、金银花、太子参、山药、人参、石斛、西红花等已经进行了特异性 PCR 鉴别方法的开发研究。《中国药典》收载的蕲蛇、乌梢蛇和金钱白花蛇饮片的鉴别法即为特异性 PCR 方法，蕲蛇的分子鉴定方法具体操作过程如下：

1. 模板 DNA 提取　取本品 0.5g，置乳钵中，加液氮适量，充分研磨使成粉末，取 0.1g，置于 1.5ml 离心管中，加入消化液 275μl，在 55℃水浴中保温 1 小时，加入裂解缓冲液 250μl，混匀，加到 DNA 纯化柱中，离心（转速为 10 000r/min）3 分钟；弃去过滤液，加入洗脱液 800μl，离心（转速为 10 000r/min）1 分钟；弃去过滤液，用上述洗脱液反复洗脱 3 次，每次离心（转速为 10 000r/min）1 分钟；弃去滤液，再离心 2 分钟，将 DNA 纯化柱转移至另一个离心管中，加无菌双蒸水 100μl，试管放置 2 分钟后，离心（转速为 10 000r/min）2 分钟，取上清液，作为供试品溶液，置于 -20℃保存备用。另取蕲蛇对照药材 0.5g，同法制成对照药材模板 DNA 溶液。

2. PCR 反应鉴别引物 5′-GGCAATTCACTACACGCCAACATCAACT-3′ 和 5′-CCATAGT-
CAGGTGGTTAGTGATAC-3′。PCR 反应体系：在 200μl 离心管中进行，反应总体积为 25μl，反应体系包括 10× 缓冲液 2.5μl，dNTP（2.5mmol/L）2.5μl，模板 0.5μl，*Taq* DNA 聚合酶（5U/μl）0.25μl，加无菌双蒸水至 25μl。将离心管置于 PCR 仪中，PCR 反应参数：95℃预变性 5 分钟，循环反应 30 次（95℃ 30 秒，63℃ 30 秒），延伸（72℃）5 分钟。

3. 电泳检测 运用琼脂糖凝胶电泳法进行特异性 PCR 检测，胶浓度为 1%，胶中加入核酸凝胶染色剂 GelRed；供试品与对照药材 PCR 反应溶液的上样量分别为 8μl，DNA 分子量标记上样量为 2μl。电泳结束后，取凝胶片在凝胶成像仪上或紫外投射仪上检视。供试品凝胶电泳图谱中，在与对照品药材凝胶电泳图谱相应的位置上，在 300~400bp 应有单一 DNA 条带。

蕲蛇正品及其 20 个相关混淆品的凝胶电泳图谱如图 2-7 所示，8 批蕲蛇的电泳图谱如图 2-8 所示。结果可见，蕲蛇在 300~400bp 有单一扩增条带，而混淆品没有扩增条带，表明该鉴别方法能将蕲蛇与其混淆品准确地分开，不同来源的蕲蛇样品能实现准确的鉴别。

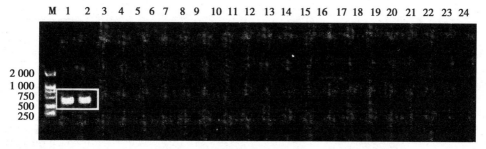

● 图 2-7 蕲蛇药材及其混淆品的 PCR 鉴别结果

1. 阳性对照；2. 蕲蛇；3. 虎斑颈槽蛇；4. 三索锦蛇；5. 双全白环蛇；6. 灰鼠蛇；7. 滑鼠蛇；8. 红点锦蛇；9. 王锦蛇；10. 赤链华游蛇；11. 中国水蛇；12. 短吻腹蛇；13. 百花锦蛇；14. 眼镜蛇；15. 赤练蛇；16. 铅色水蛇；17. 金环蛇；18. 莽山烙铁头蛇；19. 黑眉锦蛇；20. 环纹华游蛇；21. 乌梢蛇；22. 金钱白花蛇；23. 阴性对照；24. 空白；M. DNA 分子质量标准对照，从上至下依次为 2 000bp、1 000bp、750bp、500bp、250bp、100bp

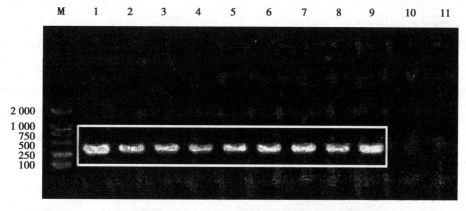

● 图 2-8 8 个不同批次蕲蛇药材的 PCR 鉴别结果

1. 阳性对照；2~9. 蕲蛇；10. 阴性对照；11. 空白；M. DNA 分子质量标准：从上至下依次为 2 000bp、1 000bp、750bp、500bp、250bp、100bp

二、PCR-RFLP 鉴定

(一) PCR-RFLP 鉴定概念及原理

聚合酶链式反应 – 限制性片段长度多态性（PCR-RFLP）是由 PCR 技术与核酸限制性酶切技术相结合而产生的一项分子鉴定技术。RFLP 使用的 DNA 必须完整，否则会影响图谱的准确性及重复性。然而在实际鉴定检测中，大部分中药材样品均已经过炮制加工处理，DNA 受到不同程度地破坏。经 PCR 可获得大量 DNA 片段，且只分析一小段特定 DNA 的酶切图谱，所以不受样本 DNA 质量的影响。

PCR-RFLP 的基本原理是利用不同等位基因的限制性酶切位点分布不同，可产生不同长度的 DNA 片段条带。首先采用 PCR 扩增目的 DNA，再用特异性内切酶将扩增产物消化切割成不同大小片段，直接在凝胶电泳上鉴定中药来源物种（图 2-9）。此项技术大大提高了目的 DNA 的含量和相对特异性，而且方法简便，鉴别时间短。

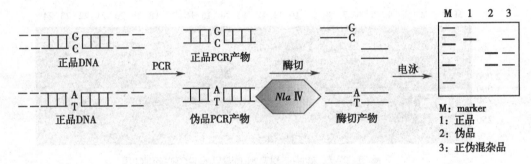

● 图 2-9 PCR-RFLP 鉴定示意图

中药材与其伪品多为亲缘关系较近的近似物种，往往可以应用同一对引物扩增出相同大小的目的片段，由于特定位点的碱基突变、插入或缺失数很少，以致无多态性出现；而不同物种的扩增片段中可能会存在 SNP 鉴别位点，这些鉴别位点也可能位于限制性内切酶的识别序列上。因此，筛选适当的限制性内切酶对相同长度的扩增产物进行酶切，会得到不同的酶切片段，从而达到物种鉴别的目的。

PCR-RFLP 方法是建立在明确中药材与其伪品基因序列及 SNP 位点的基础上的，且 SNP 位点必须位于限制性内切酶识别序列上，因此这种方法不能用于未知序列的物种。但由于它不需高质量 DNA，不需使用放射性核素，不需经过测序就能得到良好的结果，具有方法简单、特异性较好、需要的 DNA 量较少等优点，目前在中药材鉴别尤其是近缘种间鉴别方面已有较广泛应用。

(二) PCR-RFLP 方法在中药鉴定中的应用

PCR-RFLP 鉴定方法适用于基因序列信息较完整的中药品种，该技术目前已用于大黄、木通、泽泻、川贝母、人参等中药材的鉴定方法研究。《中国药典》2015 年版收载的川贝母物种鉴定即为 PCR-RFLP 方法，具体操作过程如下：

川贝母类基因组 rDNA 的 ITS1 区段第 75 位碱基为 "C"，而贝母属其他品种为 "T"，川贝母类均有限制性内切酶 *Sma* I（该酶的识别序列为 CCCGGG）的酶切位点，而非川贝母类此位点处的 DNA 序列为 CTCGGG，没有该酶切位点（图 2-10），因此可以用 PCR-RFLP 方法区别川贝母和其他贝母。

F. pallidiflora	CCGCCC-TG	C	TCGGG	ACCT	CGCACCGTGT	TCGCGATTGC	CTCAGGGCGC
F. ussuriensis	. . . . . . –	.	. . . . .	. . . .	. . . . . . T . . .	C . . . . . C . .	. . CAA . T .
F. thunbergii	. . . . . . –	.	. . . . .	. . . .	. . . . . GT . . .	– ––––––––	–––––– T .
F. thu-var-che	. . . . . . –	.	. . . . .	. . . .	. . . . . GT . . .	– ––––––––	–––––– T .
F. puqiensis	. . . . . . –	.	. . . . .	. . . .	. . . . . GT . . .	– ––––––––	–––––– T .
F. hupehensis	. . . . . . –	.	. . . . .	. . . .	. . . . . GT . . .	– ––––––––	–––––– T .
F. cirrhosa	. . . . . –	C	. . . . .	. . . .	. . . . T . . . C	– ––––––––	–––––– T .
F. unibracteata	. . . . . –	C	. . . . .	. . . .	. . . . T . . . C	– ––––––––	–––––– T .
F. przewalskii	. . . . . –	C	. . . . .	. . . .	. . . . T . . . C	– ––––––––	–––––– T .
F. delavayi	. . . . . –	C	. . . . .	. . . .	. . . . T . . . C	– ––––––––	–––––– T .

● 图 2-10　贝母属 9 种及 1 变种的 nrDNA-ITS1 区域局部的核苷酸序列差异

图 2-10 圆点代表核苷酸与伊贝母 *F. pallidiflora* 相同，短划线代表碱基缺失。深色方框显示 4 种川贝母基源物种序列中的限制性内切酶 *Sma* I 的酶切位点（CCCGGG），浅色方框中显示其他物种在此位置的序列。

通过设计的川贝母类通用引物，可扩增出 308bp 的 PCR 产物，川贝母产物序列中仅有一处 *Sma* I 酶切位点，使用 *Sma* I 内切酶可将 PCR 产物消化、切割成长度分别为 118bp 和 190bp 的两个片段，即在 100~250bp 之间出现两条酶切条带，而非川贝母类没有此酶的酶切位点，不发生酶切，只在 308bp 处显示一条 DNA 条带（图 2-11）。

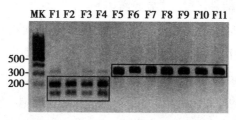

● 图 2-11　贝母属 10 种（变种）植物的 PCR 产物（ITS1 片段）
经 *Sma* I 内切酶切割后的 PCR-RFLP 谱型

F1. 卷叶贝母 *F. cirrhosa*，F2. 甘肃贝母 *F. przewalskii*，F3. 暗紫贝母 *F. unibracteata*，F4. 梭砂贝母 *F. delavayi*，F5. 新疆贝母 *F. walujewii*，F6. 伊贝母 *F. pallidiflora*，F7. 平贝母 *F. ussuriensis*，F8. 湖北贝母 *F. hupehensis*，F9. 蒲圻贝母 *F. puqiensis*，F10. 东贝母 *F. thunbergii* var. *chekiangensis*，F11. 浙贝母 *F. thunbergii*，MK 为 DNA 分子量标准对照

三、DNA 条形码鉴定

（一）DNA 条形码鉴定的概念及原理

DNA 条形码（DNA barcoding）鉴定技术是利用一段或几段公认的、相对较短的 DNA 标准序列对生物物种进行快速和准确鉴定的方法。加拿大动物学家保尔·赫伯特（Paul Herbert）在 2003 年首次提出用线粒体中的细胞色素 C 氧化酶亚基 I（CO I 基因）作为动物物种快速鉴定

的标记，进而提出为全球生物编码的设想。从理论上来讲，DNA 条形码可以通过测定基因组上一段标准的、具有足够变异的 DNA 序列来实现物种鉴定，这个标准的 DNA 序列对每个物种来讲都是独特的，由 A、T、G、C 四种碱基以不同顺序排列组成，因此一定长度的 DNA 序列能够区分不同物种。该概念的提出立即就得到了国际社会学者的响应，2004 年生命条形码联盟（Consortium for the Barcode of Life，CBOL）在华盛顿国家自然历史博物馆宣告成立，致力于生物物种全球标准的发展和统一。

DNA 条形码鉴定技术具有几大优势：①只需选用一个或少数几个基因片段即可对某个属、科甚至几十个科的绝大部分物种进行准确鉴定；②鉴定过程更加快速，可以在短时间内鉴定大量样本；③重复性和稳定性高；④实验过程标准，操作简单，更易实现物种鉴定自动化；⑤可通过互联网和信息平台对现有物种序列信息进行集中统一管理，并可实现共享。近年来，DNA 条形码技术在中药基源植物及中药材鉴定等方面均取得了突出成绩，加快了中药鉴定标准化的进程。

（二）DNA 条形码在中药鉴定中的应用

DNA 条形码分子鉴定法是传统形态鉴别方法的有效补充，在药材基源物种属及属以上鉴定方面具有明显的优势，下面以《中国药典》2015 年版收载的"中药 DNA 条形码鉴别法指导原则"为例说明 DNA 条形码在中药鉴定中的应用及具体操作流程。

1. 仪器的一般要求　所用仪器有电子天平、离心机、PCR 仪、电泳仪和测序仪。测序方法主要采用双脱氧链终止法（Sanger 法）。

2. 测定步骤　本法主要包括供试品处理、DNA 提取、DNA 条形码序列 PCR 扩增、电泳检测和序列测定、序列拼接及结果判定，主要步骤如下。

（1）供试品处理：按药材和饮片取样法（《中国药典》通则 0211）取样。为防止外源微生物污染，药材和饮片一般使用 75% 乙醇擦拭表面后晾干，或采取其他有效去除微生物污染的方法。称取 10~100mg 备用。供试品具体取样部位根据不同药材特性作出相应规定。

（2）DNA 提取：DNA 的提取包括使用研钵或研磨仪破碎细胞，粉碎成细粉，用试剂盒法进行 DNA 的分离和纯化等步骤，目前常用试剂盒包括植物基因组 DNA 提取试剂盒和动物组织 / 细胞基因组 DNA 提取试剂盒，实验选用的试剂盒须能够提取到满足后续实验要求的模板 DNA。

（3）PCR 扩增：植物类中药材及其基源物种常扩增 ITS2 或 *psbA-trn*H 序列，动物类中药材及其基源物种常扩增 CO Ⅰ序列，通用引物及扩增条件如下，特殊规定见各药材项下。

ITS2 序列扩增正向引物 ITS2F：5′-ATGCGATACTTGGTGTGAAT-3′；反向引物 ITS3R：5′-GACGCTTCTCCAGACTACAAT-3′。*psbA-trn*H 序列扩增正向引物 psbAF：5′-GTTATGCA-TGAACGTAATGCTC-3′；反向引物 *trn*HR：5′-CGCGCATGGTGGATTCACAATC-3′。CO Ⅰ序列扩增正向引物 HC02198：5′-TAAACTTCAGGGTGACCAAAAAATCA-3′；反向引物 LC01490：5′-GG-TCAACAAATCATAAAGATATTGG-3′。

PCR 反应体系以 25μl 为参照，包括：1×PCR 缓冲液（不含 $MgCl_2$），2.0mmol/L $MgCl_2$，0.2mmol/L dNTPs，0.1μmol/L 引物对，模板 DNA，1.0U *Taq* DNA 聚合酶，加灭菌双蒸水至 25μl。设置未加模板 DNA 的 PCR 反应为阴性对照。

ITS2 序列扩增程序：94℃ 5 分钟；94℃ 30 秒，56℃ 30 秒，72℃ 45 秒，35~40 个循环；

72℃ 10 分钟。*psbA-trn*H 序列扩增程序：94℃ 5 分钟；94℃ 1 分钟，55℃ 1 分钟，72℃ 1.5 分钟，30 个循环；72℃ 7 分钟。CO Ⅰ序列扩增程序：94℃ 1 分钟；94℃ 1 分钟，45℃ 1.5 分钟，72℃ 1.5 分钟，5 个循环；94℃ 1 分钟，50℃ 1.5 分钟，72℃ 1 分钟，35 个循环；72℃ 5 分钟。

（4）PCR 产物检测：采取琼脂糖凝胶电泳法检测 PCR 产物。电泳后，PCR 产物应在相应的 DNA 条形码序列长度位置（具体见各药材项下）出现一条目的条带，阴性对照应无条带。

（5）测序：在紫外灯下迅速切取目的条带所在位置的凝胶，采用琼脂糖凝胶 DNA 回收试剂盒进行纯化。使用 DNA 测序仪对目的条带进行双向测序，PCR 扩增引物作为测序引物，测序原理同 Sanger 测序法。有目的条带的样品在测序仪上进行双向测序。

（6）中药材 DNA 条形码序列获得：①序列拼接。对双向测序峰图应用有序列拼接功能的专业软件进行序列拼接，去除引物区。②序列质量与方向。为确保 DNA 条形码序列的可靠性，需去除测序结果两端信号弱或重叠峰区域，序列方向应与 PCR 扩增正向引物方向一致，获得相应的 DNA 序列。

（7）结果判定：将获得的序列与国家药品管理部门认可的中药材 DNA 条形码标准序列比对。

3. 注意事项

（1）实验场所应具备分子生物学实验室的基本条件。

（2）本法暂不适用于混合物与炮制品的鉴定及硫黄熏蒸等造成不适用的情况。

（3）为防止外源微生物污染，实验前须将实验用具进行高压灭菌，并用 75% 乙醇擦拭药材表面。有些药材本身含有内生真菌，如果内生真菌存在于药材的外围组织，则选用内部组织进行实验。如果真菌遍布整个药材，植物类药材需选用 *psbA-trn*H 条形码（真菌内不含有该基因片段），不能选用 ITS2 序列。为进一步确保实验结果不被真菌污染，实验者可在 GenBank 数据库中应用 BLAST 方法对所获得的 ITS2 序列进行检验，以确保序列鉴定准确。

（4）本法用于鉴定药材的基源物种，不能确定药用部位。

（5）必要时结合其他鉴别方法综合判断。

（6）种内阈值的确定：同一物种的不同样品间存在一定的变异范围，即种内变异阈值。不同物种、不同条形码序列均会影响种内变异范围。各基源物种的种内变异范围（种内遗传距离阈值）应在药材品种项下具体明确。

第五节　中药分子鉴定新方法

学习目的

1. 掌握中药分子快速 PCR 的操作过程。

2. 熟悉野生与家种（养）药材、中成药分子鉴定的基本方法。

3. 了解中药材生长年限分子鉴定的基本原理。

基础性名词

端粒、叶绿体 DNA、等温扩增技术、快速 PCR

案例导入

中药分子鉴定不但能用于解决中药的真伪鉴别问题,近年来发展的中药分子鉴定新方法还被用于鉴定中药材生长年限、野生与家种(养)药材、中成药分子鉴定等方面,大大扩展了中药分子鉴定的研究领域与应用。了解并掌握这些新方法,有利于扩展中药分子鉴定的研究思路。

一、中药系统鉴定

中药系统鉴定,是基于 DNA 测序技术及开放的 DNA 数据库,结合传统的中药性状鉴别、显微鉴别和理化鉴别等多种技术手段,对未知药材、饮片及其粉末等的基源和真伪进行多方法、多角度的佐证和鉴别,以实现中药鉴定客观化、标准化和精确化的一种综合性、系统性的整合鉴定方法。该方法的突出优势是实现了快速鉴别与精确鉴别的完美结合,将有效利用强大的开放性 DNA 数据库资源优势,结合简便、快捷的性状和显微鉴定特点,实现中药准确、客观和快速的鉴定。该方法不仅大大弥补了单纯依靠鉴定者经验的性状鉴别法的不足,实现中药鉴定客观化的目的,同时又利用了飞速发展的 DNA 开放数据库的强大资源,有利于实现对全世界范围生物类药材的准确鉴定,尤其对疑难药材的鉴定具有不可比拟的优势。

中药系统鉴定的基本原理就是充分整合动植物类药材的遗传信息 DNA 及表型信息,如动植物形态、药材性状、组织或细胞的显微特征、化学特征等,然后按照一定的分析方法如动植物分类学方法、性状鉴别法、显微观察法、理化反应以及分子鉴定法等,对未知药材进行多角度、多层次的鉴别。

中药系统鉴定的核心是紧紧抓住生物信息的两大核心要素,即"遗传信息"和"表型特征",达到对生物类药材客观化、精确化的鉴定。"遗传信息"是 DNA 序列信息,随着动植物 DNA 序列信息数据库的不断丰富,全球范围内大多数生物 DNA 序列信息将得到注册。因此,应充分挖掘和利用国内外开放的 DNA 信息资源,为中药 DNA 鉴定所用。大致方法是将未知中药材样品某一 DNA 片段的测序结果与已知数据库的 DNA 序列进行比对,以初步判断中药样品的物种来源,在此基础上,与中药材性状、显微特征等信息相互佐证,保证鉴定结果的准确性。

中药系统鉴定的具体实施过程主要包括:①对待鉴定样本进行基源鉴定、性状鉴定,明确样本的形态、性状特征;②对鉴定样本进行切片、粉碎等,取其中一部分进行显微鉴定,按照有关显微鉴定方法进行操作,明确待鉴定样本的显微特征;③如果必要,可对药材粉末进行化学成分的初步判别,如生物碱类、皂苷类、黄酮类等的理化显色反应或薄层色谱分析等;④药材粉末进一步研细,提取 DNA,选择适当的引物,PCR 扩增相应基因的 DNA 序列;⑤根据 DNA 序列信息,采用 BLAST 分析等方法与数据库的 DNA 序列信息进行比对,并进行聚类分析等,明确鉴定对象所在科属;⑥综合①~⑤的信息(②、③可选),系统鉴定未知药材所属物种,达到精确鉴定目的。由此可以预见,中药系统鉴定法将在中药新资源开发、民族医药研究、贵重药材和进口药材鉴定等方面拥有广阔的应用前景。

二、中药双分子标记鉴定法

目前，中药鉴定与评价的分子标识主要侧重于单一 DNA 分子标记对中药不同种属间的鉴别及对不同居群间遗传多样性的分析，或根据单指标化学成分评价同一中药不同来源、不同产地、不同发育阶段的质量差异。但由于中药的原动植物生物进化机制复杂，杂交、基因转移、多倍化现象、栽培种质混杂等诸多影响因素，均会导致 DNA 序列信息在一些物种间没有鉴别力或产生错误的鉴定结论，且中药是多成分的复杂体系，仅通过单一或部分指标性成分来评价其质量优劣，并无法体现其整体效应，存在一定的局限性。

双分子标记法是 DNA 分子标记和代谢标识物结合的分析方法，是在分子水平上同时研究中药的基源和质量差异的一种分子标记方法。双分子标记法中的 DNA 分子标记是指能反映中药物种个体或种群间基因组差异的特异性 DNA 片段被用于中药物种的遗传信息分析。可以根据不同的研究对象，筛选合适的 DNA 分子标记，通过对其多态性进行分析，获取不同研究对象的特征 DNA 序列。而中药的代谢产物是治疗疾病的物质基础，代谢标识物的定性及定量分析关系到用药的有效性、安全性及稳定性。中药代谢产物成分复杂，植物药中有效成分多为次生代谢产物，而动物药中则多为初生代谢产物。随着代谢组学以及高通量、高灵敏度和高精准度谱学分析技术的发展，无选择性的、接近全景代谢物的分析，结合主成分分析、聚类分析等多种统计分析手段，将有助于有效寻找可以区分不同来源、不同产地、不同年限、不同部位的中药材代谢标识物。

综合 DNA 分子标记与代谢标识物分析，将中药材遗传信息的多态性与其性状、化学成分表型的定性与定量分析相结合，建立与药材品质紧密连锁的双分子标记技术平台，进行中药的鉴定与质量评价。目前双分子标记法在中药多来源药材鉴别、年限鉴别、产地鉴别、优良种质分析、新的药物资源寻找和开发及中药材新品种保护中发挥着重要作用。

三、生长年限端粒长度测量法和 DNA 甲基化检测法

药材生长年限是中医判断药材质量的一种传统指标。大多数中药材原植物为多年生，其有效成分的积累随时间变化呈现一定的规律性。中药材的质量因生长年限不同，有效成分会有差异，其功效也有区别。例如，生长 4 年以上的黄芩宿根称"枯芩"，善清上焦肺火，主治肺热咳嗽痰黄；生长 2~3 年的黄芩称"子芩"，善泻大肠湿热，主治湿热泻痢腹痛。故临床用药上常对中药材的生长年限作出规定，传统认为人参、黄连等部分根及根茎类生药需生长 5 年以上才能采收，桔梗等需生长 3 年以上才能采收，厚朴等需生长 15 年以上才能采收使用。目前对中药材生长年限鉴定的主要方法仍是传统性状鉴定，如人参通过芦头形状和芦碗数目来判断年限，依赖于经验，难以实现鉴定的定量化、标准化。

分子鉴定有望成为药材生长年限鉴定的有力工具，目前对植物生长年限进行分子检测分析的手段有端粒长度测量和 DNA 甲基化检测两种方法。端粒是真核生物染色体末端的特殊结构，由一段串联重复的非编码序列及其相关特异结合蛋白组成。研究表明，体细胞的分裂次数与端粒长度缩短存在密切的相关性。随着年龄的增长和体细胞有丝分裂次数的增加，端粒重复序列

逐步丢失，从而导致端粒长度逐渐缩短。根据端粒的长度可以推测细胞的分裂次数，预测细胞的分裂能力与年龄。因此端粒长度可以在一定程度上反映生物个体的年龄水平，故端粒有 DNA 的"年轮"和"分子钟"之称。

然而植物端粒长度的影响因素复杂，调控形式多样。在多年生植物中，关于端粒动力学与年龄相关性的报道有限。虽然相关研究表明，在一些树木中端粒长度与寿命呈现正相关性，但对于寿命极长的刺果松，其端粒长度却没有年龄依赖性的下降。而事实上，刺果松根样品中的端粒长度随着年龄增大略有增加，这个数据正说明了刺果松的根尖分生组织没有随着年龄的增大而降低。在另一些长寿命的多年生植物漫长的生长过程中，端粒的平均长度也可以维持不变。用端粒酶切长度分析（telomere restriction fragment，TRF）鉴定药材生长年限，随不同物种而异，需要建立针对各物种特点的模型。

研究者使用 TRF 对抚松的大马牙人参、集安大马牙人参和宽甸石柱人参的端粒长度进行了分析，通过对不同部位的端粒酶活性进行比较，确定芦下 1cm 与人参细胞分裂关系最紧密，用于作为人参生长年限鉴别的取样部位；通过 TRF 分析结果，发现端粒长度随生长年限变化的规律，建立对应的数学模型以及不同生长年限人参的端粒长度鉴别方法；取集安 5 年生人参样品测定 TRF 长度，代入到所建立的大马牙人参生长年限与 TRF 值的拟合数学模型公式，得出年龄为 5.15 年，与实际结果相符。

除端粒长度外，DNA 甲基化也是药材生长年限分子鉴定的候选标记。使用反向高效液相色谱，对不同生长年限人参的 DNA 甲基化水平进行研究。比较 5 年栽培人参、8 年和 12 年移山参的 DNA 甲基化水平，发现 8 年移山参的 DNA 甲基化水平显著高于 12 年移山参和 5 年栽培人参，表明随着衰老程度增加，DNA 甲基化水平降低，且栽培人参的衰老程度快于移山参。目前对不同年限中药材 DNA 甲基化的研究较少，解决多年生中药材生长年限鉴定问题，将理论研究转化为实际应用还需要开展更多深入的工作。

四、野生与家种（养）药材的分子鉴定

人类最初用于防治疾病的中草药来源于野生动植物，其资源有限。随着社会的发展，生产力水平的提高及药用资源需求量的增加，野生中药材资源已难以满足市场和临床用药的需求。为此，我国大力发展药用动植物人工栽培和饲养，大大缓解了中药资源紧张的局面。

优良的种质资源主要来源于野生品种，它们具有良好的遗传特性（抗病性、抗逆性、丰产性等特征）。种质资源丰富的程度直接关系到生物多样性的保存与遗传资源品质。由于遗传和生态两个因素长期复杂的相互作用，中药材基源物种往往不是均一不变的群体类型，而是由多个在地理、形态和化学等方面具有稳定差异的生态型（ecotype）、地理变种（geographical variety）或栽培变种和变型等组成，其中也包括大量的农家品种。这也自然形成了一个值得关注的问题，那就是人工栽培或养殖的药用动植物形成的药材商品与其野生来源的药材究竟有无差异。这不仅直接影响到临床疗效这样的关键问题，而且也是一个关系到中医药事业是否可持续发展的关键问题。从古至今，人们都很关注生态环境的改变以及人们生产活动对药材品质及其遗传特征的影响。近年来，由于学科之间的不断交叉渗透，大量农学和园艺学关于

栽培品种起源相关的研究方法也逐渐引进到药用动植物的研究中。特别是DNA分子标记技术对栽培品与野生品进行了遗传多样性比较、亲缘关系分析的探索，通过构建DNA多态性图谱，并将许多重要单基因或多基因定位在这些谱图上，对了解中药栽培起源和质量变异机制具有重要意义。

（一）野生与家种（养）药材遗传关系研究

与农作物相比，药用植物的栽培历史较短，处于栽培驯化的初期，受到的人工选择压力较小，造成药用植物栽培性状不典型，野生和栽培类型难以分辨。已栽培的药用植物种类多，但单种的栽培面积小，生物学特性各异，且往往采取半野生的方法进行栽培，使得野生与栽培类型之间存在较强的基因交流。农作物的栽培驯化起源于10 000年以前的新石器时代，目前已进入栽培驯化的后期，只能对其驯化初期发生的人为引起遗传变异事件进行推测。药用植物的栽培驯化历史不超过2600年，而且大多数发生在近几十年，正在处于因人类干预而引起植物进化历程发生改变的进程中。中药材进入栽培阶段后，往往就会以家种的种子繁育后代，人为及栽培的特殊环境对个体选育将会逐渐改变野生中药的遗传物质。因此药用植物栽培起源研究对了解栽培驯化初期人为引起种内遗传多样性和遗传结构改变过程具有特殊价值。

黄芩是唇形科植物黄芩 *Scutellaria baicalensis* Georgi 的干燥根，始载于《神农本草经》，列为中品，是我国中医临床常用的大宗药材之一。黄芩在我国分布于秦岭以北，分布范围广，适应性强，生境多样，在1987年10月30日原国家医药管理局颁布的《国家重点保护野生药材物种名录》中被列为Ⅲ级保护药材，目前黄芩在一些主产区有一定规模的栽培，其他分布区也有零星种植。通过筛选合适的叶绿体DNA（chloroplast DNA，cpDNA）片段，测序比对，并进行栽培，分析野生黄芩的遗传多样性和遗传结构，发现野生黄芩具有较高水平的cpDNA多样性（h_T=0.888），且显著高于用不同分子标记测定的170种植物的平均cpDNA多样性h_T=0.67。栽培黄芩cpDNA多样性（h_T=0.832）较野生居群有所下降，但幅度不大。另一方面，叶绿体片段单倍型在野生居群中的分布与栽培居群中相比具有明显的地理结构，根据不同居群来源的叶绿体片段单倍型的分布范围和频率可用于不同地理范围黄芩的鉴别。

（二）野生与家种（养）药材分子鉴定研究

由于生长环境、生长年限的差异，药材家种（养）品和野生品在外观形状和品质上存在差异。有一种观点认为野生药材比家种（养）药材品质更好，使得有些品种在价格上相差几倍。由于经济利益的驱使，以家种（养）药材冒充野生药材的现象时有发生，给临床使用及商品流通造成混乱。在野生药材和家种（养）药材鉴定方面，分子鉴定具有一定的优势。

人参的野生品称为"野山参"，属于珍稀中药材，价格昂贵，资源较少。野山参与栽培人参（园参）同属一个种，就目前已知的化学成分方面大致相同，多年来主要依靠富有经验的老药工、老专家凭借外观性状特点进行甄别。采用RAPD标记法对7个产地的野山参和1个产地的园参样品进行分析，野山参用14个10bp引物共检测出111个位点，其中多态位点76个，占67%，远大于园参居群内的遗传变异。聚类分析表明，野山参与园参之间的遗传变异小于其与西洋参之间的遗传变异。采用直接扩增片段长度多态性（direct amplification of length polymorphism，DALP）分子标记技术分析野山参和栽培人参的 DNA 差异，结果显示野山参的遗传多样性远高于栽培人参，野山参与栽培人参的图谱存在差异，且各自存在一条特异性条带，证明 DALP 分子标记技术可以用作鉴别野山参和栽培人参的依据。

五、中药快速分子鉴定

（一）中药分子鉴定现场运用的意义和需求

保证中药品种的准确鉴定是中药质量控制的首要环节，中药材是否"正本清源"直接影响到用药安全。在实际生产和贸易交流中，药材的准确、快速鉴别一直是比较困难的工作。中药分子鉴定技术是传统鉴别技术的有益补充，但常规分子鉴定方法受条件和技术的限制，无法实现现场快速检测，大大限制了其使用和推广。其中，DNA 快速提取和 DNA 标记的快速检测是实现分子鉴定现场运用的两大关键问题。DNA 碱裂解法可以在数分钟内完成 DNA 提取，且获得的大多数药材和饮片 DNA 可成功用于 PCR 扩增。等温扩增技术，如滚环扩增技术（rolling circle amplification，RCA）、环介导等温扩增（loop-mediated isothermal amplification，LAMP）、链置换扩增技术（strand displacement amplification，SDA）等，以及高分辨率熔解曲线技术（high-resolution melting，HRM）的应用，为中药快速现场分子鉴定提供了技术保障。

中药快速现场分子鉴定是常规检测手段的延伸，在高通量检测方面具有明显优势，具备检测结果准确、仪器设备简单、成本低廉等优点，尤其在有毒中药、珍稀濒危药材、贵重药材鉴别方面具有广阔的发展潜力。

（二）中药快速 PCR 鉴定体系

快速 PCR 鉴定（rapid PCR authentication）是一种通过调整 PCR 反应程序和反应体系缩减 PCR 反应时间，结合快速提取和快速检测技术，达到短时间内对中药真伪进行鉴别的方法。相对于常规 PCR 方式需要 4~8 小时的鉴定周期，使用快速 PCR 能在 30 分钟左右获得鉴定结果。该技术目前已用于人参、三七、金银花、太子参、哈蟆油、鹿茸、蛤蚧等中药材的鉴定方法研究。快速 PCR 一般包括碱裂解法快速提取 DNA、快速 PCR 扩增和荧光检测3 个步骤。

1. 碱裂解法提取 DNA　碱裂解法是一种 DNA 快速提取方法，当中药材和中药饮片粉末在 0.2~1.0mol/L 的 NaOH 溶液中裂解时，蛋白质与 DNA 发生变性，当加入中和缓冲液后，DNA 分子能够迅速复性，呈溶解状态存留于上清液中。由于碱裂解法只有裂解和中和两步，DNA 提取用时大约 5 分钟。使用碱裂解法对果实种子类、叶类、全草类、花类、根及茎木类以及动物类中药材进行 DNA 提取，85% 以上的中药材可获得满足 PCR 扩增的基因组DNA。

2. 快速 PCR 扩增　制约 DNA 分子鉴定的第二个因素是 PCR 扩增过程，常规 PCR 扩增一般需 2~3 小时，主要是进行 30~40 个"变性 - 退火 - 延伸"循环需时较长。快速 PCR 使用具有高扩增效果和高延伸速度的快速 PCR 聚合酶进行扩增，且扩增产物尽可能短，扩增循环数少，一般采取两步法进行 PCR 扩增，从而减少 PCR 循环过程中升降温的温差，缩短 PCR 的反应时间。在此基础上，通过逐步缩短变性 – 退火 – 延伸的时间，可以实现快速扩增。如蕲蛇的快速 PCR 扩增经优化后可在 26 分钟内完成，金钱白花蛇的快速 PCR 扩增可在 28 分钟内完成。

3. 荧光检测　经典的 PCR 产物检测方法为凝胶电泳方式，需要经过制胶、胶凝、电泳和成像 4 步，需用时 1 小时以上，实验周期较长，且需要使用凝胶电泳仪和凝胶成像系统，制约了中药快检工作的开展。SYBR Green Ⅰ是一种可以结合于所有 dsDNA 双螺旋小沟区域的具有绿色激发波长的染料，游离状态下的 SYBR Green Ⅰ发出微弱的荧光，但其与 PCR 产物等双链 DNA 结合后，可发出强烈绿色荧光，荧光强度增加达 10 000 倍以上。快速 PCR 鉴定通过直接在 PCR 产物中加入 SYBR Green Ⅰ荧光染料，在 365nm 紫外灯下观察荧光，根据荧光的有无，并与阳性对照进行比较，可直接判断是否存在扩增产物。扩增产物的检测过程为染色、成像两步，用时约 2 分钟，极大地缩短了检测时间。快速 PCR 的程序简单，检测速度高，能满足中药快速、准确鉴别的要求，在中药分子鉴别中具有良好的应用前景。

便携式 PCR 仪的问世及其商业化，将促进在野外、药市或药房进行中药分子鉴定。未来可能形成以快速 PCR 技术为核心，以等温扩增技术为补充，以现场快速检测包、可移动快速检测车、快速检测实验室为支撑的一种中药材及饮片快速检测工作模式。

六、中成药的分子鉴定

中成药为中药的重要临床应用形式，通常由两种或更多种中药材组成。由于组成复杂，中成药的质量控制难度更大，造假、掺假现象也更为严重。分子鉴定技术应用于中成药鉴别，不受化学成分的影响，即使没有性状或显微鉴别经验的人员也能够进行中成药鉴别。

中成药的分子鉴定可分为两种类型。一是对中成药中某种特定组分进行鉴定，多采用目标片段测序法或特异性 PCR 法。前者如用 16S rRNA 片段序列对活血止痛胶囊中土鳖虫的鉴定；后者如用特异性 PCR 法对乌鸡白凤丸中以党参冒充人参的鉴定，对藿香正气水中以水半夏、虎掌半夏冒充半夏的鉴定，以及利用当归特异鉴别 SCAR 标记引物对含当归中成药的鉴定等。目前分子鉴定技术不断发展，已经使得中成药中某种特定组分的分子鉴定变得可行。在丸剂、片剂甚至口服液、注射剂，均可获得 DNA 进行 PCR 鉴定。二是对中成药中所有组分全面鉴定，采用克隆测序或高通量测序法，如对连翘败毒丸的鉴定、对六味地黄丸的鉴定，但目前仅能检出 50% 左右的组分，存在鉴定效率低且有大量未经验证的无关物种信息等问题。

随着多种中成药分子鉴定方法的不断建立与完善，分子鉴定方法将与现有的鉴定方法并存发展，共同阐明中成药中原料药材的真伪优劣，科学评价中成药质量。

第二章技能实验

本章复习题

一、理解概念

DNA、基因、聚合酶链式反应、中药分子鉴定

二、理性思维

1. 常见的中药分子鉴定有哪些方法？

2. 药品标准中的中药分子鉴定方法有哪些？

三、技能训练

请根据本章学习的知识，自己寻找一味中药，设计该中药的分子鉴定方案。

四、小论文训练

针对近年来药材质量中的热点问题，思考如何与中药分子鉴定结合，并进行可行性分析。

第二章同步练习

03章 课件

第三章课件

第三章　中药种质资源

[本章内容提要]

我国幅员辽阔，是世界生物多样性最丰富的国家之一。种质资源既是国家重要的生物战略资源，也是现代中医药发展的物质基础。但目前我国的野生中药资源数量、野生中药种类和质量均呈现持续下滑状态，中药资源保护与可持续发展利用已经成为中药资源发展过程中必须解决的问题。本章重点讲述种质资源的概念和特点、中药类群和分布，并对种质资源遗传多样性的概念、形成的分子机制和检测方法进行讲解，对中药种质资源分子评价的最新进展进行介绍。

[本章学习意义]

通过本章内容的学习，同学们将更清晰地认识我国中药种质资源的现状、问题及未来的发展方向，更明确地掌握中药资源保护与利用过程中常用的技术方法与保护策略，为中药资源及其他学科的学习与研究奠定基础。

第一节 中药种质资源概述

学习目的
1. 掌握中药种质资源的概念、内涵及特点。
2. 了解中药种质资源研究的意义及研究现状。

基础性名词
中药种质资源、同名异物、同物异名

案例导入
我国是地球上种子植物区系起源中心之一，有高等植物 30 000 余种，居世界第 3 位，其中药用植物有 11 146 种，约占全球的 40% 以上。因此，药用植物在我国生物多样性中占有独特的地位。我国药用植物和动物的种类之多，开发应用历史之悠久，在医疗界的作用之大，在全世界都是无与伦比的。但目前部分中药资源的蕴藏量正在下降或枯竭，请思考这是为什么？从分子生药学角度出发，应采取什么措施？

一、中药种质资源的概念和特点

（一）中药种质资源的概念

中国幅员辽阔，中药种质资源生物多样性十分丰富。目前临床常用植物药材达 700 多种，其中 300 多种以人工栽培为主，中药种质优劣直接影响药材质量，进而影响临床用药的安全和有效。

中药种质资源为携带各种不同种质的药用动物、植物、微生物的统称。中药种质资源包括：中药材的栽培种、野生种、野生和半野生近缘种，以及人工创造的新种质材料等。蕴藏种质的主要材料是种子，也包括块根、块茎、球茎、鳞茎等无性繁殖器官和根、茎、叶、芽等营养器官，以及愈伤组织、分生组织、花粉、细胞、原生质体甚至染色体和核酸片段等。

（二）中药种质资源的特点

1. 有限性 所有的中药材和普通资源一样，都是有限的，不是取之不尽的。尽管有的生物资源可以更新利用，但土地资源是有限的，随着人口的迅速增长，人均耕地面积下降，粮食和经济作物与药材生产用地矛盾会日益突出，野生资源利用过度，就会影响其正常的更新而导致种质资源的衰退。这就需要保护好中药种质资源，走可持续发展的道路。

2. 地域性 中药不同于化学药，因其采收的时节、地点、方式不同，药效不尽相同。我国东部温暖多雨，河湖密布，土地肥沃，森林较多，自北向南依次分布着温带、暖温带、亚热带、热带类型的中药资源，种类繁多，是中药材的重要产区和分布地区；西北部干旱少雨，光照充足，森林稀少，分布着温带的草原、荒漠类型的中药资源，种类较少但有地方特色；青藏高原高寒少雨，太阳辐射强，风大，雷暴多，在高寒草甸、草原与荒漠上的中药资源别具一格。

3. 复杂性　在中药种质资源中常存在同名异物、同物异名的现象，区分的难度较大，这充分展现了中药资源的复杂性。同名异物现象，即名称相同，药材不同，如白附子有禹白附与关白附，防己有粉防己与广防己，草河车有重楼与拳参，沙参有南沙参与北沙参，五加皮有南五加与北五加等。它们之间功效相似，但来源不同，所含化学成分不完全一样。同物异名现象，即同一药材有不同的名称。如人参有鬼盖、神草、土精、地精等古名，根据产地不同又分为辽参、吉林参、高丽参等。骨碎补又名申姜或猴姜，补骨脂又名破故纸，沙苑子又名潼蒺藜，鸦胆子又名苦参子，土茯苓又名奇良，虎杖又名阴阳莲等。

二、中药种质资源研究的意义

中药种质资源是中药材育种与生产的物质基础，是国家重要的生物战略资源。随着我国中医药产业的迅速发展，中药种质资源已不再局限于传统的入药治病，而被广泛应用于饮食、保健、化妆品、绿色农药、畜禽业等人类生活的各个方面，其开发利用是很多农村经济的支柱；作为新药开发的重要来源，珍贵的中药种质资源也是世界各国的争夺对象。但长期的过度开发利用、生态环境恶化等导致大量种质资源灭绝。因此，开展中药种质资源的研究是中医药产业可持续发展的重要保证，其在新基因发现、筛选和鉴定，新品种选育和品种改良，引种栽培和中药规范化种植顺利实施等方面具有重要意义。

1. 种质资源是引种栽培和资源可持续利用的基础　种质资源是影响中药质量和产量的重要因素，也是保持药物质量稳定性的物质基础。目前中药材面临资源紧缺问题，中药的人工栽培和实行生产核心区的就地保护是实现药用植物资源可持续利用的必由之路。

2. 种质资源是育种工作的物质基础　广泛收集、保存和深入研究品种资源是现代育种工作的重要特点之一。具有不同遗传特性的种质资源是育种的物质基础，种质资源越丰富，育种的预见性就越强，越有可能培育出优良的新品种。

3. 种质资源是保证药材质量的基础　种质资源是中药生产的源头，种质的优劣对药材的质量和产量具有决定性的作用。

第二节　中药种质资源遗传多样性

学习目的

1. 掌握遗传多样性的概念、内涵及研究意义。

2. 熟悉遗传多样性的分子机制及常用的分子标记检测方法。

3. 了解遗传多样性形态学、细胞学、同工酶等检测方法的优缺点。

基础性名词

遗传多样性、就地保护、迁地保护

案例导入

中药种质资源可与当今国际上"生物多样性（biodiversity）"概念中的种内遗传多样性（genetic diversity）相对应，与传统的"模式种概念（concept of type）"不同。现代生物学的"物种"被认为是"居群概念（population of type）"，更强调了种内变异性，即物种是由变异的居群组成，而居群又由特异的个体所组成，正是这种变异导致植物在不同水平上体现出了"遗传多样性（genetic diversity）"，例如名贵中药"人参"最初来源于野生人参，但由于其栽培历史悠久和长期的人工选择，形成了种类繁多的栽培类型。栽培人参群体中也存在着不同变异类型，从根的形态分有大马牙、二马牙，二马牙又包括二马牙圆芦、二马牙尖嘴等；从果实颜色分有红果、黄果、橙黄果等；从茎的颜色分又有紫茎、绿茎、青茎等。因此，每一种药用植物都有其相对应的种质资源，只是其丰富程度有所不同，因此遗传多样性程度也不同。你能再举个例子吗？

一、遗传多样性的概念与研究意义

（一）遗传多样性的概念

遗传多样性（genetic diversity）是伴随着生物多样性的发展而出现，是生物多样性的一种表现形式。"生物多样性（biological diversity）"一词在生态学教科书中已有很长时间的应用历史，直到 20 世纪 80 年代，随着 Loveioy（1980）和 Norse & McManus（1980）论文中提到遗传多样性等概念，生物多样性研究内涵丰富起来，概念由简单的仅包括物种数和物种丰富度，演变到包括遗传（种内）、物种（种数）和生态（生物群落）多样性。20 世纪 90 年代，科学家对遗传多样性的概念达成共识：遗传多样性是生物多样性的基础和最重要的部分，遗传多样性对物种和群落多样性有决定性作用。

遗传多样性有广义和狭义之分。广义的遗传多样性是指周围环境中的所有生物携带遗传信息的总和，即生物基因的多样性。狭义的遗传多样性包括两方面，即同一群体中不同个体的遗传变异的总和或同一物种内不同群体遗传变异的总和。

（二）遗传多样性的研究意义

从生物学角度，对遗传多样性的研究可以揭示物种或居群的进化历史，为分析其进化潜力和未来的命运提供重要的资料，对评价物种稀有或濒危原因有较大帮助。同时，遗传多样性是保护生物学研究的核心内容之一，有助于挖掘物种濒危的内在原因，制定挽救和保护策略。第三，遗传多样性也是分类学和物种起源等研究的基础。

对于药用物种而言，遗传多样性是药用资源种质鉴定与评价的基础，反映了种间和种内遗传物质的根本差异。遗传变异是影响药品质量的重要因素，筛选有用的遗传资源并加以利用，如开展药用动植物遗传育种，对保障药材质量的稳定可靠具有重要意义。

（三）遗传多样性的形成机制

生物多样性的形成与维系机制是生态学领域的研究热点，目前多集中在物种多样性形成机制上，对群落多样性等形成机制的研究相对较少，对遗传多样性的形成机制研究更少。一般认为生物多样性形成受三类因子影响较大。一是主因子，即地理和自然因子，这是一些大尺度的全球或区域的物理影响因子。二是区域或较小尺度的生态学模板。三是相互作用的内部因子，主要包括演替、种间作用、干扰和散布与拓居。总之，物种多样性水平是由包括历史、气候、土壤、种间作用以及干扰等许多因子综合作用的结果。遗传多样性的研究需要在生物多样性的基础上进行深入阐述。

二、遗传多样性的研究方法

随着科学技术的突飞猛进，遗传多样性的研究方法已从基础形态学水平、细胞学水平向生理生化、分子标记微观水平迅速发展，且手段越来越多样化，研究也更为深入。各种方法结合分析、相互验证，使得研究结果更加准确和完善。一般来讲主要分为4种类型：形态学标记、细胞学标记、同工酶标记和分子标记。

（一）形态学标记

形态学标记是指从形态学或表型性状上来检测遗传变异，根据个体间的形态差异来区分某些特殊个体，是一种最基础、最简便易行的方法。但表型变化有时不能真实反映遗传变异，具有一定的局限性。

（二）细胞学标记

染色体是遗传物质的载体，作为遗传基因的携带者，一旦染色体发生了变异，遗传变异也必然发生。可以考察染色体组型特征、着丝点位置、次缢痕和随体等核型特征的变化来检测遗传多样性。

（三）同工酶标记

酶是基因表达的产物，同工酶电泳技术通过对各种同工酶的电泳谱带的分析，可以识别出控制这些酶的基因位点和等位基因，从而可以在基因水平上研究生物的遗传变异。

（四）分子标记

DNA分子标记被广泛应用于遗传多样性检测、居群遗传结构和遗传分化分析、物种亲缘关系分析、种质资源鉴定、基因流测定等方面的研究。

不同的检测方法在理论上或在实际研究中都有各自的优点和局限，目前还找不到一种可以完全取代其他方法的技术。因此，在研究生物的遗传多样性时，可将几种检测方法综合使用，扬长避短，建立快速有效的综合方法。同时在分子标记中，除RFLP外，其他分子标记都是建立在PCR反应基础上的。因此，可以基

常用的分子
标记法

于 PCR 结合各种分析方法，更快速、更简单、更可靠地获得分子标记，从而加快遗传多样性的研究进程。

三、遗传多样性的保护策略

遗传多样性保护的基础是保护生物多样性，其策略一般按照受威胁物种评估、保护策略制定的步骤来执行。

（一）受威胁物种评估

国际上对受威胁生物物种评价，一直采用 20 世纪 80 年代后期世界自然保护联盟（International Union for Conservation of Nature，IUCN）制定的标准，把物种受威胁的程度分为 9 个级别，分别是灭绝种（Ex）、野生状态下绝灭种（Ew）、极危种（Cr）、濒危种（En）、渐危种（Vu）、敏感种（Su）、安全种（S）、不充分了解种（Ik）和未估价种（Ne）。同时还采用了特别关注种、遗传损失大小和损失严重性等标准，以确定受威胁物种的优先保护次序。

（二）保护策略制定

1. 就地保护　指以各种类型的自然保护区的方式，对有价值的自然生态系统和野生生物及其栖息地予以保护，以保持生态系统内生物的繁衍与进化，维持系统内的物质能量流动与生态过程。就地保护是生物多样性保护中最为有效的一项措施，是拯救生物多样性的必要手段，是遗传多样性保护的最有效手段。目前我国尚未有专门保护中药资源的自然保护区，就地保护的关键在于——在多少数量水平下野生物种能够有效繁殖，遗传多样性能够保持？人们对野生动植物能够进行有效繁殖的种群大小还了解不多，最著名的是 1980 年 Franklin 提出的研究结果：500 个个体的种群是一个有效数量和维持不断进化的最小单位。在这个种群数量上，遗传变异的丢失与基因突变的获得接近平衡。

2. 迁地保护　经过野外考察发现某些稀有、濒危生物不可能在它们天然生境得到有效保护时，必须迁地保护。濒危动植物迁地保护由动物园和植物园保存活体，建立各类种质基因库，人工控制条件下保存植物种子、孢子、花粉和组织，建立不同范围各类生物遗传信息数据库，是生物多样性保护的一种形式。

目前，我国通过第四次全国中药资源普查，初步在成都和海南建设了国家基本药物所需的中药种质资源库，保护中药种质资源。中国科学院昆明植物研究所在国家重大科学工程支持下建设了"中国西南野生生物种质资源库"，保护西南地区野生生物种质资源。

生物多样性特别是遗传多样性是人类赖以生存的基础和推动生命科学进步的重要工具。我国是生物多样性非常丰富的国家，国家层面非常重视生物多样性的保护，对于中药资源特别是种质资源遗传多样性的保护将起到重要的推动作用。

第三节　中药种质资源分子评价

学习目的

1. 掌握中药种质资源分子评价、中药种质资源鉴定、中药种质纯度检测、中药种质资源DNA身份证等相关概念。
2. 熟悉中药种质鉴定、中药种质纯度检测等相关的分子检测方法。
3. 了解中药种质资源DNA身份证的构建方法及发展趋势。

基础性名词

中药种质鉴定、中药种质纯度检测、DNA身份证、DNA指纹图谱

案例导入

药用植物种质资源丰富，品种复杂多样，多来源中药材种类较多，同名异物或同物异名现象严重，因此对种质资源的有效评价是其进行合理利用和进一步开发的重要前提。随着分子生物学的迅猛发展，分子标记技术日臻完善，药用植物种质资源的分子评价也越来越普遍，遗传物质DNA从本质上反映了药用植物的特征，具有高度的专一性和特异性，不同物种、同一物种不同品种均有各自特殊的DNA指纹，评价结果客观，可靠性高；同时，该方法对材料的要求不高，各个发育期的组织、器官、种子均可使用，且用量少，因此，DNA分子标记目前被认为是最快速、最有效的种质资源评价手段。

中药种质资源分子评价主要包括种质鉴定、种质纯度检测和种质资源DNA身份证构建等。种质鉴定不仅可以对种质来源进行快速而有效的鉴定，还能解决近缘物种间有争议的亲缘关系问题，为发现新的药源提供依据。种质纯度检测是保证种子、种苗及药材质量稳定的基础。构建种质DNA身份证可以为新品种审定、品种确权、分子标记辅助育种提供可靠依据。因此，利用DNA分子标记技术对种质资源进行评价，可为中药优良种质的筛选、优化、保存和利用注入新的活力，具有重要意义。

一、中药种质鉴定和纯度检测

（一）中药种质鉴定的含义

种质的优劣对中药的产量和质量具有决定性作用。种质鉴定是确定种源、保证药效、合理利用的重要前提。种质鉴定的传统方法有形态学标记、细胞学标记与同工酶标记。然而，早期的鉴定手段都是针对基因的表达产物进行的，受个体发育、外界环境影响较大。随着DNA标记技术日臻完善，种质鉴定也越来越成熟，而DNA分子标记则是最快速、最有效的种质鉴定手段。因此，中药种质鉴定即是通过形态学标记、细胞学标记、同工酶标记或分子标记等方式对

中药的种质进行鉴定。

（二）中药种质纯度检测的含义

种质纯度是指不同种质在特性方面典型一致的程度，包括种子纯度和品种纯度两个含义。种子纯度是指一批种子所属品种、种或属与文件描述是否一致。在种子生产、运输、销售的过程中，由于自然串粉、机械混杂、人为因素等可能造成种子混杂或品种混乱，给中药生产造成经济损失。种子纯度检测就是开展种子的真伪鉴别。品种纯度是指品种个体与个体之间在特征、特性方面的一致程度，用本品种的种子数（或株、穗数）占检验样品数的百分率表示。在品种纯度检验时主要鉴别与本品种不同的异型株。异型株是指一个或多个性状（特征、特性）与原品种性状明显不同的植株。因此，品种纯度检验的对象可以是种子、种苗、幼苗，也可以是整个植株。另外，在遗传育种工作中有时要求亲本材料必须为纯系，所以也需要对供试亲本材料进行纯度鉴定。值得注意的是，在品种纯度检验之前，应先进行种子真实性鉴定，如果种子真实性有问题，品种纯度检验就毫无意义了。

（三）分子标记技术在中药种质鉴定和纯度检测中的应用

种质纯度主要受品种 DNA 位点纯合率和种子生产纯度的影响。DNA 分子标记不仅可以用于种质资源的稳定性和一致性检测，也可作为新品种审定的分子生物学依据。目前常用的 DNA 分子标记主要有 SSR、SNP、AFLP、ISSR、RFLP、RAPD 等，现将几种常用的种质纯度检测方法作一介绍。

1. SSR　SSR（simple sequence repeat）又称微卫星，是指以 2~6 个核苷酸为基本单位的串联重复序列组成的 DNA 片段，它们的长度大多为 100~200 个碱基对，广泛存在于真核生物基因组中，且不同植物中微卫星重复单位的碱基组成及拷贝数也不相同，具有高度多态性。SSR 是通过 PCR 扩增出 DNA 序列，再以琼脂糖凝胶或聚丙烯酰胺凝胶电泳技术获得多态性的分子标记。由于 SSR 侧翼序列的突变不会影响多态性，而大多数 SSR 的 PCR 产物长度变化可能取决于 SSR 序列的高度突变率，所以进行 SSR 检测时，需根据 SSR 序列两端保守的单拷贝序列设计特异的引物，再通过 PCR 扩增、电泳，得知不同个体在某个 SSR 座位上的多态性，根据分离片段的大小确定品种的基因型及基因频率，最后可以通过检测样品是否具有某品种的特有片段来有效鉴定其真伪及纯度。因此，SSR 的引物开发与设计非常关键。在 Molecular Ecology Primer Notes（http://tomato.bio.Trinity.edu/MENotes/action.lasso）中有专门的 SSR 引物数据库及其研究进展，以便于研究者查询和交流。SSR 标记因其具有分布广泛、共显性遗传、多态性位点多、信息含量丰富、物种间转移性好、易于检测和可重复性好的特点，已被广泛应用于品种纯度和种子真实性鉴定。

2. SNP　SNP（single nucleotide polymorphism，单核苷酸多态性）是指在基因组上单个核苷酸的变异，包括转换、颠换、缺失和插入，形成的遗传标记，其数量很多，多态性丰富，已被国际种子检验协会、国际种子联盟等推荐为品种身份鉴定的辅助方法。随着高通量测序技术的发展，大量的 SNP 数据提交至相关数据库，其优势日益凸显：其分布密度高，是目前为止分布最为广泛、存在数量最多的一种多态性类型，其标记密度比 SSR 标记更高；与功能基因的关联度高，更容易开发到与性状相关的 SNP 功能标记；遗传稳定性强，突变率低；检测通量高，易实现自动化分析，SNP 标记一般只有两种等位基因型，数据统计简单，且不依赖检测平台，容易实现不同来源数据的整合和标准化。

近年来，高分辨率熔解曲线（high resolution melting，HRM）被证明是一种通量大、效率高的 SNP 检测技术，其原理是基于不同等位形式对退火温度 T_m 的影响，通过熔解曲线的变化反映核酸差异，从而确定基因型。利用高分辨率熔解曲线方法对 21 份化橘红及其 3 份近缘种质蜜柚和黄皮的 25 个单核苷酸多态性位点进行了基因分型，共呈现出 11 种基因型，其中化橘红基因型 9 种，可能存在同名异物和同物异名现象，可能存在更多的品系，为化橘红新品种的选育提供了良好的依据。

3. DNA 指纹图谱数据库　　DNA 指纹图谱数据库是指利用 DNA 指纹图谱多态性丰富且具有高度的个体特异性和环境稳定性的特点，将条码式的谱带图谱进行整合，构建出的可通过计算机进行管理的数据库。DNA 指纹图谱数据库的数据具有标准化、自动化和数字化的特点，易于分享和传播，不仅在中药材种质及品种鉴定、种子质量和新品种保护上发挥着重要作用，也应用于物种资源的亲缘关系鉴定、品种审定、杂优类群划分、遗传育种和遗传作图等方面。

国际植物新品种保护联盟在 BMT 分子测试指南中，已将构建 DNA 指纹图谱数据库的 DNA 标记确定为 SSR 和 SNP 标记。在我国由国家标准化管理委员会批准国家标准《农作物种子检验规程真实性和品种纯度鉴定》（GB/T 3543.5—1995）第 1 号修改单中，规定品种真实性或身份鉴定允许采用 DNA 分子检测方法，这为快速准确打击品种假冒侵权违法行为提供了有力依据。建立药用植物 DNA 指纹数据库应充分考虑药用植物种质混杂、同名异物或同物异名现象突出的现状，将分子鉴定与传统形态鉴定法、生理生化鉴定法和田间小区种植鉴定法等相结合，才能使检测结果更加准确可靠。

二、中药种质资源 DNA 身份证

（一）DNA 身份证的概念

DNA 身份证，又称分子身份证，是一种在 DNA 指纹图谱的基础上发展起来的，既能够鉴别生物个体之间的差异，又能对生物个体的特征进行鉴定的数字化 DNA 指纹。1984 年，英国莱斯特大学遗传学家亚历克·杰弗里斯发明了 DNA 指纹技术，并指出虽然人与人之间的 DNA 差异不大，但在 DNA 序列的某些区域仍存在一些重复序列，且每个人重复的次数是不同的。亚历克·杰弗里斯等用肌红蛋白基因第一个内含子中的串联重复序列（重复单位长 33bp）作探针，从人的基因文库中筛选出 8 个含有串联重复序列（小卫星）的重组克隆。经序列分析，发现每个克隆都含有一个长 0.2~2.0kb、由重复单位重复 3~29 次组成的小卫星 DNA。尽管这 8 个小卫星的重复单位的长度和序列不完全相同，但都含有一段相同的核心序列，其碱基顺序为GGGCAGGAA。接着他们又用 16bp 重复单位重复 29 次而成的小卫星 33.15 作探针，与人基因组酶切片段进行 Southern 杂交，在低严谨条件下杂交产生由 10 多条带组成的杂交图谱，不同个体杂交图谱上条带的位置千差万别。随后他们用另外一个小卫星探针 33.6 进行测试，获得了类似的图谱。这种杂交图谱就像人的指纹一样因人而异，因而称之为 DNA 指纹图谱，又名遗传指纹图谱，产生 DNA 指纹图谱的过程就叫作 DNA 指纹分析。

这项最先用于获得人类个体特异性的"DNA 指纹"，即现在被称为"DNA 身份证"的基因识别技术，目前已被广泛应用于法医学、医学、畜牧业、农业等多个生物领域。而用于鉴别中药种质、品系、品种的 DNA 指纹，可称作中药种质 DNA 身份证，即采用分子标记的多态性检测手段，获取不同引物组合等位基因编码并将其标识和图形化，从而区分或鉴定药用植物种质资源的基因识别技术。指纹图谱与 DNA 身份证虽然功能相同，却是两个不同的概念，前者指能够鉴别生物个体之间差异的电泳图谱，其鉴定品种的基础在于对比电泳图谱中的差异来区分品种，但由于指纹图谱存在谱带较多、人工比对判读费时费力和统计分析较烦琐复杂等问题，限制了其在大规模品种鉴定中的使用；后者指在得到电泳图谱的基础上，通过运用不同的编码方式对电泳图谱进行数字化处理后得到字符串形式的结果，相对于指纹图谱，DNA 身份证能够简单明了地区分品种间的差异。由于身份证是指纹图谱数字化后的结果，这样就可以通过计算机对各品种的身份证自动比对，使品种的比对更加高效、方便和准确，从而克服了指纹图谱进行人工比对的烦琐、低效等问题，可以在大规模品种比对中广泛使用。

(二) DNA 身份证的构建方法

1. SSR 分子标记　利用 SSR 标记结合相关数量遗传分析手段，可以进行中药种质资源 DNA 身份证的构建。例如，使用根据 SSR 位点设计的 20 对引物可以区分 96 份百合种植资源，将这些 SSR 引物的扩增结果编码为数字信息，即构建了百合 DNA 身份证。利用 7 对 SSR 引物可同时区分不同产地的 58 份金银花种质，构建了金银花 DNA 身份证体系。

SSR 分子标记将物种基因组中进化速率较快的多个微卫星位点组合，形成具有个体特异性的 DNA 多态性，将 SSR 位点上的条带按一定规则转换成类似人类指纹的图谱，称之为 SSR 指纹图谱；将 DNA 条带转换成类似于人的身份证号码的数字代码的过程就是各种质或品种的 DNA 身份证构建过程，其对个体的识别能力足以与人类指纹相媲美。构建 DNA 身份证的编码方法主要有以下 3 类：①根据 SSR 指纹图谱，以 1 和 0 分别代表某个等位基因位点扩增 DNA 条带的有无，将 SSR 图谱转换为由 1 和 0 组成的字符串，或在此基础上将二进制转换化为十进制进行编码。②将每对引物扩增的条带按从小到大排列，依次编码；有两个等位基因时取其中碱基数较少的一个赋值。③将获得的一系列带型用数字进行编码，按照固定引物顺序，串联各带型编码，形成一组数据。总之，选取 DNA 身份证的编码方法时，应根据研究对象的特点，秉着统计方便、书写简洁的原则进行。针对 SSR 标记多态性丰富的物种，可以采取第二种编码方法进行编码；针对 SSR 标记多态性不好或者引物不足的物种，为了充分利用带型的多态性可以采用其他两种编码方式进行编码。

2. SNP 分子标记　目前已开发了不同的 SNP 检测平台，还研发了可供商业化使用的玉米、水稻、小麦、棉花、大豆等作物的 SNP 位点芯片，为品种 DNA 身份鉴定提供了必要的技术手段。2015 年，农业部办公厅印发《农作物品种 DNA 身份鉴定体系构建实施方案》，正式将 SNP 技术作为全国统一的品种 DNA 身份鉴定检测技术，根据不同作物基因组测序的进展情况，按照先易后难的原则分期推进。

　　利用 SNP 技术构建 DNA 身份证时，筛选 SNP 位点非常重要，需要注意以下几个原则：进行品种身份鉴定时，主要考虑品种间区分能力，应筛选高分辨率的位点组合；进行种质资源评价时，主要考虑鉴定有无未曾报道的新功能基因，应筛选突出位点或覆盖具有代表性位点的组合；育种材料确权时，主要考虑是否涉及已申请的品种保护权、育种专利（功能基因、转化体），依据遗传物理距离位点筛选组合。最后，通过筛选检测位点，按照药材确定不同目标的 SNP 位点，建立种质或品种 DNA 信息数据库，构建种质或品种的查询平台。

　　3. 其他分子标记　虽然 SSR 分子标记是目前构建中药种质资源 DNA 身份证的最常用方法，SNP 技术是未来的发展趋势，但 AFLP、ISSR、RFLP、RAPD、SRAP 等分子标记也因其有各自的优势被用于 DNA 身份证的构建。例如，利用 SRAP 标记构建了 86 份芥菜种质资源的 DNA 指纹图谱，获得了所有芥菜种质资源的 DNA 身份证；采用 3 对 AFLP 引物组合 104 条谱带构建的 15 份河八王种质分子身份证具有唯一性，可有效鉴定河八王 *Saccharum narenga*（Nees ex Steudel）Wall. ex Hackel 种质；通过 ISSR 分子标记方法构建了 16 个核桃品种的 DNA 身份证，为核桃品种鉴定和品种权保护提供了依据。

（三）DNA 身份证的意义及发展趋势

　　DNA 指纹鉴定技术（DNA 身份证）在种质的真实性、一致性和稳定性鉴定方面已得到了较好的推广应用。它揭示遗传物质本身的变异，不受外界环境和人为因素等影响，还可实现实时鉴定。国际植物新品种保护联盟于 2005 年确定植物品种分子测试结果作为品种鉴定的辅助手段。近十年来，我国农业部已颁布了小麦、玉米、水稻、大豆、西瓜、百合等 DNA 的指纹鉴定技术行业标准，这些标准规定了 DNA 分析技术的技术指标和操作流程，确保了实验结果的稳定性、一致性和重复性。

　　虽然 DNA 身份证已被广泛应用于农作物和果蔬的种质评价中，但在中药资源领域还处于刚刚起步的阶段，而中药种质资源目前也面临着种质混杂、基源混乱、新品种繁育技术落后等很多问题，因此，对种质资源 DNA 身份证构建的需求更加迫切。但是单纯的 DNA 身份证是较为片面的，并不能完全代表一个品种的所有信息，需要利用分子标记技术对中药种质进行鉴定，并结合农艺性状、化学特征进行综合分析，种质资源的 DNA 身份证可作为种质创新和品种选育的重要参考信息，这对中药种质资源的利用和保护以及功能基因的开发具有重要的意义。

第三章技能实验

本章复习题

一、理解概念

　　中药种质资源、遗传多样性、就地保护、迁地保护、种质纯度、DNA 身份证

二、理性思维

　　中药种质资源遗传多样性检测方法有形态学标记、细胞学标记、同工酶标记和分子标记等，这些方法的优缺点各是什么？

三、技能训练

目前中药种质纯度分子检测最常用的方法是哪种技术？其检测流程是什么？

四、小论文训练

以"DNA 分子身份证研究进展"为题，撰写一篇论文综述。

第三章同步练习

第四章　中药资源功能基因组

[本章内容提要]

　　据统计，世界范围内约有 40% 的药用天然产物来源于植物。而今，随着社会需求量增加和资源的不合理利用，导致中药资源紧缺，单纯依赖原植物提取分离获得活性成分的传统方法面临挑战。由于多数中药资源的活性成分具有复杂的空间结构和手性构造等，利用化学方法合成异常困难。功能基因组学的出现，系统地将各组学联合起来，最终揭示中药资源不同水平的功能。本章回顾 RNA、DNA 体外重组以及基因表达和调控的相关知识，并对基因组学、转录组学、蛋白质组学、代谢组学、植物表型进行介绍，重点探讨其在中药资源中的应用。

[本章学习意义]

　　通过对本章内容的学习，初步认识功能基因组学的分类、功能，了解基因组学、转录组学、蛋白质组学、代谢组学、植物表型的含义及目的，深入理解各组学在中药资源中的应用，为多组学联合应用于中药资源奠定基础。

第一节　RNA 基本技术原理

学习目的

1. 掌握 RNA 的结构与分类。
2. 熟悉 RNA 的提取方法。
3. 了解 RNA 的纯化方法。

基础性名词

RNA、编码 RNA、非编码 RNA

案例导入

在"人类基因组计划"完成之后，以解析非编码蛋白质序列为主要目标的"人类 DNA 元件百科全书计划"（ENCODE 计划）等研究发现，人类和高等真核生物基因组中存在大量未知的非编码基因，对这些基因结构和功能的研究是后基因组时代重要的科学研究前沿，因为它有可能揭示一个全新的由 RNA 介导的遗传信息表达调控网络，从而以不同于编码蛋白质基因的角度来注释和阐明生物基因组的结构与功能。人类等真核生物基因组被认为是一个高度结构化的 RNA 机器。与编码蛋白质的遗传密码不同，基因组中的"暗物质"——非编码基因，被称为"第二套遗传密码"。那么 RNA 是什么呢？RNA 的种类包括哪些？它们的功能都有哪些？

一、RNA 的结构与分类

（一）RNA 的结构

RNA 是一种多聚核糖核苷酸，基本结构单位是核糖核苷酸，每个核糖核苷酸由碱基、D-核糖和磷酸组成。碱基有 4 种类型，分别为腺嘌呤（adenine，A）、鸟嘌呤（guanine，G）、胞嘧啶（cytosine，C）和尿嘧啶（uracil，U）。

RNA 的一级结构是指核糖核苷酸之间的化学键与核糖核苷酸的排列顺序，其结构为直线形分子，各个核糖核苷酸之间通过 3′，5′- 磷酸二酯键相互连接在一起形成一个单链分子。天然 RNA 的二级结构中，只在 RNA 的部分区域具有 DNA 类似的双螺旋结构。RNA 单链分子通过自身回折使得可以相互匹配的碱基之间形成氢键结合在一起，进而形成双螺旋结构，其中 A 与 U 相结合，G 与 C 相结合。在 RNA 单链中，不能配对的碱基区域则不能形成双螺旋结构而形成突环。在 RNA 没有配对的区域常形成复杂的三级结构。

（二）RNA 的种类

RNA 主要存在于细胞质中，约占 75%，少量存在于细胞核、质体和线粒体中。RNA 按功能不同分为编码 RNA 和非编码 RNA；按分布位置不同分为胞质 RNA（cytoplasm RNA，ctRNA）、叶绿体 RNA（chloroplast RNA，cpRNA）、线粒体 RNA（mitochondri RNA，mtRNA）。近年来随着测序技术的发展，多种非编码 RNA 相继被发现。

1. 编码 RNA（coding RNA）　指能编码蛋白质的 RNA，主要有信使 RNA（messenger RNA，mRNA），约占细胞总 RNA 的 5%。mRNA 是合成蛋白质的模板，其中的开放阅读框可编码特定的蛋白质序列，可以将基因组 DNA 的遗传信息翻译成蛋白质，以实现其生物学功能。mRNA 具有含量少、种类多、寿命短的特点。此外，转录时的初级转录产物称为核内不均一 RNA（heterogeneous nuclear RNA，hnRNA），也是编码 RNA。hnRNA 是 mRNA 的前体形式，经过 5′端和 3′端修饰，再对中间部分进行可变剪接，才能变为成熟的 mRNA。5′端修饰是指在 5′端加一个甲基鸟苷的帽子。3′端修饰是指在 3′端加一个多聚腺苷酸尾巴，也即poly（A）尾巴。剪接时，从 hnRNA 中切除非编码区，并把其中的编码区拼接起来形成成熟的 mRNA。

2. 非编码 RNA（non-coding RNA，ncRNA）　指不能翻译为蛋白质的功能性 RNA。ncRNA 在表观遗传学修饰、RNA 转录和加工、蛋白质翻译和修饰等过程中发挥着重要的调控作用，是生物体生长发育和响应环境信号不可缺少的参与者。ncRNA 根据其功能可分为两大类：看家 ncRNA（housekeeping ncRNA）和调控 ncRNA（regulatory ncRNA）。看家 ncRNA 一般属于组成型表达，是细胞正常功能必不可少的；调控 ncRNA 又称核糖核酸调节子，一般在组织发育和分化的特定阶段表达，或由外界环境信号诱导表达。

（1）看家 ncRNA 的种类和功能特点

1）核糖体 RNA（ribosomal RNA，rRNA）：一般与核糖体蛋白结合在一起形成核糖体，约占细胞总 RNA 的 80%。核糖体是蛋白质合成的场所，如果把 rRNA 从核糖体上除掉，核糖体的结构就会发生塌陷。在离心场中，大分子所受到的净离心力与溶剂的摩擦阻力平衡时，单位离心场强度的沉降速度为定值，这个值称为沉降系数，其单位为 S，因此，S 值可以反映 rRNA 分子量的大小。在原核细胞中，核糖体的小亚基含有 16S rRNA，大亚基含有 5S rRNA 和 23S rRNA。在真核细胞的核糖体（线粒体和质体的核糖体除外）中，小亚基含有 18S rRNA，大亚基除了含有 5.8S rRNA 和 5S rRNA 外，还含有 28S rRNA（动物细胞）或 26S rRNA（植物细胞、真菌细胞和原生动物细胞）。不同生物的核糖体小亚基中的 rRNA 具有相似的二级结构。

2）转运 RNA（transfer RNA，tRNA）：分子量较小，由 70~90 个核苷酸组成，约占细胞总 RNA 的 10%~15%。tRNA 的二级结构和三级结构分别为三叶草形和倒"L"形。在以 mRNA 为模板进行蛋白质的生物合成中，tRNA 可以解读 mRNA 中所包含的遗传信息，并依此转运相应的氨基酸加入到多肽链中。

3）核内小分子 RNA：①小核 RNA（small nuclear RNA，snRNA），是真核生物转录后加工过程中 RNA 剪接体的主要成分，参与 mRNA 前体的加工过程。snRNA 存在于细胞核中，与 40 种左右的核内蛋白质共同组成 RNA 剪接体，在 RNA 转录后加工中起重要作用。现在发现 5 种 snRNA，在哺乳动物中的长度约为 100~215 个核苷酸。②核仁小 RNA（small nucleolar RNA，snoRNA），属于 snRNA 的一种，可对核糖体 RNA 或其他 RNA 进行化学修饰。根据保守序列和结构元件不同，snoRNA 可分为 C/D box 与 H/ACA box，前者主要对 RNA 的碱基进行甲基化修饰，后者则对其进行甲尿嘧啶化修饰。此外，少数 snoRNA 还参与 rRNA 前体的加工剪切，与 rRNA 的正确折叠和组装相关。③信号识别颗粒 RNA（signal recognition particle RNA，SRP RNA），位于信号识别颗粒（SRP）中的 RNA，能够识别和结合核糖体上刚刚合成的分泌蛋白或膜蛋白的信号肽序列，将分泌蛋白或膜蛋白引导至内质网膜上继续合成和修饰。④核糖核酸酶 P RNA（ribonuclease P RNA，RNase P RNA），位于核糖核酸酶 P（RNase P）中的 RNA，能够催化 RNA 前体形成成熟的 RNA（含 tRNA、rRNA 和 mRNA）。⑤端粒酶 RNA（telomerase RNA），参与真核细胞染色体 5′ 末端的 DNA 复制，影响细胞的寿命。⑥向导 RNA（guide RNA，gRNA），长度为 60~80 个核苷酸，参与 RNA 编辑。⑦转移 - 信使 RNA（transfer-messenger RNA，tmRNA），存在于细菌中，同时具有 tRNA 和 mRNA 的特性。在蛋白质合成过程中，tmRNA 能够识别翻译错误或翻译延迟的核糖体，使核糖体从 mRNA 上解脱下来，也能够降解有缺陷的 mRNA，或在有缺陷的蛋白质末端添加一段序列，使其有效地水解。

（2）调控 ncRNA 的种类和功能特点

1）微小 RNA（microRNA，miRNA）：长度为 20~25 个核苷酸，通过与靶标 mRNA 完全或部分互补配对，介导靶标 mRNA 的切割或翻译抑制，在转录后水平负调控靶标基因的表达。

2）小干扰 RNA（small interfering RNA，siRNA）：长度为 20~25 个核苷酸，可以在转录或转录后水平通过与 DNA 或靶标 mRNA 结合实现对基因的沉默。

3）长链非编码 RNA（long noncoding RNA，lncRNA）：长度超过 200 个核苷酸，具有 5′- 帽子、3′-polyA 尾巴及选择性剪接位点等与 mRNA 类似的结构。lncRNA 可通过多种模式发挥调节活性：①直接调控转录因子复合物的装配或活性；②通过对染色质上的 DNA 或组蛋白进行表观遗传修饰或直接改变染色体结构调控转录；③增强子 lncRNA（enhancer lncRNA，eRNA）与中介体复合物结合，促进转录起始；④作为"miRNA 海绵"竞争性结合 miRNA，从而解除这些 miRNA 对其他靶标的调控；⑤作为诱饵分子与蛋白质结合，抑制蛋白质的功能。

二、RNA 提取与纯化

RNA 分子中核糖残基在 2′ 和 3′ 位具有羟基，化学性质较为活跃，容易被 RNA 酶（ribonuclease，RNase）切割破坏而降解。RNase 的激活不需要二价阳离子，难以被 EDTA 或其他金属离子螯合剂失活，这一点和 DNA 酶不同。在提取 RNA 时，在操作上的要求比提取 DNA 更严格，整个 RNA 提取过程中要防止 RNase 的污染。

（一）RNase 的特点

RNase 的存在范围广泛，空气、实验器皿、试剂、汗液及唾液中均有 RNase 的存在；活性稳定，耐热、耐酸碱，用水煮沸都不能使其失活，蛋白质变性剂可使之暂时失活，一旦去除变性剂后 RNase 会恢复其活性；发挥活性不需要辅助因子，二价离子螯合剂不能抑制其活性。

（二）创造无 RNase 的实验环境

1. 去除外源性 RNase 的污染

（1）去除实验器械的污染：实验所用研钵、玻璃器皿、金属制品用水清洗干净后，用锡箔纸或者报纸包裹，121℃高压湿热灭菌 30 分钟，在 160℃下烘烤至少 3 小时；离心管、枪头需购买 RNase-free 制品；用于 RNA 实验的电泳槽、制胶器以及不能用高温烘烤或者高压湿热灭菌的器皿可先用 0.5mol/L 的 NaOH 溶液处理，然后用经过湿热灭菌的 0.1% 焦碳酸二乙酯（DEPC）水溶液彻底冲洗；用 DEPC 配制的 70% 乙醇擦洗移液器的内部和外部。此外，在有条件的实验室，RNA 实验所用的玻璃器皿、塑料制品、电泳槽和制胶器等应存放在指定地点并作上标记，最好为 RNA 提取所专用。

（2）去除操作人员造成的污染：操作人员戴 RNase-free 手套、口罩并尽量减少人员流动。不得用手直接触摸实验器材、材料及试剂；一旦接触可能污染了 RNase 的物品后，应更换新手套。此外，唾液和空气中均含有 RNase，实验最好于超净工作台中进行。

（3）去除实验试剂的污染：配制实验溶液所用的水均为 0.1%DEPC 处理的 DEPC-H_2O；溶液应装在无 RNase 的器皿中保存，有些溶液需经过高压湿热灭菌 30 分钟后方可使用，并应标明配制日期和有效日期；有机溶剂最好使用尚未开封的；检测电泳液要经常更换，尽量减少电泳液中 RNase 对样品 RNA 质量检测的影响。

2. 去除内源性 RNase 的污染

细胞破碎后，其内源性 RNase 被释放出来，游离的 RNase 随时都可能将各组分 RNA 降解。可以从以下几个方面抑制内源性 RNase 的污染：

（1）采用液氮法研磨组织材料，要保持低温，研磨速度要快，防止材料冻融。

（2）取适量的组织材料进行研磨，材料少会使 RNA 浓度低，材料多容易造成自身的 RNase 过多而导致 mRNA 降解，还可能使材料研磨不够充分，进而后续与溶液反应不彻底。

（3）加入适量的去除蛋白质的试剂。

（4）加入适量的 RNase 抑制剂。

（5）针对不同性状的组织材料选择恰当的提取方法，尽量缩短提取时间。

（6）若所用试剂没有要求温度，则全程操作尽量在低温下进行，包括离心过程，进而抑制 RNase 的生物活性。

（三）总 RNA 提取与纯化

目前，提取 RNA 的方法有异硫氰酸胍法、CTAB 法、苯酚 -SDS 法、LiCl- 尿素法，其基本原理都是将细胞破碎，抑制 RNase 的活性，使核蛋白复合体变性，有效地将 RNA 与多糖、多酚、蛋白质、DNA 等杂质分离开，提取出 RNA。

1. 异硫氰酸胍法

异硫氰酸胍（guanidinium isothiocyanate，GITC）是一类解偶联剂，可作为离液剂和强变性剂。异硫氰酸胍可以使蛋白质变性，蛋白质迅速与核酸解离，释放出 RNA。同时，高浓度异硫氰酸胍是较强的 RNase 抑制剂，使释放出的 RNA 不被降解。酸性条件下 DNA 极少发生解离，同蛋白质一起变性被离心下来，RNA 则溶于上清。采用 GITC 法提取木本植物总 RNA，细胞破碎时酚类物质被释放后极易氧化成褐色，最终使 RNA 沉淀也呈褐色，这些氧化物可以与核酸不可逆地结合，导致 RNA 的活性丧失及在苯酚、三氯甲烷 / 异戊醇抽提时丢失。

2. CTAB 法　CTAB（hexadecyl trimethyl ammonium bromide，十六烷基三甲基溴化铵）是一种阳离子去污剂。在低离子强度溶液中 CTAB 可以将核酸与酸性多聚糖沉淀出来，而蛋白质和中性多聚糖仍留在溶液里。在离子强度较高的溶液中，CTAB 会与蛋白质、大多数酸性多聚糖以外的多聚糖形成复合物，不能沉淀出核酸。然后用有机溶剂酚和三氯甲烷抽提去除酚类、蛋白质、多糖等杂质，异丙醇 / 无水乙醇等沉淀即可使核酸分离出来。该方法避免了使用有毒而昂贵的苯酚、异硫氰酸胍和盐酸胍，并且省去了超速离心机的使用。

3. 苯酚 –SDS 法　SDS（sodium dodecyl sulfate，十二烷基硫酸钠）是一种阴离子去污剂，主要作用是使核蛋白与核酸复合物分离。原理是用强变性剂（酚 /SDS）裂解细胞以及用去蛋白剂抑制 DNA 酶和分离蛋白质与 RNA，而后用高盐（LiCl）选择性分离 RNA 和 DNA 及其他不纯物。

4. LiCl– 尿素法　尿素具有抑制 RNAase 的特性，LiCl– 尿素法是利用高浓度尿素抑制 RNAase 的活性并分离核蛋白与核酸，用 LiCl 选择性地沉淀 RNA。

为方便研究者提取出更高质量的 RNA，国内外很多试剂公司依据各方法的原理和试剂特性，已开发出适应不同需要的 RNA 提取试剂盒。

（四）mRNA 的分离与纯化

与 rRNA 和 tRNA 相比，大多数真核细胞 mRNA 分子最显著的结构特征是具有 5′ 端帽子结构（m^{7}G）和 3′ 端的 poly（A）尾巴，为其分离纯化提供了选择性标志。较为常用的方法是寡聚（dT）– 纤维素柱色谱法和微磁球法，前者以纤维素为载体，后者则用生物素标记寡聚（dT），并以连有抗生物素蛋白的微磁球为载体，但仅适用于分离含有 poly（A）尾巴的 mRNA。

在 mRNA 的分离和纯化过程中，严格按无菌操作的要求进行实验。实验的玻璃器皿、塑料制品、缓冲液和移液器等要专用，并用 DEPC 处理过的水配制相关试剂。

（五）RNA 的质量检测

RNA 质量的好坏直接影响到后续实验，常用的检测方法有以下两种：

1. 紫外分光光度法　可对 RNA 进行纯度和定量分析。RNA 的纯度可以用 OD_{260}/OD_{280} 的比值来衡量。如果比值为 1.9~2.1（10mmol/L Tris–HCl pH 7.5 缓冲液中测定），表明 RNA 的纯度较好；如果比值明显低于 1.8，表明 RNA 中有蛋白质或酚污染。在 10mmol/L Tris–HCl pH 7.0 缓冲液中，OD_{260}=1 时，RNA 浓度为 44μg/ml，因此，样品 RNA 浓度为 OD_{260}×44× 稀释倍数 / 1 000（μg/μl）。

2. 琼脂糖凝胶电泳法　可检测 RNA 的完整性，以及是否有 DNA、蛋白质或多糖等杂质。当有核酸染料存在时，样品电泳后在紫外灯下可以看到 28S rRNA 和 18S rRNA 条带。如果 RNA 没有被降解，那么 28S rRNA 的亮度通常是 18S rRNA 的 2 倍，且两个条带都没有弥散现象，还能看到一条由 tRNA、5.8S rRNA 和 5S rRNA 组成的、迁移较快、较模糊的条带。由于 RNA 是单链，容易形成二级结构且易降解，所以通常在变性条件下进行 RNA 电泳，而甲醛是最常用的变性剂。

第二节　基因表达与调控

学习目的

1. 掌握原核及真核生物基因的转录和翻译。
2. 熟悉原核及真核生物基因表达的调控。

基础性名词

基因表达、基因表达调控、原核生物、真核生物

案例导入

雪特兰矮脚马发源于苏格兰海岸边的雪特兰群岛上。由于岛上土地贫瘠，气候严寒，且长期与大陆相隔绝，矮脚马的许多特征，如体格矮小、厚皮毛、身体强壮和性格顽强等在它们的 DNA 中被牢固地保留下来，通过基因表达，显示出了独有的性状。优质中药材往往具有特殊的性状，很多性状是由于自然条件下动植物生长发育过程中的基因表达所引起。那么，基因表达是什么？生物体如何调控自身的基因表达呢？

一、基因表达

（一）原核生物的基因表达

原核生物的基因表达具有条件特异性，其特异性是指许多基因的表达水平受营养状况和环境因素的影响。此外，基因转录具有多以操纵子（operon）为单位、特异性由 σ 因子决定等特点。原核生物 mRNA 的初级转录产物即为成熟的 mRNA，其编码区是连续的，原核生物没有细胞核，染色体 DNA 位于细胞质中。因此，原核生物 mRNA 合成与蛋白质合成可以同时进行。

1. 原核生物的转录

（1）RNA 聚合酶：原核生物的转录需要 RNA 聚合酶（RNA Pol），所有类型的 RNA 都由一种 RNA 聚合酶转录。大肠埃希氏菌（E. coli）RNA 聚合酶全酶（holoenzyme）是由 α、β、β′、ω 和 σ 这五种亚基构成的六聚体（$\alpha_2\beta\beta'\omega\sigma$）。核心酶由 $\alpha_2\beta\beta'\omega$ 五个亚基构成，σ 亚基又称为 σ 因子，在启动子的识别中起关键作用，是转录起始因子。α 亚基是核心酶的组建因子，促进 DNA 双链的解开和重新聚合，促进 RNA 聚合酶与 DNA 模板链上游转录因子结合。β 亚基和 β′ 亚基为 RNA 聚合酶的催化中心。一个大肠埃希氏菌细胞约有 7 000 个 RNA 聚合酶分子，这些酶分子大都处于工作状态，其活性能被利福平和利迪链菌素抑制。

（2）原核生物的转录起始：作为转录和调控基本单位的操纵子由若干个结构基因及上游的

调控序列构成，其中供 RNA 聚合酶全酶辨认结合的模板 DNA 区段称为启动子（promoter），它是控制转录的关键部位。

首先，RNA 聚合酶全酶通过 σ 因子识别并结合启动子，形成闭合复合物（closed promoter complex，CPC），其中 σ 因子可以增强全酶与启动子位点的亲和力和结合的特异性。随后，DNA 双螺旋被解旋，两者形成开放转录复合物（open promoter complex，OPC），RNA 聚合酶全酶停留在原位，以最初打开的 10~20 个碱基对为模板合成互补的 RNA 短链，形成 RNA-DNA-RNA 聚合酶的三元复合物（ternary complex），也就是转录起始复合物。随后 σ 因子脱落，σ 因子可再次与其他核心酶结合，开始下一次转录。

（3）原核生物的转录延伸：DNA 的解旋区也称为转录泡（transcription bubble），RNA 聚合酶与其一起沿着 DNA 链移动。解旋 DNA 区域稳定地保持在约 17bp 大小，RNA 的 5' 端与反义 DNA 链形成约 12bp 的杂合双螺旋。在 37℃时，大肠埃希氏菌 RNA 聚合酶催化 RNA 的延伸速度可达每秒 40 个核苷酸，但对于不同的局部 DNA 序列速度会有所差异。转录泡前端的 DNA 不断被解旋，转录泡通过后 DNA 依次被复旋。

（4）原核生物的转录终止：最常见的终止信号是转录所得 RNA 序列中含有的发夹结构。根据发夹结构的稳定性及侧翼序列的不同，原核生物有依赖 ρ 因子及不依赖 ρ 因子两种转录终止机制。

不依赖 ρ 因子的终止子也称为内源性终止子，这类终止子的结构特点是 RNA 产物 3' 端具有一个富含 G-C 的回文序列形成发夹结构，发夹结构后有一段富含 U 的片段。依赖 ρ 因子的终止子中，产物 RNA 的 3' 端有丰富的 C 碱基，ρ 因子能够与转录产物 RNA 结合，使得 ρ 因子和核心酶的构象发生变化，从而使产物 RNA 从转录复合物中释放出来。

2. 原核生物的翻译　蛋白质合成（即翻译）主要在核糖体中进行。大肠埃希氏菌的 70S 核糖体由一个 50S 大亚基和一个 30S 小亚基组成。大亚基包含一个 5S rRNA 和一个 23S rRNA 分子及 31 种不同的蛋白质，小亚基包含一个 16S rRNA 分子及 21 种不同的蛋白质。大肠埃希氏菌的核糖体占细胞干重的 25%，充分体现了核糖体对于细胞的重要性。

原核生物蛋白质的合成过程可以分为起始、延伸、终止三个阶段。起始阶段需要核糖体大小亚基、mRNA、起始 tRNA、三种起始因子（initiation factor，IF）及 GTP 参与。首先 IF-1 和 IF-3 与 30S 亚基结合，以阻止大亚基的结合；接着 IF-2 和 GTP 与小亚基结合，以利于随后的起始 tRNA 的结合；形成小亚基复合体经由结合点附着到 mRNA 上。而后起始 tRNA 与起始密码子 AUG 配对并释放 IF-3，最终形成 30S 起始复合体。接着大亚基与该复合体结合，替换 IF-1 和 IF-2-GDP，形成 70S 起始复合物。延伸阶段涉及三个延伸因子（elongation factor）即 EF-Tu、EF-Ts 和 EF-G 以及 GTP、负载 tRNA 及 70S 起始复合物。负载 tRNA 与 EF-Tu-GTP 形成的复合体被运送至核糖体，GTP 水解，EF-Tu-GDP 被释放出来；肽酰转移酶将相邻的两个氨基酸相连形成肽键；移位酶（EF-G）利用 GTP 水解释放的能量，使核糖体沿 mRNA 移动一个密码子，释放出空载 tRNA。终止阶段需要三种释放因子（release factor，RF），RF-1 和 RF-2 识别终止密码子，并在 RF-3 的作用下，促使肽酰转移酶在肽链上加一个水分子并释放肽链。

（二）真核生物的基因表达

与原核生物相比，真核生物的基因表达不但具有条件特异性，而且具有时间和空间特异性。真核生物转录后加工更为复杂，如转录和翻译存在时空隔离等。

1. 真核生物的转录　真核生物和原核生物 RNA 的转录合成遵循共同的规律，分为起始、延伸、终止和加工四个阶段，各种 RNA 合成的区别主要在转录后加工和转录调控，此外，真核生物不同的 RNA 由不同的 RNA 聚合酶催化合成，同时还需要与转录因子结合后才能与模板结合。

（1）真核生物的 RNA 聚合酶和转录因子：真核生物需要不同的 RNA 聚合酶（Ⅰ、Ⅱ、Ⅲ）转录不同类型的基因。这些聚合酶都含有 12 个或更多亚基的大分子，其中的最大亚基与大肠埃希氏菌 RNA 聚合酶中的 β' 亚基相似，第二大亚基与 β 亚基相似，RNA 聚合酶Ⅱ中含有与大肠埃希氏菌 RNA 聚合酶 α 亚基相似的同源亚基。在 RNA 聚合酶Ⅱ的羧基端还有一段重复的七肽序列（Tyr-Ser-Pro-Thr-Ser-Pro-Ser）$_n$，不同物种的 n 值不同，一般在 20~60，该序列被称为羧基末端结构域（carboxyl terminal domain，CTD）。CTD 结构域的磷酸化对转录延伸具有重要意义。

真核生物的转录中能协助 RNA 聚合酶转录 RNA 的蛋白质，被称为转录因子（transcription factor，TF）。与 RNA 聚合酶Ⅰ和 RNA 聚合酶Ⅲ配合的转录因子相对较为简单，RNA 聚合酶Ⅱ则需要多种转录因子，其中有一些是转录任何基因都必需的，称为通用转录因子（general transcription factor），包括 TFⅡA、TFⅡB、TFⅡD、TFⅡE、TFⅡF、TFⅡH 等因子。还有一类对转录的起始和起始位点的选择具有辅助作用，被称为附加转录因子（additional transcription factor）。

RNA 聚合酶Ⅰ催化 rRNA 基因的转录，这种 rRNA 的基因（rDNA）成簇存在，共同转录在一个转录产物上（47S rRNA），很快转变成 45S rRNA，随后通过转录后加工分别得到成熟的 18S rRNA、28S rRNA 和 5.8S rRNA。

RNA 聚合酶Ⅱ负责所有蛋白质编码基因的 mRNA 和部分 snRNA 的转录。RNA 聚合酶Ⅱ识别的启动子中含有一个称为 TATA 框的序列，由 7bp 的保守序列 5'-TATA（A/T）A（A/T）-3' 组成，位于转录起始位点上游 25~35bp 处。转录中需要较多的转录因子参与，其中 TFⅡD 含有 TBP（TATA binding protein，TATA 结合蛋白）亚基，与 TATA 序列的结合能力比与随机 DNA 的结合能力高 10^5 倍，是参与起始复合物装配的必要组分。TFⅡA 与 TFⅡD 结合，稳定 TFⅡD 与 TATA 框的相互作用。TFⅡB 结合于 TATA 框的下游，发挥桥梁功能，促使 RNA 聚合酶Ⅱ与 TFⅡF 组装到复合物上。随后，TFⅡE、TFⅡH、TFⅡJ 迅速结合到复合物上。目前认为 TFⅡH 可以使 CTD 结构域发生磷酸化，RNA 聚合酶Ⅱ随后可以离开启动子区域进行转录。

RNA 聚合酶Ⅲ负责转录结构比较稳定的小分子 RNA，如 5S rRNA、tRNA、小核 RNA（small nuclear RNA，snRNA）等。5S rRNA 基因成簇排列，启动子区域含有两个保守框，即 C 框和 A 框。C 框和 A 框分别位于起始位点下游的 81~99 位和 50~65 位，需要 TFⅢA、TFⅢB、TFⅢC 三种转录因子。tRNA 的启动子区域含有 B 框和 A 框两个保守框，需要 TFⅢB、TFⅢC 两种转录因子。

（2）转录起始：真核生物与原核生物类似，但其转录起始需要转录因子的协助。主要是

RNA 聚合酶 Ⅱ、TFⅡ与 DNA 模板形成前起始复合物（pre-initiation complex，PIC）。

（3）转录延长：与原核生物类似，不同点在于 RNA 聚合酶向前移动时会遇上核小体，转录中核小体会发生位移或解聚现象，受其影响转录速度较慢。

（4）转录终止：真核生物的转录终止与转录产物的加工密切相关，即出现多聚腺苷酸信号，这个信号常为 AATAAA 及其下游的富含 GT 的序列，这些序列称为转录终止的修饰点序列。

2. 真核生物的翻译　真核生物为 80S 核糖体，由一个 60S 大亚基和一个 40S 小亚基组成。大亚基包含 5S rRNA、5.8S rRNA 和 28S rRNA 分子及大约 45 种蛋白质，小亚基包含一个 18S rRNA 分子及大约 30 种不同的蛋白质。

真核生物与原核生物蛋白质合成机制的主要差别在于起始阶段。目前已发现真核生物的起始因子有 9 种，其符号用 eIF 表示。这些因子的细节大多还不清楚。起始复合物的形成过程：第一步是形成 43S 前起始复合物，第二步是形成 48S 前起始复合物，第三步是形成 80S 起始复合物。该阶段可以通过 eIF2 的磷酸化和 eIF4E 结合蛋白，影响起始 tRNA 运送及 43S 前起始复合物的形成，由此进行调控。真核生物蛋白质合成的延伸过程与原核生物基本相似，所涉及的因子及机制也大体相同，主要包括延伸氨酰 -tRNA 进入核糖体的 A 位、肽键的生成和移位反应。真核生物的终止过程中只使用一种释放因子（release factor，RF），该因子能够识别任何一种终止密码子。eRF 需要 GTP 与之结合才能结合于核糖体，GTP 可能在终止反应后被水解，这一作用可能与 eRF 与核糖体的解离有关。

二、基因表达的调控

长期进化过程中，无论是原核生物还是真核生物都具备了高度的适应环境和应变环境能力，以便更好地生存和繁殖。原核生物主要在转录阶段进行基因表达的调控以避免能量浪费和合成不必要的转录产物。真核生物具有更加复杂的细胞结构、更大的基因组和复杂的染色体结构，因而具有更多的表达调控环节、更强的时间特异性和空间特异性。

根据调控机制的不同可分为负转录调控（negative transcription regulation）和正转录调控（positive transcription regulation）。在负转录调控系统中，调节基因的产物是阻遏蛋白（repressor），起着阻止结构基因转录的作用。在正转录调控系统中，调节基因的产物是激活蛋白（activator）。也可根据激活蛋白的作用性质分为正控诱导系统和正控遏制系统。在正控诱导系统中，效应物分子（诱导物）的存在使激活蛋白处于激活状态；在正控遏制系统中，效应物的存在使激活蛋白处于非激活状态。

（一）原核生物基因表达的调控

原核生物基因表达在多个环节受到调控。转录因子都是 DNA 结合蛋白，转录因子的效应包括正调控和负调控。不论是正调控还是负调控，都可以通过小分子物质（诱导物或辅阻遏物）与调节蛋白（激活蛋白或阻遏蛋白）的相互作用使操纵子处于诱导或阻遏状态。在原核生物中，关于 E. coli 乳糖代谢的调控研究得最为清楚。通常是几个作用相关的基因在染色体上串联排列在一起，由同一个调控系统来控制。这样的一个整体称为一个操纵元，往往这几个基因同时被转录为一个多顺反子 mRNA。

1. 转录水平的调控　原核生物转录水平的调控是最重要的，也是最经济有效的方式。转录水平的调控是对 RNA 合成时机、合成水平的调控。操纵子是原核基因的基本转录单位，经过系统研究而被阐明的乳糖操纵子已成为研究原核基因表达调控的经典模型。

2. 翻译水平的调控　转录生成 mRNA 以后，再在翻译或翻译后水平进行微调，是对转录调控的有效补充。翻译过程可分为 3 个不同阶段，即起始、延伸和终止。现在了解相对较多的翻译水平调控包括：对翻译起始的调控，如反义 RNA 的调控、mRNA 5′端对翻译起始的调控、二级结构对翻译的调控、mRNA 寿命对翻译的调控、蛋白质合成的自体调控；对翻译延伸的调控，如 RF-2 合成的自体调控、稀有密码子对翻译的影响、重叠基因对翻译的影响；对翻译终止的调控，如翻译终止序列框架和严谨反应。

（二）真核生物基因表达的调控

1. 染色质水平的调控　在个体发育过程中，用来合成 RNA 的 DNA 模板也会发生规律性的变化，从而控制基因表达和生物的发育。真核生物可以通过组蛋白修饰、DNA 甲基化、基因丢失、基因扩增和基因重排等方式消除或变换某些基因从而改变它们的活性。

2. 转录水平的调控　真核生物基因表达调控具有多层次性，但转录水平的调控仍是关键阶段。转录水平的调控实际上是对 RNA 聚合酶活性进行调控，通过调控元件、调控因子和 RNA 聚合酶相互作用实现。其中 RNA 聚合酶Ⅱ催化转录蛋白基因和大多数调控 RNA 基因，是转录调控的核心，真核基因转录水平的调控以正调控为主。

3. 转录后水平的调控　转录后水平的调控对产生特异性的蛋白质也会产生很大的影响，这是因为真核生物基因转录发生在细胞核内，而翻译却是在细胞质中进行的，而且真核基因含有内含子等。因而真核基因转录产生的 mRNA 前体，通过 5′和 3′端修饰、剪接、编辑等一系列加工过程才成为成熟 mRNA，然后被运送到细胞质的特定区域翻译，这些过程对基因表达水平都会产生影响。

4. 翻译水平的调控　蛋白质翻译水平的调控与转录调控相比，能够对外界刺激迅速作出反应。翻译水平的调控主要是调节 mRNA 稳定性、翻译起始复合物形成，此外还存在 RNA 干扰、核糖体移码等特殊机制。

5. 翻译后水平的调控　由 mRNA 和核糖体翻译生成的多肽只有经过折叠与加工之后，形成特异的空间结构才能具有相应的生物学活性，如折叠错误则无相应的生物学活性。在基因工程的研究中经常遇到基因异源表达的情况（如人的胰岛素蛋白基因在大肠埃希氏菌中进行表达），这样得到的表达产物往往没有生物学活性，就是因为宿主系统中缺乏相应的蛋白加工、修饰和折叠系统。翻译过程并不是基因表达的最后环节，翻译后的加工、修饰，甚至蛋白质半衰期的长短，都是细胞对特定基因表达调控的一个方面。蛋白质合成后的折叠和加工包括肽链在分子伴侣的帮助下，进行正确的折叠；在肽链内或肽链间形成二硫键，以维持折叠构象、蛋白磷酸化等。

第三节 中药资源基因组、转录组

学习目的

1. 掌握基因组及转录组的概念。
2. 熟悉基因组和转录组在中药资源中的应用。
3. 了解案例中的实验流程。

基础性名词

基因组、基因组学、转录组、转录组学

案例导入

1990年，美国科学家们组织开展了人类基因组计划（human genome project），简称HGP。这是一个国际性的项目，旨在完成人类基因组（human genome）——46条人类染色体上35 000~40 000个基因的全部绘图和测序工作。在2001年2月，HGP公布了大多数人类细胞中30亿个碱基对的工作草图。随着近年来测序技术的突破、测序成本的降低，越来越多物种的基因组与转录组被检测。其中，药用植物全基因组信息的获取，为从分子水平上全面阐释药用植物生长发育和次生代谢产物的合成机制提供了信息基础；药用植物转录组学则从基因转录和调控角度入手，为阐明植物药效成分的生物合成及其调控机制提供了有效手段。因此，药用植物基因组学和转录组学研究逐渐成为天然产物合成途径解析和代谢调控领域的一类重要研究手段。基因组与基因组学是什么呢？转录组与基因组的研究又有什么区别？

一、基因组

（一）基因、基因组与基因组学

基因（gene）即一段具有功能性的DNA序列，是生物体遗传变异的主要物质，支持着生命的基本构造和性能。基因组（genome）指的是一个细胞或者生物体所携带的一套完整的单倍体序列，包括全部基因和间隔序列。根据基因组DNA在细胞中的所处位置，可以分为细胞核基因组、线粒体基因组和叶绿体基因组。基因组序列包含生物的起源、进化、发育、生理以及与遗传性状有关的一切信息，是从分子水平全面解析各种生命现象的前提和基础。基因组是基因的载体，是生命密码存在之地。因此，对基因组信息的解读是探索生命现象的前沿领域，基因组学则是这个领域得以开启的必备工具。

基因组学（genomics）是对所有基因进行基因组作图（遗传图谱、物理图谱和转录本图谱）、核苷酸序列分析、基因定位和基因功能分析的一门科学。基因组学研究通常包括两个部分：以全基因组测序为目标的结构基因组学（structural genomics）和以基因功能鉴定为目标的功能基因组学（functional genomics）（图4-1）。结构

基因组测序技术
的原理

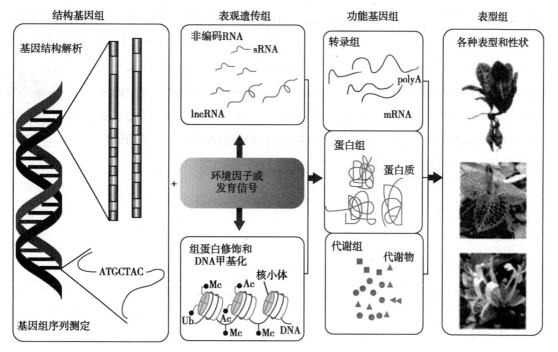

● 图 4-1　结构基因组学和功能基因组学

基因组学是从宏观上研究基因组的基因数量、基因构成、单个基因在染色体上线性分布及相应位置的一门学科，现代基因组学将基因组上的重复序列、基因间隔区序列也作为其研究的重点；而功能基因组学则是在前者的基础上系统地研究基因功能的一门科学，又称为后基因组学（post genomics）。

（二）基因组的结构组成

植物基因组主要由编码基因、调控序列和重复 DNA 组成。不同植物的基因组大小差别极大，十字花科模式植物拟南芥（*Arabidopsis thaliana*）的基因组仅仅只有 125Mb，而古老的孑遗植物银杏，其基因组则大于 10Gb，是拟南芥基因组的 80 多倍，其主要原因就是由于重复基因的存在。在银杏基因组中，重复序列占整个基因组的 3/4 以上，而编码基因只占基因组的一小部分。例如人类基因组中编码基因就不足 3%，大部分 DNA 序列并不编码任何蛋白质。编码区序列主要由基因的内含子和外显子组成，在真核基因中内含子序列占据绝大部分，外显子仅占很少一部分。虽然基因数量不多，但基因却可以通过转录产生大量 mRNA，通过不同剪接模式翻译出不同的蛋白质，从而调控生命活动的各项进程。

完整的基因除外显子与内含子以外，还包括增强子、启动子、加尾信号等具有调节基因表达作用的 DNA 序列，通称为顺式作用元件。而与顺式作用元件相结合的转录因子及相关蛋白则被称为反式作用因子。顺式作用元件和反式作用因子相互作用，可以精确调控基因的表达。

（三）基因组学在中药资源研究中的应用

自 2000 年第一个模式植物拟南芥全基因组测序完成以后，测序技术迅猛发展，人类逐渐掌握了解读生命"天书"的能力，各种药用植物的遗传密码逐渐被人们解读运用，药用植物的研究已经逐步进入后基因组时代。目前，灵芝、人参、银杏、杜仲、三七、丹参、铁皮石斛、百脉根、天麻等多种药用植物已经完成全基因组测序，遗传密码相继被解读并发表。通常，药用植物的活性成分是特定基因或代谢通路在特定环境条件下的表达产物。对药用植物遗传密码的解析，将对药用植物中各种活性成分的合成途径、调控机制的阐释以及替代药物的开发筛选提供极大的帮助，也为药用植物优良品系的选育与开发提供新的视角。

人参基因组

二、转录组

（一）转录组与转录组学

转录组（transcriptome）从狭义上来讲，是指所有参与翻译蛋白质的 mRNA 的总和。而从广义上讲，则是指一种细胞或组织的基因组所转录出来的所有 RNA 的总和，包括编码蛋白质的 mRNA 和各种非编码 RNA，如 rRNA、tRNA、snoRNA 等。转录组包含了反映个体生物在某一特定生理、发育阶段的细胞、组织和特定器官中所有基因表达水平的数据，也是该物种外部物理特征与基因组的动态联系。同一组织在不同的生长阶段及生长环境中的基因表达情况存在显著差异，因此，转录组具有明显的时空特异性。

转录组学（transcriptomics）是功能基因组学的重要组成部分，是一门在整体水平上研究细胞中所有基因转录及转录调控规律的科学，它能够从总体上提供基因的表达和调控信息。由于转录组只是对基因组中的可表达部分序列进行测序，并没有冗余和重复部分的序列，因此也有人把转录组当作是基因组的"实用本"和"浓缩本"。可用转录组来比较不同组织或生理状况下的基因表达水平差异，从而发现特定功能基因，预测未知基因。

（二）转录组学的应用

1. 转录组学常用的研究方法　随着科学研究的不断深入，多种新技术和方法已成功应用于转录组学的研究，比如表达序列标签（expressed sequence tag，EST）、基因表达系列分析（serial analysis of gene expression，SAGE）、cDNA–AFLP（amplified fragment length polymorphism）、基因芯片（gene chip）、转录组测序技术（RNA-sequencing，RNA-Seq）等。

传统的转录组学研究方法，如 cDNA 文库、消减杂交文库、基因芯片技术等，需要经过建库、酶切、杂交、克隆、测序等烦琐的步骤，测序周期长、通量低、费用高。而随着越来越多植物基因组测序的完成，以基因组为参照的 RNA-Seq 技术展现出强大的生命力。其不再需要构建文库得到表达序列标签的烦琐过程，而是利用生物信息学技术对海量数据进行拼接和处理，可在较短的时间内获取大量数据信息。目前，在基因组测序精确度不断提高的基础上，该技术在不断地得到改良和创新，测定通量的剧增使其测序量达到传统 Sanger 测序法的几百到几千倍，而测序的成本仅为传统技术的几十分之一。因此，RNA-Seq 技术对药用动植物功能基因组学的研究正起到越来越重要的推动作用。

RNA-seq 测序
技术

2. 转录组学在中药资源研究中的应用　随着分子生物学向各个学科领域的渗透及蛋白质组学和生物信息学的应用，解析药用植物天然活性成分的生物合成途径，实现关键酶基因的克隆与体外高效表达，利用合成生物学手段及代谢工程方法大规模生产药用植物的有效成分成为中药资源研究的重要方向。目前，在多数植物尚未完成全基因组测序的情况下，转录组已经成为进行基因序列比较和鉴定关键基因的一种快捷途径。

而结合已完成的全基因组序列图谱，转录组学将能全面加速药用植物次生代谢产物合成途径的解析，从而助力于中药资源的研究。通过高通量 RNA-Seq 方法，对药用植物不同组织部位、不同生长时期的转录序列进行基因表达水平差异的研究，可有效发掘和鉴定次生代谢产物生物合成途径的编码及代谢调控相关的基因，以及发现特定功能基因、预测未知基因。转录组学的研究为解析不同药用植物活性成分的生物合成途径奠定了重要的基础。

结合基因组学和转录组学解析灯盏花素的生物合成途径

转录组学除了应用于药用植物次生代谢途径关键基因信息的挖掘外，还广泛应用于药用植物环境响应机制的探索、药用植物 SSR 标记的开发、药用植物功能基因克隆、药用植物生长发育机制分析和药用植物基因调控网络的构建等各个领域。

第四节　中药资源蛋白质组

学习目的

1. 掌握蛋白质组及蛋白质组学的概念。
2. 熟悉蛋白质组学在中药资源中的应用。
3. 了解蛋白质组学研究的基本技术方法。

基础性名词

蛋白质组、蛋白质组学

案例导入

20 世纪 90 年代初期开始实施的人类基因组计划，取得了巨大的成就，不仅完成了十余种模式生物（从大肠埃希氏菌、酿酒酵母到线虫）基因组全序列的测定工作，还在 2003 年提前完成了人类所有基因的全序列测定。那么，知道了人类的全部遗传密码即基因组序列，就可以任意控制人的生老病死吗？其实并不是这么简单。基因组学（genomics）虽然在基因活性和疾病的相关性方面为人类提供了有力根据，但实际上大部分疾病并不是因为基因改变所造成的。并且，基因的表达方式错综复杂，同样的一个基因在不同条件、不同时期可能会起到完全不同的作用。关于这些方面的问题，基因组学是无法回答的。所以，随着人类基因组计划的逐步完成，科学家们又进一步提出了后基因组计划，蛋白质组（proteome）研究是其中一个很重要的内容。什么是蛋白质组与蛋白质组学？试举例如何采用蛋白质组学解决中药资源现存的问题。

一、蛋白质组的概念与理论基础

（一）蛋白质组的概念

1994 年，澳大利亚科学家首先提出了蛋白质组（proteome）的概念。早期蛋白质组定义为微生物基因组表达的整套蛋白质，在多细胞微生物中整套蛋白质指一种组织或细胞表达的蛋白质；后来定义为一个基因组所表达的蛋白质。蛋白质组学（proteomics）是指以蛋白质组为研究对象，从整体的角度，分析细胞内动态变化的蛋白质组成成分、表达水平和修饰状态，了解蛋白质之间的相互作用和联系，揭示蛋白质功能与细胞生命活动规律的一门新的学科。

（二）蛋白质组学的理论基础

现代分子生物学揭示：基因组是生命体遗传信息的载体，同一物种各组织、细胞中基因组完全相同；而蛋白质是生命活动的实施者，生命体形态、功能的重大差异主要在于蛋白质组。因此蛋白质组主要基于以下几点理论基础开展研究，揭示基因组核酸序列和基因功能之间的关系。

1. 细胞中的基因和蛋白质并不是绝对对应关系，一个开放阅读框架并不一定预示存在一个相对应的功能性蛋白。

2. mRNA 水平不一定与蛋白质的表达水平完全对应，也就是说从 mRNA 表达水平并不能完全预测蛋白质表达水平。

3. 蛋白质的后修饰和加工并非必须来自基因序列，从基因水平无法准确观察。

4. 蛋白质与蛋白质的相互作用难以在基因水平得以预知。

二、蛋白质组学研究的基本技术方法

蛋白质组学技术的发展已经成为现代生物技术快速发展的重要支撑，并将引领生物技术取得关键性的突破。蛋白质组学技术流程包括样品制备、样品分离、蛋白质鉴定、蛋白质功能分析几个部分，其中样品制备目前主要采用各种商品化的试剂盒；样品分离目前主要有双向凝胶电泳技术（two dimensional gel electrophoresis，2-DE）、蛋白质芯片技术、色谱技术几类；蛋白质鉴定主要涉及凝胶成像分析和生物质谱分析技术；蛋白质功能分析主要涉及生物信息技术等。近年来在传统蛋白质组学的基础上还发展起双向电泳 – 质谱自动化系统、多维的 LC–MS/MS 途径以及定量蛋白质组学等新方向。

（一）双向凝胶电泳技术

双向凝胶电泳的原理是在二维平面上对蛋白质进行二次分离，第一向是基于蛋白质的等电点不同以等电聚焦电泳（IEF）进行分离，第二向则按分子量的不同以变性聚丙烯酰胺凝胶电泳（SDS–PAGE）分离，大大提高了电泳的分离效率和分离效果。常用的双向凝胶电泳可在一块胶上（15cm）获得上千个以上的蛋白质斑点，经过多方面改进已成为研究蛋白质组的使用价值极高的核心方法。目前改进的双向凝胶电泳包括双向荧光差异凝胶电泳（采用荧光标记样品，不需要对获得的胶片进行染色，同时可减少系统误差）等新方式。应用双向电泳结合质谱途径可实现蛋白质组学分析的自动化，该方案将双向凝胶电泳凝胶上的蛋白质点直接进行蛋白酶解消化后，结合肽质量指纹法对蛋白质进行分析鉴定，串联操作实现自动化，目前已经发展了利用机器人对胶进行自动化取点以及自动化样品处理的方式。

（二）蛋白质芯片技术

蛋白质芯片技术主要用于特定或靶向蛋白质的分离，主要原理是将不同的蛋白质配体如高亲和力和专一性的抗体、抗原固定在同一载体表面，通过特异的抗原抗体反应分离出相应的靶复合物，是生命科学与微电子学等学科相交叉的一门高新技术，具有高通量筛选、高灵敏度检测、全自动化操作的特点，目前在特定蛋白质和靶向蛋白质分离中应用前景良好。

（三）色谱技术

主要基于大分子色谱技术串联分离技术（如离子交换色谱与凝胶过滤色谱的串联）进行蛋白质分离，具有分离量大的特点，但分离效率不太高，主要依赖后续色谱介质和分离设备的进一步提高。目前主要用于丰度较高的功能性蛋白质的分离。

（四）生物质谱技术

生物质谱技术是蛋白质组学研究中最重要的鉴定技术，其基本原理是将双向电泳分离的目标蛋白质用肽图的方法如胰蛋白酶酶解成肽段，对这些肽段用质谱进行鉴定与分析，将获得的质谱信息进一步利用生物信息学与蛋白质数据库中的氨基酸序列进行比较，如有匹配，则可直接进一步结合已有资料进行分析；如数据库中没有相关信息，则需利用蛋白质序列分析进一步研究。

目前常用的质谱包括基质辅助激光解吸电离-飞行时间质谱（MALDI-TOF-MS）和电喷雾质谱（ESI-MS）。近年来发展起来的液质联用（LC-MS/MS）技术，很大程度上解决了传统蛋白质组学对等电点过大或过小以及疏水性强的蛋白质分离鉴定的困境，该方法可将初步分离的蛋白质混合物直接通过液相色谱分离，然后进入 MS 系统获得肽段分子量，再通过串联 MS 技术，得到部分序列信息，通过数据库查询对该蛋白质进行鉴定。

（五）生物信息学技术

蛋白质生物信息学技术主要包括蛋白质组学数据库和与蛋白质结构分析等相关的生物软件。

（六）定量蛋白质组学

传统的双向电泳是基于图像对比来进行蛋白质的分析，其准确性有限。近年来发展起来了以放射性核素标记蛋白质来进行蛋白质定量分析的方法，其中 iTRAQ 技术较为成熟，使用该技术可以寻找差异表达蛋白，并分析其蛋白功能，同时可以对 1 个基因组表达的全部蛋白质或 1 个复杂的混合体系中的所有蛋白质进行精确定量和鉴定。流程是样品一般先经胰蛋白酶裂解、烷基化、酶解为肽段，所产生的肽段用 iTRAQ 试剂多重标签进行差异标记，再将标记样本相混合，最后用 LC-MS/MS 进行分析。一般使用 8 种不同的放射性核素试剂同时标记蛋白质样品，这些试剂由 3 个不同的化学标签（报告基团、平衡基团和反应基团）组成：报告基团为质量 113、114、115、116、117、118、119 和 121 的分子，平衡基团为质量 192、191、190、189、188、187、186 和 184 的分子，反应基团为与平衡基团相同的 1 个分子组成。反应基团标签可与每个赖氨酸侧链相连，可标记所有酶解后的肽段，8 种报告基团通过平衡基团与反应基团相连。报告基团和平衡基团的平衡分子量都为 305，因此不同放射性核素标记同一多肽后在第一级质谱检测，分子量都完全相同。而在串联质谱中，平衡基团在二级质谱发生中性丢失。信号离子表现为不同质荷比（113~121）的峰，因此根据波峰的高度及面积，可以得到蛋白质的定量信息。

三、蛋白质组在中药资源中的应用

（一）高通量筛选蛋白质、多肽质量标志物与有效成分

动物药、种子果实类中药中蛋白质含量高，部分中药的活性成分也是蛋白类成分。如何筛选其中的蛋白类质量标志物乃至活性成分逐渐成为研究的热点。蛋白质组学技术成为一种首选技术，其核心技术——双向电泳技术是目前唯一可将数千种蛋白质同时分离的方法，且重现性高。双向电泳的分辨率极高，已从 15 个蛋白质点发展到 11 000 余个蛋白质点。国内已有利用双向电泳技术从冬虫夏草中筛选得到 21 种多肽质量标志物的研究报道，后续可选择其中的一种或几种进行冬虫夏草质量评价。这种研究思路为中药鉴定与质量评价提供了新思路，同时应用蛋白质组学技术结合活性筛选也是发现中药蛋白类活性成分的一种有效途径。

（二）阐明药效成分的生物合成途径

应用蛋白质组学可以绘制中药及其不同药用部位的蛋白质表达谱，阐明药效活性成分的生物合成途径，并揭示逆境胁迫下中药体内次生代谢产物发生变化的分子机制。国内外科学家已经通过蛋白质组学技术获得了人参、丹参、灵芝、大麻、黄花蒿等活性成分的代谢通路，为后续开展生物合成奠定了基础。

随着研究的深入以及多学科交叉，高通量蛋白质组学技术对于中药这一复杂体系的机制研究、中药资源的现代化将起到巨大的推动作用。

第五节　中药资源代谢组

学习目的

1. 掌握代谢组学的概念和意义。

2. 熟悉代谢组学在中药资源中的应用。

3. 了解中药代谢组学的研究方法。

基础性名词

代谢组、代谢物

案例导入

1999 年，Nicholson 等提出了 metabonomics 的概念，将其定义为生物体对病理生理或基因修饰等刺激产生的代谢物质的动态变化，并在疾病诊断、药物筛选等方面取得了较大的成果。2000 年，Fiehn 等在研究植物代谢产物的基础上，提出了 metabolomics 的概念，将其定位为一个静态过程，即定性和定量检测某一生物或细胞所有小分子量的代谢产物，从而监测机体或组织的状态变化。两者如今已无明显区分，通常以"metabonomics"表示代谢组学。代谢组学是继基因组学、转录组学、蛋白质组学之后又一门新兴的组学技术，并一起构成了系统生物学。

一、代谢组的概念

代谢组学（metabonomics 或 metabolomics）旨在研究生物体或细胞中所有小分子代谢物及其动态变化。它反映的是生物体在受到外界刺激或经遗传修饰的细胞或组织所产生的代谢响应变化。代谢组（metabolome）则是指在一定生理状态下，特定细胞、组织、器官或个体中所有小分子代谢物的集合。

植物代谢组学与其他组学相比，代谢物的种类远小于基因和蛋白质的数量，能够对各类代谢产物实现高通量分析测定；不需进行全基因组测序或建立大量表达序列标签数据库；代谢组更接近生物体的表型，基因组和蛋白质组的微小变化可以在代谢组层面得以体现和放大，使得这些变化更容易被观察到；代谢物的整体变化可以直接反映机体的生理和病理状态；生物代谢物的通用性相对较大，可以寻找到针对某种或某一类代谢物的分析方法，而不需要考虑物种。代谢组学研究不仅可以发现生物体在受到不同内外环境扰动后的不同应答，还可以区分不同个体之间的表型差异。此外，代谢组学在解析生物系统及基因功能等方面也发挥着越来越重要的作用，在多个领域都展现出良好的应用前景。

二、中药资源代谢组的研究方法

中药资源的代谢组学研究流程包括三个部分：药用植物的培育与采集，代谢物的分离、检测和鉴定，数据分析和模型建立。

（一）药用植物的培育和采集

培育生长状态一致的植物材料是药用植物代谢组学研究的重要基础。相比微生物和动物，植物培育过程中通常难以维持一致性，而要保证实验结果的精确性和重现性，各种实验条件需要保持一致，这样获得的数据才具有可比性。例如，保持相同的栽培条件，选取同一生理时期、相同组织部位的材料及取样量，尽量避免人为因素造成的波动。人工培养箱可以维持温度、光照、湿度等环境条件的相对稳定，但也会因培养箱微小的位置变化而发生改变，仍然无法达到微小变量的精确控制，在一定程度上影响了代谢组学的研究。目前，针对这一问题所采用的常见方法是在大容量培养箱中规模化种植实验材料，并定期更换栽培对象的位置或使用优化培养基质等措施减小实验误差。此外，一些新型的无土栽培系统通过管路对水分和其他营养物质进行精确维持，显著提高了代谢组学数据的重现性和准确性。

植物代谢物的种类和含量除受到遗传和环境两方面的影响，也与样本提取和制备关系极大。样品采集不当导致的波动有时会超过生物体本身的变化。为了将这种变化控制在最低的水平，采收时机也需要严格控制。生物样品采集一般用液氮将植物组织快速冷冻、碾磨后迅速加入提取液，并尽可能保留和体现样品中代谢物的信息。

（二）代谢物的分离、检测和鉴定

植物药材的活性成分来源于植物体的代谢产物，特别是次级代谢产物，例如与植物抗病、抗逆、临床疗效等密切相关的生物碱、胺类、萜类、黄酮类、醌类、皂苷、强心苷等活性物质。从植物药材中提取出的代谢产物数量巨大、结构复杂，据估计，植物中的代谢产物有20万~100万种，因此代谢组学的研究依赖技术平台的支撑，尤其是高通量和大规模分析技术。目前分析平台常采用的是核磁共振技术、色谱和质谱技术以及两者联用技术。

1. 核磁共振技术　核磁共振技术（nuclear magnetic resonance，NMR）具有样品处理简单，分析速度快，无辐射损伤，在不破坏样品的情况下探测化合物内部结构，可以动态检测等优点。NMR 的不足在于灵敏度较低，动态范围有限。

近年来，高场强核磁共振及超低温探头技术的发展，使检测分辨率和灵敏度得到了较大的提高。新开发的魔角旋转（magic angle spinning，MAS）、磁共振成像（magnetic resonance imaging，MRI）和活体磁共波谱（vivo magnetic resonance spectroscopy，MRS）等技术则进一步促进了核磁共振在活体部位代谢组分析中的应用。

2. 色谱和质谱及联用技术　色谱技术主要有气相色谱（gas chromatography，GC）、液相色谱（liquid chromatography，LC）、毛细管电泳（capillary electrophoresis，CE）等，以及与质谱（mass spectrometer，MS）的联用技术，如气相色谱和质谱联用技术（GC-MS）、液相色谱和质谱联用技术（LC-MS）、毛细管电泳和质谱联用技术（CE-MS）等。色谱法常用于有机物的分离和检测。质谱法常用于化合物结构的分析，具有很高的灵敏度和专属性，可以实现对多个化合物的同时快速分析和鉴定。色谱与质谱联用技术可以发挥各自的优势，弥补单一分析技术的不足，能够对代谢物进行快速的定性和准确的定量分析。

GC-MS 是最早应用于代谢组学的色质联用技术，具有分辨率高、灵敏度高、重现性好、成本相对低廉等特点，且具有大量可供检索的代谢物谱图库，适合分析相对分子质量小、极性低、沸点低的代谢物或者衍生化后具有挥发性的物质。GC-MS 的缺点是需要衍生化，耗时长，有时会引起样品变化或引入干扰物质，无法实现对热稳定性较差和高分子量代谢物的分析。

LC-MS 具有较高的分辨能力、较快的分析速度、高灵敏度等特点，对非挥发性的物质无须衍生化，更适合于高沸点、高极性、热稳定性差及高分子量化合物的检测。目前 LC-MS 植物代谢组学方法的瓶颈为代谢物的结构鉴定，没有足够的化合物数据库可供检索和比对。

CE-MS 技术与 LC-MS 相似，CE 是基于带电分子在电场中的泳动速度差异而实现代谢物分离分析的技术，具有快速、高效、分辨率高和重复性好等特点，与质谱分析灵敏度高、速度快等优点相结合，在一次分析中可同时得到迁移时间、分子量和碎片特征信息，在强极性代谢物特别是带电代谢物的分离分析中具有广泛的应用前景。

近年来，全二维气相色谱（GC×GC）、超高效液相色谱（ultraperformance liquid chromatography，UPLC）、飞行时间质谱（time of flight-mass spectroscopy，TOF-MS）等众多新技术得到了快速发展，提升了代谢物分离效率，提高了检测灵敏度，从而扩展了代谢谱的分析范围。

（三）数据分析和模型建立

通过分析检测获得的原始数据信息，具有数量庞杂、多维矩阵式的特点。不同的预处理方法对同一个代谢组学所产生的数据集分析结果会产生不同的影响，需要根据生物样品的特性及实验目的等因素来选择适合的预处理方法。在代谢组学中用于数据的分析方法主要有无监督法（unsupervised method）和有监督法（supervised method）两类。

无监督法适用于缺少有关样品分类，没有可供学习利用的训练样本，根据样品间的相似性对样品进行归类比较。主要方法有主成分分析（principal components analysis，PCA）、自组织映射（self-organizing mapping，SOM）、非线性映射（non-linear mapping，NLM）和分级簇类分析（hierarchical cluster analysis，HCA）等。

有监督法是利用一组已知分类的样本作为训练集，让计算机对其进行学习，获取分类的基本模型，进而可以利用这种模型对未知分类的样本进行类型判断。主要方法有偏最小二乘法（partial least squares，PLS）、偏最小二乘法-判别分析（partial least squares discriminant analysis，PLS-DA）、线性判别分析（linear discrimination analysis，LDA）和人工神经元网络（artificial neural networks，ANN）等。

植物代谢组学数据常用的分析软件有 XCMS、AMIDS 和 MET-IDEA 等工具，此外还有仪器公司自带的商业数据处理软件。代谢组数据的分析也离不开各种数据库，常用的代谢组学数据库包括 KEGG、MassBank、METLIN、NIST 等。

药用植物代谢物种类繁多，但大部分的次级代谢产物仍然有待鉴定。代谢组学研究的技术平台尚未成熟，分析软件的功能仍需要完善。目前软件功能虽多但偏重于一个方面，能够同时满足多种分析需要的软件很少。这使开发新的分析检测技术、研发海量数据处理软件以及构建代谢途径、代谢网络、代谢数据库显得尤为迫切。

三、代谢组在中药资源中的应用

代谢物是药用植物代谢合成的产物，是中药发挥疗效的物质基础，如黄花蒿中的青蒿素、喜树中的喜树碱、红豆杉中的紫杉醇等。代谢组学在中药资源中的研究内容主要包括药用植物分子育种与抗逆研究、代谢相关功能基因鉴定及途径解析等。

（一）药用植物分子育种与抗逆研究

传统育种一般通过植物种内的有性杂交进行农艺性状或品质的转移与改良，如提高药用植物的抗逆性和抗病性，提高药用植物有效成分的含量，提高产量等，这类方式存在育种周期长、遗传改良实践效率偏低的缺陷。分子育种技术通过控制目标性状的功能基因和调控元件，可以有效地提高目标性状改良的效率和准确性，实现由表型选择到基因型选择。如采用代谢组学研究水分流失导致的逆境胁迫对丹参根中代谢产物的影响，发现水胁迫导致了丹参中代谢物轮廓发生显著的变化，晒干和阴干均显著提高了丹参酮含量，但阴干提高了莽草酸途径中酚酸类成分的含量，而晒干降低了该类成分的含量。通过代谢组学和转录组学数据对黄芪抗旱基因开展研究，揭示了干旱条件下特殊基因的表达量变化，为培养抗旱黄芪提供了研究方向。

（二）代谢相关功能基因鉴定及途径解析

生物合成途径是药用植物次生代谢研究的核心内容。相对初生代谢，次生代谢在植物进化过程中呈现出多样性和特异性的特点。植物次生代谢一般通过关键的环化酶或合酶形成基本骨架，如萜类环化酶形成二萜、三萜的基本骨架，然后通过各种修饰酶增加基本骨架结构的极性，引入杂原子等活性基团，使得终端产物呈现出结构多样性的特点。

采用 UPLC-DAD-TOF-MS 非靶向代谢组学技术分析银离子诱导的丹参毛状根，鉴定了 5 个明显差异的丹参酮类代谢物。转录组分析鉴定了 6 358 个差异基因，通过分析明显上调的富集基因预测了 70 个候选的转录因子和 8 个 P450 氧化还原酶，它们可能与银离子诱导的丹参酮类物质合成相关。通过代谢组学技术对比转基因 RNAi 干扰植株与野生型植株的代谢谱，通过主成分分析能够非常清楚地区分这两组植株。LC-MS 代谢组学分析发现 40 个差异代谢物，鉴定其中 20 个差异代谢物，从 GC-MS 得到 28 个差异化合物，在 NIST 数据库检索，相似度在 800 以上的有 12 个。由此揭示了丹参酮类化合物的生物合成途径的复杂网络。

第六节　中药资源表型组

学习目的

1. 掌握植物表型组的概念。
2. 熟悉植物表型组在中药资源中的应用研究。
3. 了解植物表型组学研究的基本技术方法。

基础性名词

植物表型组

案例导入

植物表型组学可以系统地呈现植物的生理过程、特征变化，指示关键表型特征，并可进一步结合基因组学、蛋白质组学、代谢组学等高通量检测手段深入挖掘其遗传机制，对药用植物育种具有重要的指导意义。应用于药用植物的研究可以挖掘药材品质特征，解析品质内涵，阐明药材道地性机制，指导生产种植。

一、植物表型组

（一）植物表型组学的定义

植物表型（phenotype）是具有特定基因型的植物个体，在一定环境条件下，所表现出来的性状特征的总和。表型应与性状严格区分，性状由基因决定，可以遗传；表型是基因决定的性状在环境作用下的具体表现。在实际研究中，表型往往指发育过程中呈现的某一或某些具体性状，包括形态特征、生理和生化特征、生长特性和特征。植物表型组（phenomics）的概念由Steven A. Garan 于 1996 年提出，定义为受基因组和环境因素决定或影响，能反映植物结构及组成、植物生长发育过程及结果的全部物理、生理、生化特征和性状，以动态数据形式呈现了生物个体或遗传同质群体所表现出的全部特征和性状。

（二）植物表型组学研究的基本技术方法

植物表型组学的研究具有以下主要特点：①借助高通量、高分辨率的分析技术和平台对研究对象进行观测；②产生的数据基于统计学方法和数学模型进行深度分析；③可与其他层面数据如基因组、转录组、代谢组等进行整合分析。

1. 高通量植物表型组学研究平台

（1）高通量监测系统：表型组研究平台通过配备自动、半自动或手动的成像系统及传感器，对植物进行监测，生成并储存高通量的实时动态数据。按照研究目的主要分为两种类型：①为研究植物的生长发育、环境胁迫、抵御病虫害等生理过程中的变化，在温室中设置的多参数高通量植物表型测量设备，主要特征为光电设备和机械自动化控制、图形采集分析一体化，主要针对盆栽植物进行全自动输送以及无损的高通量参数采集。②针对大田中大面积种植的作物，主要使用光谱检测设备，装置于固定监测塔、移动监测设备、大型田间作物扫描平台、小型飞行器，甚至可以利用卫星开展监测（图4-2）。主要通过接收监测作物地上部分的光谱信号来反映植物叶片的水分、叶绿素、病害等参数，进而量化植物的健康、水分和营养成分含量等，从而实现作物的实时生长监控以及产量预测。

（2）高通量图形采集和分析系统：植物表型组高通量监测系统主要依靠配备的成像及信号采集系统对植物进行无损测量。根据不同的信号采集配备不同的传感器，主要包括以下几种类型：①基于可见光成像的图像分析，可进行植物的 RGB 颜色分析，以及尺寸参数、叶片形态、植株骨架结构等参数的测量；②叶绿素荧光成像，主要应用于植物的光合作用研究；③近红外成像，可实现植物中水分、氮含量及无机盐等的无损监测；④高光谱成像，具有更广泛和机动的应用，通过对特征光谱吸收与某一观测参数对象建立关联性而表征该生理特征；⑤ 3D激光扫描，通过 360° 的云点扫描构建植株的立体成像，相较二维图像可以更准确地对某些参数进行预测，同时完成二维图像无法开展的参数检测，例如一株植物的总叶片数和叶片总面积等。

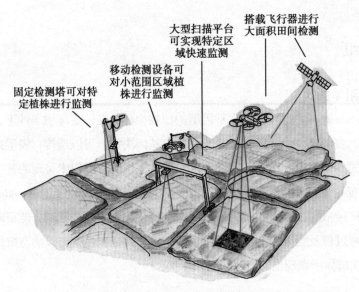

固定检测塔可对特
定植株进行监测

移动检测设备可
对小范围区域植
株进行监测

大型扫描平台
可实现特定区
域快速监测

搭载飞行器进行
大面积田间检测

● 图 4-2　可实现不同规模检测的高通量植物表型组监测平台

（3）植物根系的表型组研究：相较地上部分，植物根系部分掩藏于土壤中，实现无损的表型观察具有更高的难度。研究植物根系表型组主要有两种策略：①根视系统，将植物根系取出，清洗后，利用高分辨率扫描仪采集根系图像，再通过图形分析软件提取表型特征参数。可对植物根系的直径、根数、长度、表面积等参数进行批量分析。此种方法属于离体分析，不可进行持续监测，同时操作过程中容易造成根系的断裂破损。②利用 X 射线进行电子计算机断层扫描（computed tomography，CT）对盆栽植物的根系进行原位成像分析。可以对根系的生长实现长期的动态监测，根据容器的大小最大可对根系深度 1.0m 的植物进行观察。

除了以上两种对根系进行整体观测的表型分析方法，还可以把根系横截面切片作为研究对象，利用分析软件对不同的根系组织以及细胞类型进行分析。

2. 植物表型组的大数据分析　自动化和高通量成像技术可以生成大量的可以表征植物表型及生理的数据，从这个庞大的数据库中提取有效数据来表现植物的特征和模式则需要通过大数据的 machine learning（ML）分析工具来实现数据的均一化、特征识别以及模型建立。目前已编写并应用的 ML 工具主要是基于以下四个层面的功能，即识别、分类、量化和预测。在此基础上，植物表型组数据的解析和挖掘依循以下策略展开。

（1）数据预处理（preprocessing）：为保证数据分析结果真实反映植物表型的特征，需要首先将异常值（outlier）删除，保留高度可靠的表型特征。通常使用格拉布斯（Grubbs′ test）检验进行异常值的筛选，将样本组内单一植物的每个性状参数进行假定正态分布分析（assumption of normal distribution）。格拉布斯检验可以检测样本是否包含异常值，将该离群值所指征的表型特征删除，并进行迭代测试直到无异常值存在。

然后进一步通过评估数据的鲁棒性（robust）以及信息的有效性（informative），从而评价数据在样本中的重现性（reproducibility）。计算两组随机样本间每个表型参数的皮尔森相关系数（correlation value），如相关系数大于阈值（$r>0.8$），或重复样本间的显著性明显高于随机样本（$P<0.001$），则可认为该特征具有良好的重现性。

（2）表型数据的深度挖掘（data mining）：表型数据深度挖掘的主要意义有以下 4 点。①描绘变量的总体变化和分布规律，筛选特异表型参数。分析方法采用线性特征提取，利用支持向量机（support vector machine，SVM）进行分析。②分别对表型特征和植物样本进行聚类。分析通常利用分层聚类分析（HCA）或主成分分析（PCA）。③构建形态特征之间的关联性。可用皮尔森相关系数构建表型关联，并用曼特尔检验（Mantel test）检查其相关程度。④预测基因型或环境因子对表型变化的影响。通常采用二元线性混合模型（bivariate linear mixing model）进行预测。

（3）建立植物生长模型：植物生长模型按照研究尺度方式可以分为微观模型和宏观模型，前者以细胞、组织为研究对象，后者则可以植株个体或群体模型为研究对象。本书着重介绍植物宏观模型的相关知识。植物的生长周期、光合作用、化合物积累、组织生长、总生物量等通常具有 S 形曲线特征，通过非线性函数描述这个过程即为植物生长模型。常用的植物生长模型建模函数包括 Logistic 模型、Gompertz 模型、Richards 模型、Morgan-Mercer-Flodin 模型以及 Weibull 模型，其中 Logistic 模型最常用于植物生长模型的建立。对应不同植物表型和生理参数，首先需要验证不同函数的拟合程度，从而选择最合适的模型。例如拟南芥、小麦等作物植株的生物量变化符合 Logistic 模型，而玉米籽粒的生长更适合用 Gompertz 模型建模。

依据植物生长模型可以研究多种植物的生理过程，如形态发生、光合作用、呼吸作用、无机盐的吸收、化合物累积等。同时，基于正常状态下的生长模型，在种植过程中施加生长因子、环境胁迫等即可研究这些外因对植物生长的影响（图 4-3）。

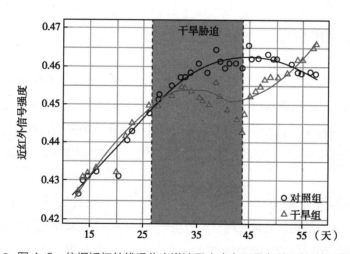

● 图 4-3　依据近红外线吸收光谱演示小麦在干旱条件下的生长模型

（三）植物表型组学应用

1. 动态量化植物对胁迫的反应　植物细胞内多种生理过程会对诸如涝旱、强光、极端温度等不同外界胁迫产生反应，并通过不同层面的表型特征反映出来。例如通过动态叶绿素荧光成像监测，再经过序列前向算法（sequential forward selection，SFS），筛选出最适荧光参数建立生长模型，可以准确反映植物对外界环境因子的响应规律，同时可将大量样品按照其不同响应趋势进行分类，以研究不同植物对胁迫的响应。

除了叶绿素荧光之外，其他近红外、高光谱成像等光谱检测均适用于此类研究。同时，搭载不同的监测平台，可以实现大规模的田间研究，将极大地促进植物抗逆生理及抗逆育种研究的效率。

2. 植物病害预测及分析　植物受病毒、细菌等感染后所呈现出的颜色差异或是病灶处的颜色、形状和大小以及其他光谱特征，能够反映植物受病害影响的程度。因此，通过高通量病株的图形分析，可以反映出不同病害对植物影响的总体规律和特征，从而量化植物健康。此外，还可以挖掘植物的抗性表型特征，为研究植物的抗病机制提供有效信息。

为了确保植物产量的稳健提高，在耕种过程中保护其免受病害是必不可少的环节。将稳定的植物病害表型监测系统用于大规模的田间检测，则可实现原发感染的精确检测，评估田间病害的总体情况，实现病害早期预测，为病害处理和后续管理及时预警。

3. 为品种育种提供方向　植物的表型是遗传和环境共同作用的结果，表型组研究通过大数据的深度提炼，通过指示典型表型特征和群体结构的数据关系，真实地体现了种群遗传上存在的差异，是开展进一步遗传机制研究的依据。结合表型组与基因组分析，基于表型组分析选择目标性状，作为样本群体分组的依据，通过基因组关联研究（GWAS）筛选相关基因，实现重要性状遗传结构的深入解析。

通过以上一系列研究，首先可以将植物的不同特征，如产量、品质、抗病抗虫等特性数量化，并在此基础上将特征相关基因定位到碱基差异层次，以此为基础开展杂交育种、基因编辑，将大大减少育种的成本、步骤，并缩短育种周期。

二、药用植物表型组研究

与农作物相比，药用植物的表型组开展具有更大的难度。首先，不同植物的药用部位不同，生理特征不同。其次，绝大多数药用植物缺乏充足的研究背景资料，包括背景明确的种质资源划分、完整的遗传信息等。以上不足需要大量的基础研究来逐渐完善，并针对不同的研究对象对不同药材建立适用高效的研究平台。本节以丹参为例，论述药用植物的表型组研究策略。

（一）生长周期的表型组研究

丹参为多年生草本植物，通常在药材种植生产时对一年生或两年生丹参进行采挖。基于丹参的生长周期特性，可以采用不同的监测平台分别对地上部分及根系进行表型研究。地上部分可使用高通量自动植物成像系统进行连续观察，记录生物量和结构的变化过程；地下部分可采用多种观测方法，如通过断层扫描进行原位观测，或使用根视系统对根系进行高分辨率扫描。将获得的表型参数用 Logistic 模型建模，显示在温室中丹参从萌发到达到最大生物量的时间为150 天，在花期时地上部分达到最大生物量，而根系的快速发育发生在生殖生长以后的阶段。

（二）丹参根系组织结构的研究

根系是丹参的药用部位，主要活性成分为丹参酮和酚酸两大类，且在丹参根系不同组织细胞中的分布特征不同，因此解析根系组织特征对研究丹参中活性成分的合成以及累积特征具有直接意义。

解析根系组织特征主要依据对丹参根部组织切片的分析，利用如 RootScan 等根系图像分析软件可以实现对表皮细胞、木质部比例以及不同功能细胞的分布进行识别和统计（图4-4），从而从细胞层面识别分析不同丹参根系样本的组织特征，为阐明其有效成分含量高低变异机制提供证据。

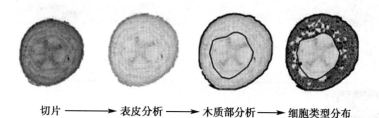

切片 ——→ 表皮分析 ——→ 木质部分析 ——→ 细胞类型分布

● 图4-4　丹参根系组织分布特征的分析

传统中药常以"辨状论质"判断药材的品质，而这些经验方法是否具有合理的科学依据却需要依靠现代研究来判断。植物表型组学分析可以为中药品质特征提供数字化的信息，再整合活性成分含量、分布等化学信息，可深入阐明中药品质特征的科学内涵，同时为中药品质评价提供参考，为进一步提升中药品质及优良品种创制提供科学依据。

第四章技能实验

本章复习题

一、理解概念

RNA、基因表达、基因表达调控、基因组、转录组、蛋白质组、植物表型组

二、理性思维

1. 原核生物和真核生物基因表达及调控有何异同？

2. 功能基因组学如何联合应用于中药资源研究？

三、技能训练

目前常用的基因表达体系有哪些？各自的优缺点有哪些？

四、小论文训练

以"多组学在中药资源中的应用"为题，撰写一篇论文综述。

第四章同步练习

05章 课件

第五章课件

第五章　中药活性成分的生物合成与调控

[本章内容提要]

　　植物来源中药材的活性成分大多为植物次生代谢产物。次生代谢产物在植物体内的生物合成与积累是物种遗传特性（内因）与外部环境因素（外因）相互作用的结果。运用分子生药学手段定向调控药用植物中某些特定成分的合成与积累，可以为以特定中药活性成分为原料的新药开发提供新的资源。本章主要讲述植物体内次生代谢产物的主要种类及其生物合成途径，并通过控制功能基因表达及表观遗传特性，定向调控中药活性成分生物合成的技术方法与策略。

[本章学习意义]

　　以特定中药活性成分为对象的新药开发对中药资源生产提出了新的要求。对中药活性成分生物合成途径的认识是运用现代技术手段生产特定中药活性成分的前提和基础，定向调控中药活性成分的生物合成也为中药资源可持续利用提供新思路、新途径。

第一节 中药活性成分生物合成途径

学习目的

1. 熟悉萜类化合物生物合成途径与苯丙素类化合物生物途径。
2. 了解生物碱类化合物生物合成途径。

基础性名词

代谢途径、萜类化合物、苯丙素类化合物、生物碱类化合物

案例导入

中草药黄花蒿中的倍半萜类活性成分青蒿素是治疗疟疾的特效药，长春花中的活性成分长春新碱是治疗急性淋巴细胞白血病、霍奇金病及非霍奇金淋巴瘤的有效药物，红豆杉中的活性成分紫杉醇可用于治疗多种癌症。那么，这些重要活性成分的生物合成途径是什么？

植物次生代谢产物种类繁多，一般分为萜类化合物、苯丙素类化合物、生物碱类化合物及其他化合物。每一类都有数千种或数万种之多。这些化合物在植物体中主要通过萜类化合物生物合成途径、苯丙素类化合物生物合成途径、生物碱类化合物生物合成途径及其他类生物合成途径产生。

一、萜类化合物生物合成途径

（一）萜类化合物概述

萜类化合物（terpenoids）是以异戊二烯（C5）为基本单元构成的一类烃类化合物，根据异戊二烯单元的数目分为单萜（C10）、倍半萜（C15）、二萜（C20）、三萜（C30）、四萜（C40）和多萜（C>40）。单萜和倍半萜的基本骨架分别由 2 个和 3 个异戊二烯单位构成，多存在于植物挥发油中，具有较强的香气和生物活性。二萜类化合物在自然界分布广泛，其基本骨架由 4 个异戊二烯单位构成，具有显著的生物活性，如紫杉醇、丹参酮类化合物、穿心莲内酯、雷公藤甲素等。三萜类化合物是一类重要的中药化学成分，在中药材中广泛存在，如人参的主要有效成分人参皂苷、甘草中的甘草素等。三萜的基本骨架由 6 个异戊二烯单位聚合而成。三萜苷类可溶于水，其水溶液振摇后能产生大量持久性肥皂样泡沫，故被称为三萜皂苷。常见的皂苷元为四环三萜和五环三萜类化合物。四萜的基本骨架由 8 个异戊二烯单位构成，在自然界分布很广，最早从胡萝卜中提取得到的胡萝卜素即是一种四萜，包括 α- 胡萝卜素、β- 胡萝卜素、γ- 胡萝卜素，是重要的营养素。四萜分子中含有较多的显色基团共轭双键，因此这类化合物通常具有颜色。另外可根据萜类分子结构中碳环的有无和数量，进一步分为链萜、单环萜、双环萜、三环萜、四环萜等。许多萜类是含氧衍生物，所以萜类化合物又可分为醇、酸、酮、羧酸、酯及

苷等萜类。在植物次生代谢产物中，萜类的结构与种类最为丰富，迄今已有近5万多个萜类分子及其衍生物的结构被解析。

（二）萜类化合物的生物合成途径

萜类生物合成途径（图 5-1）通常被分为三个阶段：C5 前体异戊二烯焦磷酸（isopentenyl diphosphate，IPP）及其双键异构体二甲丙烯焦磷酸（dimethylallyl diphosphate，DMAPP）生成阶段、直接前体（法尼基二磷酸 FPP、牻牛儿基二磷酸 GPP、牻牛儿基牻牛儿基二磷酸 GGPP 等）生成阶段、萜类骨架生成及修饰阶段（氧化还原、酰化、糖基化等）。其中，前两个阶段已经比较清楚，且为所有的萜类化合物所共享；第三个阶段决定了萜类化合物的结构多样性，是植物次生代谢研究的重点领域。

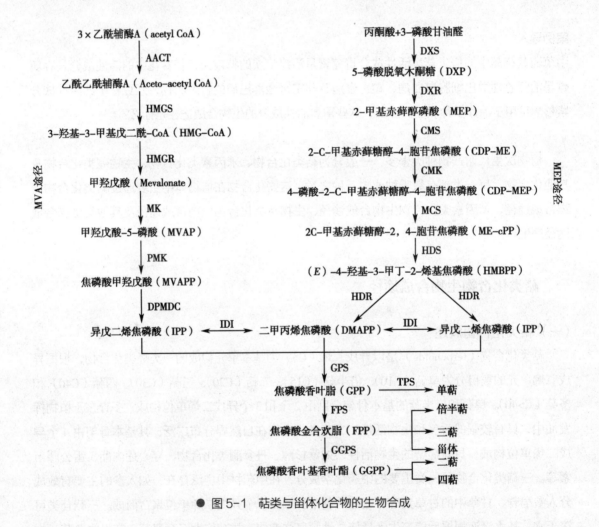

● 图 5-1　萜类与甾体化合物的生物合成

1. C5 单位的形成　五碳（C5）的 IPP 及异构体 DMAPP 是萜类共同中间体，其合成途径相关基因及机制已被阐明，其生物合成途径有两条：2- 甲基赤藓醇磷酸（MEP）途径和甲羟戊酸（MVA）途径。一般来说，真细菌中存在 MEP 途径，真核生物和古细菌中存在 MVA 途径，而植物中则同时含有两条途径，即质体中的 MEP 途径和胞质的 MVA 途径。

2. C5 单位的聚合　通过 MVA 途径和 MEP 途径产生的 IPP 和 DMAPP 是所有萜类和甾体类

化合物的前体，除了本身作为半萜的中间体之外，C5 单位 IPP 和 DMAPP 进一步在异戊烯基转移酶（prenyltransferases）催化下，分别形成单萜、倍半萜和二萜的前体：GPP、FPP、GGPP。GPP 作为单萜（C10）的前体是由一分子的 IPP 和一分子的 DMAPP 在牻牛儿基焦磷酸合成酶（GPS）催化下合成的。法尼基焦磷酸合酶（FPS）催化两分子的 IPP 和一分子的 DMAPP 经过两步缩合反应生成 FPP（C15），牻牛儿基牻牛儿基焦磷酸合酶（GGPS）催化三分子的 IPP 和一分子的 DMAPP 经过三步缩合反应生成 GGPP（C20）。

3. 萜类合成及修饰 萜类的直接前体 DMAPP（C5）、GPP（C10）、FPP（C15）、GGPP（C20）、SPP（C45）及 PPP（C50）在萜类合酶（terpene synthases，TPS）催化下分别形成半萜、单萜、倍半萜、二萜以及多萜骨架；三萜由两分子的 FPP 在角鲨烯合酶 SQS 催化下合成，而类胡萝卜素合成关键酶——八氢番茄红素合成酶（phytoene synthase，PSY）催化两分子 GGPP 形成八氢番茄红素（C40）。植物中萜类化合物还可能被进一步修饰，如羟化、糖基化、甲基化、异构化、环氧化、加成和还原、卤化等，甚至其骨架结构发生重排。这些后修饰反应大幅度地增加了萜类化合物的种类、结构的多样性以及生物活性。植物中的后修饰酶包括细胞色素 P450 酶（cytochrome P450，CYP450）、脱氢酶（dehydrogenase）、还原酶（reductase）、糖基转移酶（glucosyltransferase）、酰基转移酶（acyltransferase）和甲基转移酶（methyltransferase）等。

二、苯丙素类化合物生物合成途径

（一）苯丙素类化合物概述

苯丙素类化合物（phenylpropanoids，又称苯丙烷类化合物）是芳香环上含有羟基功能基团的化合物的总称，包括简单苯丙素类（simple phenylpropanoids）、木脂素类（lignans）、香豆素类（coumarins）和黄烷酮类（flavonoids）化合物。简单苯丙素类化合物结构上属于苯丙素衍生物，依 C3 侧链的结构变化，可分为苯丙烯、苯丙醇、苯丙醛、苯丙酸等；木脂素类化合物为具有苯丙素骨架的两个结构通过其中 β，β′ 或 8，8′– 碳相连而形成的一类天然产物；香豆素类化合物是邻羟基桂皮酸内酯类成分的总称；黄烷酮类化合物是以 2– 苯基二氢色原酮为母核而衍生的一类化合物。

（二）苯丙素类化合物的生物合成途径

在高等植物中苯丙素类化合物主要通过莽草酸途径和乙酸 – 丙二酸途径合成（图 5-2）。莽草酸途径是由莽草酸在苯丙氨酸解氨酶的催化作用下生成肉桂酸，肉桂酸经相关酶的催化生成各种苯丙素类化合物的途径，现也被称为肉桂酸途径。苯丙素类化合物不像萜类化合物那样具有相对单一的生物合成途径，大多数只分享了一条较短的共同的生物合成途径，即从苯丙氨酸至生成羟基肉桂酰辅酶 A 的过程。

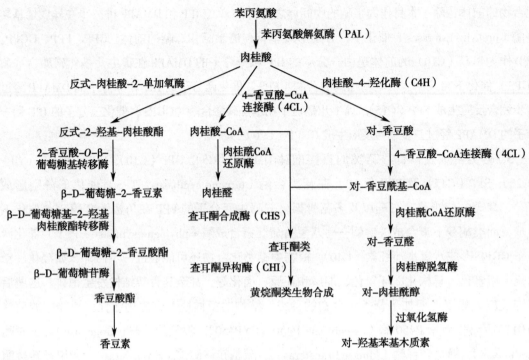

● 图 5-2　苯丙素类化合物的生物合成途径

1. 简单苯丙素类化合物的生物合成　简单苯丙素类化合物的生物合成主要经莽草酸途径，莽草酸途径第一个重要的酶是苯丙氨酸解氨酶（phenylalanine ammonia lyase，PAL），催化苯丙氨酸生成肉桂酸（cinnamic acid），肉桂酸在肉桂酸 -4- 羟化酶（cinnamate-4-hydroxylase，C4H）的催化下生成对 - 香豆酸。C4H 是第一个被鉴定的植物 P450 单加氧酶，该酶行使功能需氧且依赖 NADPH，它催化苯丙氨酸途径的第二步反应，在肉桂酸的对位点上催化位置特异性的羟化反应。香豆酸经过甲基化和羟基化形成简单苯丙素类化合物，如阿魏酸和芥子酸等。香豆酸在香豆酸 -3- 羟化酶（coumarate 3-hydroxylase，C3H）的催化下在邻位羟基化形成咖啡酸，咖啡酸经咖啡酸转移酶（caffeic acid O-methyltransferase，COMT）催化生成阿魏酸。阿魏酸再进一步经过阿魏酸 -5- 羟化化酶（ferulate-5-hydroxylase，F5H）作用促进芥子酸的合成。

2. 木脂素类化合物的生物合成　木脂素类化合物的生物合成是在一系列酶催化下，由苯丙氨酸或酪氨酸逐步转化为木脂素单体，最终聚合成木脂素的过程。苯丙氨酸解氨酶是木脂素类化合物生物合成途径中的第一个限速酶，在其作用下苯丙氨酸催化生成反式肉桂酸。在 4- 香豆酸辅酶 A 连接酶（4-coumarate-CoA ligase，4CL）的作用下生成相应的 CoA 酯，实际是对将被还原的基团进行活化。肉桂酰辅酶 A 还原酶（cinnamoyl-CoA reductase，CCR）可还原 3 种羟基肉桂酸的 CoA，生成相应肉桂醛。肉桂醇脱氢酶（cinnamoyl alcohol dehydrogenase，CAD）催化木脂素前体生物合成的最后一步，即肉桂醛还原为肉桂醇。木脂素经过进一步的环化和其他修饰可产生具有较好生物活性的天然木脂素，如鬼臼毒素（podophyllotoxin），一个芳基四氢萘内酯，该化合物具有良好的抗肿瘤及抗病毒作用。它是由松柏醇在松脂醇合成酶、松柏醇 - 落叶松脂素还原酶、开环异松脂醇脱氢酶等一系列酶的催化下生成罗汉松脂素，罗汉松脂素再经过芳环取代和羟基化等修饰生成鬼臼毒素。

3. 香豆素类化合物的生物合成　香豆素类化合物是一类具有苯骈 α- 吡喃酮母核的天然产物的总称，在结构上可以看成是顺式 - 邻羟基桂皮酸脱水而形成的内酯类化合物。在苯丙氨酸解氨酶的作用下，苯丙氨酸被催化成肉桂酸，随后在肉桂酸 -4- 羟化酶（cinnamate 4-hydroxylase，C4H）和 4- 香豆酸 - 辅酶 A 连接酶的共同催化下，转变成生物合成的活性中间产物 p- 香豆酰辅酶 A。在拟南芥的研究中，发现了香豆素可能的生物合成途径。在香豆酸 -3′- 羟化酶的刺激下，p- 香豆酰辅酶 A 的 3′ 位发生羟基化，生成咖啡酰辅酶 A。随后在咖啡酰辅酶 A 氧甲基转移酶的修饰下，咖啡酰辅酶 A 3′ 位的氧发生甲基化，产生的阿魏酰辅酶 A 经加氧酶催化生成 6′ 羟基阿魏酰辅酶 A，最终经侧链的异构化和内酯化生成香豆素类化合物。

4. 黄烷酮类化合物的生物合成　黄烷酮类化合物的生物合成途径可能是研究得最为透彻的植物次生代谢途径之一，在黄烷酮类化合物的生物合成途径中，来源于莽草酸途径的香豆酸在 4- 香豆酸辅酶 A 连接酶的催化下生成香豆酰 -CoA。4CL 作用于苯丙素类代谢途径中的第三步反应，催化各种羟基肉桂酸生成相应的硫酯，这些硫酯处于苯丙素类代谢途径和各种末端产物特异合成途径的分支点。随后，三分子的丙二酰辅酶 A（malonyl-CoA）和一分子的 4- 香豆酰辅酶 A（4-coumaroyl-CoA）在查耳酮合酶（chalcone synthase，CHS）的催化下生成具有 C13 骨架的查耳酮。CHS 作为黄酮类化合物起始的酶，其表达与否直接与植物黄酮类化合物含量多少有关，在很多植物如百合、蝴蝶兰、大豆等中都有研究。随后查耳酮在查耳酮异构酶（chalcone synthase，CHI）的作用下形成黄烷酮（或二氢黄酮），其他黄酮类化合物大多是经过二氢黄酮在其他酶的作用下生物合成而得到。CHI 是黄酮类化合物代谢途径中的第 2 个关键酶，催化分子内的环化反应。

黄酮（flavone）是以黄烷酮为底物，在黄酮合酶（flavone synthase，FNS）的催化作用下形成。植物中包括 FNS Ⅰ 和 FNS Ⅱ 这两种完全不同的黄酮合酶。大多数植物中主要是 FNS Ⅱ，FNS Ⅱ 均属于 CYP450 家族，而且主要集中在 CYP93B 亚家族，可以催化黄烷酮的 C-2 和 C-3 键之间形成双键，生成黄酮。只有伞形科植物中除了有 FNS Ⅱ 外，还包括有可溶性的依赖 2- 氧化戊二酸（2-oxoglutarate）的 FNS Ⅰ，可以催化黄烷酮的 C-2 和 C-3 键间脱氢，生成黄酮，如催化柚皮素生成芹菜素。柚皮素进一步在黄酮醇 -3- 羟化酶（flavanone-3-hydroxylase，F3H）和黄酮 3′，5′- 羟化酶（flavonoid 3′，5′-hydroxylase，F3′5′H）的催化下形成二氢槲皮素（dihydroquercetin）和二氢杨梅素（dihydromyricetin）等二氢黄酮醇，二氢黄酮醇进一步在黄酮醇合酶（flavonol synthase，FLS）的催化下生成槲皮素、杨梅酮等黄酮醇（flavonol）。二氢黄酮醇可以进一步在二氢黄酮醇还原酶（dihydroflavonol 4-reductase，OFR）的催化下，形成无色花色素，并进一步在花色素合成酶（anthocyanidin synthase，ANS）的作用下形成矢车菊素（cyanidin）、天竺葵色素（pelargonidin）等花色素，花色素在糖苷转移酶的作用下，通常在 C-3 和 C-7 位糖基化，生成花色苷。异黄酮与其他黄烷酮类化合物结构的区别在于其莽草酸来源的芳环转移到了羰基碳的邻位，黄烷酮柚皮素和甘草素在依赖 CYP450 的异黄酮合酶（isoflavone synthase，IFS）的催化下生成大豆黄酮（daidzein）和染料木黄酮（genistein）。

三、生物碱类化合物生物合成途径

（一）生物碱概述

生物碱（alkaloids）是指来源于生物界（主要是植物界）的一类含氮有机化合物。根据生源途径结合化学结构类型分为萜类吲哚生物碱（terpenoid indole alkaloids）、苄基异喹啉类生物碱（benzylisoquinoline alkaloids）、托品类生物碱（tropane alkaloids）、嘌呤类生物碱（purine alkaloids）和吡咯生物碱（pyrrolizidine alkaloids）等。

（二）生物碱类化合物的生物合成途径

生物碱类化合物的生物合成途径与萜类、苯丙素类等化合物不同，不同类型生物碱类化合物的生物合成途径相对独立（图 5-3）。一类是来源于氨基酸途径，主要有鸟氨酸、赖氨酸、邻氨基苯甲酸、苯丙氨酸、酪氨酸、色氨酸；另一类是来源于异戊烯途径，分别来源于萜类和甾体类；此外，嘌呤类生物碱来源于嘌呤生物合成途径。

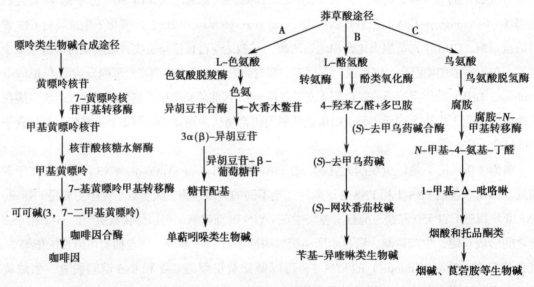

● 图 5-3　生物碱类化合物的生物合成途径

1. 萜类吲哚生物碱的生物合成　吲哚类生物碱（indole alkaloids）是生物碱中种类较多、结构较为复杂的一大类生物碱。根据其结构特点可分为简单吲哚类、β- 卡波林类、半萜吲哚类、单萜吲哚类和双吲哚类等。

单萜吲哚生物碱类化合物（monoterpenoid indole alkaloids，MIA）由来自色氨酸（tryptophan）的吲哚部分和裂环环烯醚萜开环番木鳖苷（iridoid glucoside secologanin）的单萜部分组成。其吲哚部分是色氨酸在色氨酸脱羧酶（tryptophan decarboxylase，TDC）的催化下生成色胺，编码 TDC 的基因已在积累单萜吲哚生物碱的不同物种中克隆得到。生成单萜部分前体裂环马钱子苷（secologanin）的过程尚未被完全解析，目前已解析的合成路径如下：首先由属于 CYP450 酶的香叶醇 -10- 脱氢酶（geraniol-10-hydroxylase，CYP76B6）催化香叶醇生成 10- 羟基香叶醇（10-hydroxy-geraniol），10-羟基香叶醇氧化还原酶（10-hydroxygeraniol oxidoreductase，10-HGO）氧化还原生成10-氧香叶醛（10-oxogeranial），再由环烯醚萜合酶（iridodial synthase，IRS）环化生成环烯醚萜（iridodial）。7-DLS酶（7-deoxyloganetic acid synthase）将环烯醚萜氧化为7-deoxyloganetic acid，7-DLGT酶（7-deoxyloganetic acid glucosyltransferase）再将其催化为7-脱氧马钱苷酸（7-deoxyloganic acid），7-脱氧马钱苷酸在7-脱氧马钱苷酸羟化酶（7-deoxyloganic acid 7-hydroxylase，DL7H）的催化作用下生成马钱苷酸（loganic acid），马钱苷酸进一步在马钱苷酸甲基转移酶（loganic acid methyltransferase，LAMT）的作用下生成马钱子苷，马钱子苷在裂环马钱子苷合成酶（secologanin synthase，SLS）的催化作用下裂环生成裂环马钱子苷（secologanin）。由类萜途径而来的开环番木鳖苷和由吲哚途径而来的色胺，在异胡豆苷合成酶（strictosidine synthase，STR）的催化作用下偶合生成3α（S）-异胡豆苷 [3α（S）-strictosidine]。异胡豆苷进一步在异胡豆苷-β-D-葡萄糖苷酶（strictosidine-β-D-glucosidase，SGD）的催化下脱掉糖苷生成异胡豆苷糖苷元（strictosidine-derived aglycone）。该化合物通过几步化学反应生成生物碱生物合成过程重要的分支点化合物二氢缝籽木碱，并通过不同途径分别生成长春花碱和阿吗灵。二氢缝籽木碱在酶的催化作用下生成长春花碱的代谢中间产物水甘草碱（tabersonine）。首先水甘草碱在其羟化酶（tabersonine 16-hydroxylase 2，T16H2）的酶促作用下生成16-羟基水甘草碱（16-hydroxytabersonine），16-羟基水甘草碱进一步在甲基转移酶（16-O-methyltransferase，16-OMT）的作用下生成16-甲氧基水甘草碱（16-methoxytabersonine），随后16-甲氧基水甘草碱在甘草碱3-加氧酶（taberso-nine 3-oxygenase，T3O）和水甘草碱3-还原酶（tabersonine3-reductase，T3R）的协同作用下转化为16-甲氧基-2，3-二氢-3-羟基水甘草碱（16-methoxy-2，3-di-hydro-3-hydroxytabersonine），16-甲氧基-2，3-二氢-3-羟基水甘草碱进一步在N-甲基转移酶（N-methyltransferase，NMR）的催化作用下生成去乙酰氧基文多灵（desacetoxyvindoline），去乙酰氧基文多灵在羟化酶（desacetoxyvindoline-4-hydroxylase，D4H）的作用下生成去乙酰文多灵（deacetylvindoline），最后去乙酰文多灵在去乙酰文多灵-4-O-乙酰转移酶（deacetylvindoline-4-O-acetyltransferase，DAT）的作用下生成文多灵（vindoline）。文多灵和长春碱在氧化酶的作用下生成长春花碱。

二氢缝籽木碱生成阿吗灵的过程首先是在sarpagan桥酶（sarpagan bridge enzyme，SBE）的催化下建立sarpagan环系统，生成聚精液素醛（polyneuridine aldehyde），进一步在聚精液素醛酯酶（polyneuridine aldehyde esterase，PANE）的作用下水解，自发脱羧形成异维西明（epi-vellosimine）。异维西明在乙酰辅酶A的作用下生成维诺任碱（vinorine），维诺任碱进一步在CYP450酶（vinorine hydrolase，VH）的作用下氧化生成萝芙木勒宁（vomilenine），再经过萝芙木勒宁还原酶（vomilenine reductase，VR）和1，2-二羟基萝芙木勒宁还原酶（1，2-dihydrovomilenine reductase）催化的两步还原反应生成乙酰去甲基阿吗灵（acetyl-norajmaline），乙酰去甲基阿吗灵进一步在乙酰阿吗灵酯酶（acetylajamaline esterase，AAE）和去甲基阿吗灵甲基转移酶（norajmalan methyltransferase，NAMT）的作用下，经过水解脱去乙酰基，并在吲哚环的N位上引入甲基生成阿吗灵。

2. 苄基异喹啉类生物碱的生物合成　苄基异喹啉类生物碱（benzylisoquinoline alkaloids，BIA）是异喹啉类生物碱的一大类，结构类型复杂。在苄基异喹啉类生物碱的生物合成途径中，第一步反应是 L- 酪氨酸在酪氨酸脱羧酶（tyrosine decarboxylase，TYDC）的作用下催化生成酪胺，酪胺在转氨酶（aminotransferase）和酚类氧化酶（polyphenol oxidase，PPO）的作用下生成 4- 羟基苯乙醛（4-hydroxyphenylacetaldehyde，4-HPAA），作为 BIA 的苄基部分；TYDC 还可催化苯丙氨酸生成多巴胺（dopamine），作为 BIA 的异喹啉部分。4-HPAA 和多巴胺在去甲乌药碱合酶（norcoclaurine synthase，NCS）的催化下缩合生成 BIA 生物合成途径第一个中间体——去甲乌头碱（norcoclaurine），去甲乌头碱在去甲乌头碱 6-O- 甲基转移酶（norcoclaurine 6-O-methyltransferase，6OMT）、乌药碱 N- 甲基转移酶（coclaurine N-methyltransferase，CNMT）、N- 甲基乌头碱 4'- 羟化酶（CYP80B3）和 3'- 羟基 -N- 甲基乌药碱 4'-O- 甲基转移酶（3'-hydroxy-N-methylcoclaurine 4'-O-methyltransferase，4'OMT）的作用下，经历几次甲基化和一次羟基化作用生成重要分支点化合物——（S）- 牛心果碱［（S）-reticuline］。（S）- 牛心果碱可转化成多种苄基异喹啉类生物碱，主要通过以下几个分支生成不同的 BIA 类化合物。

第一个分支从罂粟中得到了一个（S）- 牛心果碱 -7-O- 甲基转移酶（reticuline 7-O-methyltransferase，7-OMT），可催化（S）- 牛心果碱生成半日花碱（laudanine）。第二个重要的分支是（S）- 牛心果碱在小檗碱桥酶（berberine bridge enzyme，BBE）的催化作用下生成金黄紫堇碱（scoulerine）。金黄紫堇碱可以在碎叶紫堇碱合酶（cheilanthifoline synthase，CFS）和刺罂粟碱合酶（stylopine synthase）的催化下生成刺罂粟碱（stylopine），刺罂粟碱在酶的作用下进行 N- 甲基化，生成 cis-N- 甲基刺罂粟碱（cis-N-methylstylopine），进一步羟基化生成白屈菜碱（protopine）。白屈菜碱在白屈菜碱氧化酶（dihydrobenzophenanthridine oxidase，DBOX）的作用下生成血根碱（sanguinarine）。

以金黄紫堇碱作为前体的另一个分支是在金黄紫堇碱 9-O- 甲基转移酶（scoulerine 9-O-methyltransferase，SOMT）的催化下生成四氢非洲防己碱（tetrahydrocolumbamine），一方面转化为非洲防己碱（columbamine）后进一步生成巴马丁（palmatine）；另一方面在四氢小檗碱合酶（canadine synthase，CYP719A1）的催化下生成四氢小檗碱（canadine），经四氢小檗碱氧化酶（canadine oxidase）氧化生成黄连素。

第三个分支主要生成吗啡、可待因等。（S）- 牛心果碱首先在氧化酶和还原酶的催化下生成（R）- 牛心果碱［（R）-reticuline］，进一步在沙罗泰里啶合酶（salutaridine reductase）的催化下生成沙罗泰里啶（salutaridine）。沙罗泰里啶在多种酶的作用下生成 salutaridinol-7-O-acetate，该化合物的乙酰基会自发消除，并进一步催化生成该途径的第一个五环生物碱蒂巴因（thebaine）。蒂巴因经过两个脱甲基和还原反应生成可待因和吗啡，但催化脱甲基的步骤还不清楚，而催化可待因酮还原生成可待因的酶（codeinone reductase，可待因酮还原酶）已经通过克隆得到。

3. 托品类生物碱和尼古丁的生物合成　托品类生物碱是指分子中有托品烷骨架且具有抗胆碱作用的一类化合物，代表性物质包括莨菪碱（hyoscyamine）和东莨菪碱（scopolamine）。尼古丁（nicotine），俗名烟碱，主要来源于烟草属植物。托品类生物碱和尼古丁的生物合成起始于鸟氨酸（ornithine）和精氨酸（arginine）。鸟氨酸在鸟氨酸脱羧酶（ornithine decarboxylase，ODC）的作用下脱羧生成腐胺（putrescine）；精氨酸在精氨酸脱羧酶（arginine decarboxylase，ADC）的催化下脱羧生成精胺，然后经过一系列未知酶促反应生成腐胺；腐胺在腐胺 N- 甲基转移酶（putrescine N-methyl-transferase，PMT）的作用下甲基化形成 N- 甲基腐胺（N-methyl-

putrescine，MP），该酶是第一个在植物次生代谢研究中利用代谢物组分析结合基因表达谱分离和克隆得到，N- 甲基腐胺在 N- 甲基腐胺氧化酶（N-methylputrescine oxidase，MPO）的催化下生成 4- 甲氨基丁醛（4-methylaminobutanal），该化合物自发环化生成 N- 甲基 –Δ1- 吡咯啉正离子（N-methyl–Δ1-pyrrolium cation），并经过一系列未知酶促反应生成托品类生物碱和尼古丁的前体托品酮（tropinone）。尼古丁的生物合成是通过 N- 甲基 –Δ1- 吡咯啉正离子与烟酸缩合再脱氢后得到的，催化步骤尚未完全解析。

4. 嘌呤类生物碱的生物合成 嘌呤类生物碱是带有嘌呤环结构的含氮化合物，代表性化合物有咖啡因（caffeine）、可可碱（theobromine）和茶碱（theophylline）。嘌呤类生物碱的生物合成途径相对简单，以黄嘌呤核苷作为起始底物最终合成咖啡碱，包括三步甲基化反应和一步核糖核苷水解酶催化进行的脱核糖反应。第一步是黄嘌呤核苷在黄嘌呤核苷 7-N- 黄嘌呤核苷甲基转移酶（7-N-methylxanthosine synthase）的催化作用下生成 7- 甲基黄嘌呤核苷（7-methylxanthosine）。该酶由 Negishi 等从茶树叶片中获得，并证明其是催化第一步反应的酶。第二步是 7- 甲基黄嘌呤核苷在水解酶的作用下，生成 7- 甲基黄嘌呤（7-methylxanthine），但是催化该水解反应的酶尚未被分离鉴定。后两步反应均为甲基化反应，由咖啡因合酶（caffeine synthase，CS）、7- 甲基黄嘌呤 N- 甲基转移酶和可可碱 N- 甲基转移酶等催化生成咖啡因。咖啡因合酶是一种双功能酶，具有 1-N 和 3-N 位的甲基化，而没有 7-N 位的甲基化活性，催化 7- 甲基黄嘌呤甲基化生成可可碱，而后再将可可碱进一步甲基化而成咖啡因。

四、其他类生物合成途径

（一）多不饱和脂肪酸的生物合成途径

多不饱和脂肪酸（polyunsaturated fatty acids，PUFAs）是指含有 2 个或者 2 个以上不饱和双键结构的脂肪酸，又称多烯脂肪酸。根据第一个不饱和键位置不同，PUFAs 可分为 ω-3、ω-6、ω-7、ω-9 等系列。在生物体内形成多不饱和脂肪酸是一个复杂的过程，它是以饱和脂肪酸硬脂酸（18：0）为底物，通过脂肪酸延长酶与去饱和酶作用完成的。其中碳链的延长与去饱和作用是交替进行的，最终经过一系列的脱氢和碳链延长而形成。现发现有两条生物合成途径。

1. 需氧型脂肪酸脱氢/碳链延长途径 大多数动物体内存在的 PUFA 合成的主要途径为需氧型脂肪酸脱氢/碳链延长途径。它以必需脂肪酸亚油酸（linoleic acid，LA）、亚麻酸（α-linolenic acid，α-ALA）为前体物质，丙二酸单酰辅酶 A 为二碳单元供体，依靠一系列特定的脂肪酸脱氢酶和碳链延长酶的催化，合成 PUFA。目前已经研究清楚的主要有 Δ^4、Δ^6 和 Δ^8 途径，其中 Δ^6 途径的研究最为详细。

自然界中，生物体以 LA、α-ALA 为底物生成 ARA、EPA 时，Δ^6 途径与 Δ^8 途径有明显差别。Δ^6 途径中，最初底物首先在 Δ^6- 脂肪酸脱氢酶的催化下进行脱氢反应，然后进行碳链延长。而 Δ^8 途径中，则在 Δ^9- 脂肪酸碳链延长酶的作用下，先进行碳链延长再氧化脱氢。

2. 厌氧型聚酮体合成途径 主要存在于海洋微生物体内。此过程涉及一种关键的复合体酶——聚酮合酶（polyketidesynthase，PKS），它是由基因组中的三个或四个开放阅读框编码的亚单位组成的多结构域酶。某些海洋生物可利用其体内的 PKS 复合体合成 EPA 或 DHA，但不同海洋微生物合成 PUFA 的种类不同。PKS 催化合成 PUFA 时与需氧型脂肪酸脱氢 / 碳链延长途径比较类似，以乙酰辅酶 A 为最初底物，丙二酸单酰辅酶 A 为二碳单元供体，经过缩合、脱水、还原等过程，不断加入二碳单元延长碳链，合成最终产物。该过程比需氧型脂肪酸脱氢 / 碳链延长途径相对简单。

（二）蒽醌类化合物的生物合成途径

蒽醌类（anthraquinones）化合物是一类广泛存在于自然界的重要天然色素，包括蒽醌及其衍生物、还原产物，其中蒽醌又可分为大黄素型和茜草素型。蒽醌的合成是一个复杂的过程，需要多种细胞器的协同工作，涉及质体、内质网、细胞质和液泡等不同的细胞器或区域。其生物合成有如下两条途径：

1. 聚酮途径　大黄素型蒽醌的合成主要通过聚酮途径。聚酮途径大致分为 3 个阶段：①以乙酰辅酶 A 为起始单元，在查耳酮合成酶家族的作用下，连续与 8 个丙二酸单酰辅酶 A 发生缩合，缩合形成聚八酮化合物；②聚八酮化合物经过还原、脱羧及氧化等步骤，形成大黄酚、芦荟大黄素与大黄酸等蒽醌类化合物；③聚八酮化合物经过水解、脱羧、脱水与甲基化等步骤，形成大黄素与大黄素甲醚等蒽醌类化合物。在聚酮途径过程中，催化乙酰辅酶 A 与丙二酸单酰辅酶 A 缩合的反应是由植物查耳酮合成酶系催化完成的。

2. 莽草酸（分支酸）途径　茜草素型蒽醌的合成主要通过莽草酸（分支酸）途径，经由莽草酸、异分支酸和 α- 酮戊二酸，再经一系列代谢分别形成蒽醌的 A 环与 B 环，C 环来源于异戊烯二磷酸。一般认为异戊烯二磷酸的形成是通过甲羟戊酸（MVA）途径或甲基赤藓糖醇磷酸（MEP）途径。

在莽草酸（分支酸）途径中，有如下相关酶类：①异戊烯基焦磷酸异构酶（IPP isomerase），催化异戊二烯焦磷酸（IPP）及二甲丙烯焦磷酸（DMAPP）异构化反应，后者直接参与蒽醌 C 环的形成；② 1- 脱氧木酮糖 -5- 磷酸合酶（1-deoxy-D-xylulose-5-phosphate synthase，DXPS），催化 MEP 途径中丙酮酸与三磷酸甘油醛缩合形成 1- 脱氧木酮糖 -5- 磷酸；③异分支酸合酶（isochorismate synthase，ICS），催化将分支酸 4 位上的羟基转移到 2 位上，形成异分支酸，进一步形成蒽醌。

（三）甾体类化合物的生物合成途径

甾体类化合物（steroidals）是广泛存在于自然界中的一类天然化学成分，它们的结构中都具有环戊烷骈多氢菲的甾体母核，主要包括甾醇、胆汁酸、性激素、强心苷、甾体皂苷、甾体生物碱等。甾体类化合物种类繁多，大部分生物合成途径不够完善，仅介绍甾体皂苷的生物合成途径。

甾体皂苷的生物合成途径（图 5-1）：其前体法尼基焦磷酸（FPP）的合成与萜类相同（MVA 和 MEP 途径）。此后法尼基焦磷酸先后通过鲨烯合酶（squalene synthase，SQS）、角鲨烯环氧化酶（squalene epoxidase，SQLE）的催化形成 2，3- 氧化角鲨烯（2，3-oxidosqualene），该中间体可启动角鲨烯发生环化反应。在甾体合成途径中，2，3- 氧化角鲨烯在环阿屯醇合酶（cycloartenol synthase，CAS）的催化下环化形成环阿屯醇（cycloartenol），以此作为甾体类化合物的先导前体，这个步骤在高等植物中也是甾体代谢与萜类代谢途径的一个重要分支点。甾体先导前体经过一系列酶的修饰，包括催化胆固醇生成的各种氧化酶、甲基转移酶等，以及以细胞色素 P450 酶为主的 C26（27）、C16、C22 羟化酶生成甾体苷元。最后，由甾体皂苷糖基转移酶（steroidal glycosyltransferase，SGTase）催化甾体皂苷糖苷键的形成。

第二节　中药活性成分生物合成相关功能基因

学习目的

1. 熟悉功能基因在中药活性成分合成途径中的作用。
2. 了解中药活性成分生物合成的功能基因。

基础性名词

结构基因、调控基因、转录因子、miRNA

案例导入

中药活性成分是中药发挥作用的物质基础，活性成分功能基因的不同会导致生成不同的代谢产物。如青蒿素只在黄花蒿中产生，其他的蒿类不产生青蒿素，究竟是什么原因导致了这种现象呢？青蒿素合成的底物法尼基焦磷酸依次经过紫穗槐二烯合酶、紫穗槐氧化酶、青蒿醛还原酶和醛脱氢酶Ⅰ四个关键酶基因催化生成青蒿素。其他的蒿类中也有相类似的基因，但不产生青蒿素。后来发现在进化过程中，黄花蒿中紫穗槐氧化酶基因发生突变，导致黄花蒿产生了青蒿素。因此，活性成分相关功能基因的变异导致自然界中产生了丰富的次生代谢产物。

一、结构基因

（一）结构基因的定义

结构基因是指编码非调控因子外的任何蛋白质或 RNA 的基因。结构基因是与调控基因相对的概念，编码除调节因子（regulatory factor）以外的多种功能和结构的 RNA 或蛋白，包括结构蛋白、酶类（如催化酶）或不执行调控功能的 RNA 分子。这些基因是细胞维持正常功能所必需的。在真核细胞中，结构基因被内含子（intron）和外显子（extron）所分隔，而在原核细胞中则是连续的。一种结构基因一般对应一种蛋白质或一条 RNA 序列。结构基因的功能是把携带的遗传信息通过转录传递给 mRNA（信使核糖核酸），再以 mRNA 为模板合成具有特定氨基酸序列的蛋白质或特定序列的 RNA。

本章所述结构基因主要指编码催化植物次生代谢产物生物合成的关键酶基因。

（二）结构基因的分类及功能

结构基因的主要作用是催化底物转化和级联反应，根据官能团的特征分类如下。

1. 氧化还原酶类基因　该类基因编码的蛋白质促进底物进行氧化还原反应，包括氧化酶和还原酶。

2. 转移酶类基因　该类基因编码的蛋白质催化底物和底物进行基团（乙酰基、巯基、甲基、羟基、氨基、磷酸基等）的转移或交换，主要包括乙酰基转移酶、甲基转移酶、转硫酶、氨基转移酶、激酶和多聚酶等。

3. 水解酶类基因　该类基因编码的蛋白质催化底物发生水解反应，包括淀粉酶、蛋白酶、脂肪酶、磷酸酶、糖苷酶等。

4. 裂合酶类基因　该类基因编码的蛋白质催化从底物（非水解）移去一个基团并留下双键的反应或其逆反应，包括脱水酶、脱羧酶、碳酸酐酶、醛缩酶、枸橼酸合酶等基因。

5. 异构酶类基因　该类基因编码的蛋白质催化各种同分异构体、几何异构体或光化学异构体之间相互转化，包括异构酶、表构酶、消旋酶等基因。

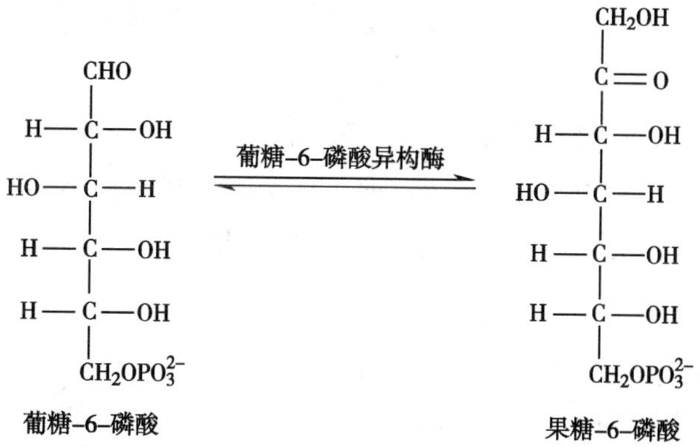
葡糖-6-磷酸异构酶
葡糖-6-磷酸
果糖-6-磷酸

6. 连接酶基因　该类基因编码的蛋白质催化两分子底物合成为一分子化合物，同时偶联有ATP的磷酸键断裂释能，包括谷氨酰胺合成酶、DNA连接酶、氨基酸-tRNA连接酶及依赖生物素的羧化酶等。

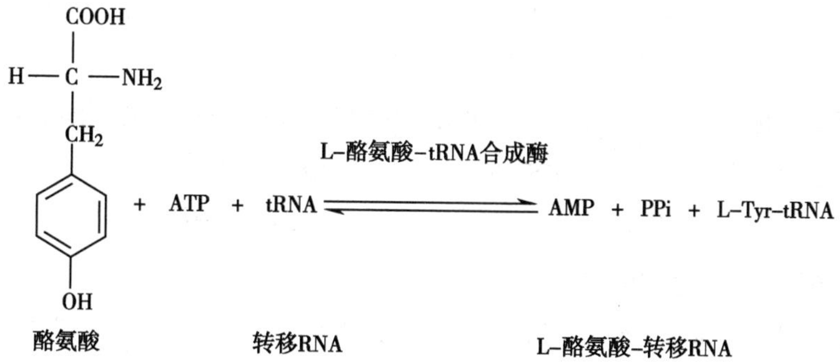
L-酪氨酸-tRNA合成酶
+ ATP + tRNA
AMP + PPi + L-Tyr-tRNA
酪氨酸
转移RNA
L-酪氨酸-转移RNA

二、调控基因

（一）调控基因的概念

调控基因（regulatory gene）是从基因功能角度进行划分的，主要指通过与结构基因的调控序列（又叫顺式作用元件，cis-acting element）或结构基因结合元件（蛋白质或RNA，又叫反式作用元件，trans-acting element）相互作用，进而调节结构基因活性的一类基因。调控基因也受其他调控基因的调控，调控效果可分为正调控（positive regulation）和负调控（negative regulation）。真核生物主要通过异位调控目的基因，即调控同条染色体或不同染色体的目的基因。众多调控基因与结构基因形成调控网络（regulatory network）。但原核生物主要以操纵子模式存在，即当操纵基因以正向调控模式启动时，处于同一染色体上邻近的由它所控制的结构基因开始转录、翻译和合成蛋白质；当以负调控模式启动时，结构基因就停止转录和翻译，如大肠埃希氏菌乳糖操纵子中含有3个连锁在一起的结构基因（*LacZ*、*LacY*和*LacA*）。

（二）调控基因的分类

调控基因可以根据其调控水平进行分类，例如转录水平的调控和转录后水平的调控，后者又分为RNA稳定调控、翻译调控和翻译后调控。根据调控基因的特征又分为信号传递基因、转录因子和非编码 RNA 等。目前中药活性成分调控主要集中在转录因子（transcription factor，TF）和小分子 RNA（microRNA，miRNA）。

1. 转录因子 转录因子也称反式作用因子，是指具有同真核生物启动子特定 DNA 序列结合活性的蛋白质分子，或者是具有已知 DNA 结合域结构特征的蛋白质分子，其主要功能是激活或抑制基因的转录效应，从而保证目的基因以特定的强度在特定的时间与空间转录表达。

（1）转录因子的结构：从蛋白质结构分析，这些转录因子一般由 DNA 结合域、转录调控域（包括激活域或抑制域）、寡聚化位点以及核定位信号等 4 个功能区域组成。转录因子通过这些功能区域与基因启动子中的顺式作用元件结合或通过与其他蛋白相互作用来调控基因的表达。

1）DNA 结合域（DNA-binding domain）：转录因子的 DNA 结合域是指转录因子转录激活蛋白的一个功能区域，可以识别和结合 DNA。同一类型转录因子 DNA 结合域的氨基酸序列较为保守。因此，这段氨基酸序列决定了转录因子的特异性。

2）转录调控域（transcription regulation domain）：转录调控域包括转录激活域和转录抑制域两类，它们决定了转录因子对下游靶基因的调控。转录调控域一般包含 DNA 结合域之外的 30~100 个氨基酸残基，有时一个转录因子包含不止一个转录激活域。转录抑制域是转录因子转录调控的重要位点，其可能的作用方式有 3 种：与启动子的调控位点结合，从而竞争性地抑制其他转录因子的结合；和其他转录因子蛋白相互作用，抑制其他转录因子的蛋白活性；通过改变 DNA 的高级结构阻止转录的发生。

3）寡聚化位点（oligomerization site）：寡聚化位点是不同转录因子发生相互作用的功能域。寡聚化位点的氨基酸序列很保守，大多与 DNA 结合域相连并形成一定的空间构象。两分子单体通过一定的结构域结合形成二聚体就是二聚体化。由同种分子形成的二聚体称同源二聚体，异种分子间形成的二聚体称异源二聚体。除二聚化或多聚化反应，还有一些调节蛋白不能直接结合 DNA，而是通过蛋白质–蛋白质相互作用间接结合 DNA，调节基因转录，这样就形成了一个表达调控的复合物。

4）核定位信号（nuclear location signal，NLS）：转录因子必须在核内作用才能起到调控基因表达的目的。核定位信号是转录因子中富含精氨酸和赖氨酸残基的核定位区域，转录因子进入细胞核的过程受该区域调控。一般一个或多个核定位序列在转录因子中不规则分布，同时也存在不含核定位序列的转录因子，它们通过结合到其他转录因子上进入细胞核。

（2）转录因子的种类：植物转录因子数据库 PlantTFDB（http://planttfdb.cbi.pku.edu.cn）中一共预测到 58 个转录因子家族，报道有多种转录因子调控次生代谢产物的生物合成，包括 AP2/ERF 类、bZIP（basic leucine zipper）类、bHLH 类、MYB 类、WRKY 类、SPL 类等。

本节介绍几类主要的转录因子的结构特征，其调控功能将在本章第三节中讲述。

1）AP2/ERF 类转录因子：AP2/ERF 类转录因子的家族成员至少含有一个保守的 DNA 结合区，该结构域大约由 60 个氨基酸组成，其 N 端存在一个碱性亲水区，包含 3 个反向平行的 β 折叠，通过 β 折叠上的精氨酸和色氨酸残基与靶基因双螺旋结构大沟上的 8 个碱基相连的 GCCbox 元件结合，实现对靶基因的转录调控。

模式植物拟南芥中 AP2/ERF 类转录因子分为 5 个亚族：AP2、ERF、CBF/DREB、RAV 和特异蛋白 Soloist。AP2 亚族具有两个 AP2 结构域；ERF 亚族和 CBF/DREB 亚族具有一个 AP2 结构域和一个保守的 WLG 基序；RAV 亚族除具有 AP2 结构域外还含有一个 B3 结构；Soloist 蛋白没有典型的 WLG 基序。

2）bZIP 类转录因子：植物 bZIP 类转录因子是一类分布很广泛且非常保守的转录因子，此类转录因子由碱性区和亮氨酸拉链区两部分组成。碱性区由 16~20 个氨基酸残基组成，位于 bZIP 结构域的 N 端，高度保守，含有 DNA 识别序列和核定位序列，能特异结合"ACGT"序列。亮氨酸拉链区往往不保守，位于 bZIP 结构域的 C 端。同一亚家族的 bZIP 单体结合形成同源二聚体，不同亚家族的 bZIP 单体结合形成异源二聚体。

3）bHLH 类转录因子：bHLH 类转录因子结构域由 60 个高度保守的氨基酸组成。该类转录因子的 N 端由 13~17 个氨基酸组成，主要与靶基因启动子区域的 E-box 元件（CANNTG）的结合有关。

4）MYB 类转录因子：植物中的 MYB 类转录因子由 1~3 个 MYB 结合域（R1、R2 和 R3）构成，该 MYB 结合域往往由 51 或 52 个氨基酸组成。根据结合域的组成，MYB 家族的转录因子分成 4 个亚家族，分别为 R1R2R2R1/2-MYB（4R-MYB）、R1R2R3-MYB（3R-MYB）、R2R3-MYB 和 R1/2-MYB（R3-MYB）。

5）WRKY 类转录因子：WRKY 类转录因子是植物特有的一类转录因子。该类转录因子含有一个或两个 WRKY 结构域：由 60 个氨基酸组成的含有 WRKYGQK 和锌指结构的结构域。WRKY 的 N 端和 C 端的锌指结构往往是保守的。WRKY 蛋白与靶基因启动子区域中的 W-box（TTGACC/T）元件结合，从而对逆境和次生代谢产物应答的基因进行调控。WRKY 有时作为受体激酶调控基因的表达。

6）SPL（squamosa-promoter binding protein-like）类转录因子：SPL 类转录因子广泛存在于绿色植物中。该类转录因子含有一段由 80 个氨基酸残基组成的高度保守的 SBP 结构域，以此与下游靶基因启动子区域结合，调控靶基因表达。

2. miRNA　miRNA 是由 19~25 个核苷酸组成的内源性单链小分子 RNA，由 DNA 转录产生，不翻译成蛋白质，通过碱基互补配对的方式与靶基因的 3′UTR 区域部分或完全互补，剪切靶基因的转录产物或者抑制转录产物的翻译，从而起到转录后调控靶基因表达的作用。

在不同物种中，miRNA 的数量超过 200 个，miRNA 是最大的基因家族之一，占基因组的 1% 左右。1993 年，Lee 等在线虫中发现了第一个 miRNA——lin-4，该基因与线虫的发育相关。在拟南芥、水稻、高粱等植物中均发现了大量的 miRNA，miRNA 通过碱基互补配对结合靶基因的 5′UTR 或 3′UTR 区域，导致靶基因降解，从而抑制靶基因的表达。

（1）miRNA 的结构：成熟的 miRNA 是长度为 21~25 个核苷酸的单链 miRNA。与动物中的 miRNA 不同，植物 miRNA 前体长度变化较大，一般为 64~303 核苷酸，而动物的 miRNA 前体较为稳定，一般为 60~70 核苷酸；植物 miRNA 一般以近乎完全互补的方式与靶 mRNA 结合，而大多数动物 miRNA 和它的靶 mRNA 结合方式则没有植物那样严格。

大多数 miRNA 的启动子序列和基因的启动子类似，具有 TATA 盒及转录因子结合位点等。miRNA 也同样受转录因子调控，也具有时空表达的特性。如 SPL 类转录因子可以直接结合 miR172 的启动子，特异性调控 miR172 的表达，从而调控植物的年龄。

（2）miRNA 的生物合成：植物和动物中形成成熟 miRNA 的基本过程十分相似，只是在整个成熟 miRNA 形成过程中的蛋白酶基因和切割过程略有差异。先由 RNA 聚合酶 Ⅱ 从基因组 DNA 上转录产生较长的初级转录产物 pri-miRNA，中间有一段不完全配对的茎 - 环结构；经过第一步切割后产生 pre-miRNA，再经过第二步切割产生双链 miRNA，双链解链形成长度为 21 个核苷酸左右的成熟单链 miRNA。

（3）miRNA 的作用机制：miRNA 主要通过以下两种途径调控基因的表达。一是通过碱基互补配对直接结合在靶基因上，AGO1（argonaute 1）切开靶 mRNA 中的磷酸二酯键，导致靶 mRNA 被特异性剪切。如西红柿中的 miR319 通过碱基互补配对结合转录因子 TCP，TCP 的 mRNA 被剪切后，叶片变大。二是 miRNA 通过碱基互补配对作用结合靶基因的 mRNA，抑制靶 mRNA 的翻译。如拟南芥中的 miR172 可以通过碱基互补配对作用结合靶基因 *APETALA2* 的 mRNA，抑制 *APETALA2* 蛋白的积累，*APETALA2* 基因在拟南芥中抑制开花，当 miR172 抑制 *APETALA2* 的转录后，导致植物提前开花。miRNA 的生物合成及作用机制如图 5-4 所示。

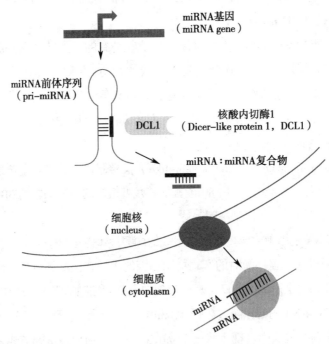

● 图 5-4　miRNA 的合成及作用机制

在反转录作用下，DNA 上的 miRNA 生成 miRNA 前体（pre-miRNA）序列，经核酸内切酶 1（DCL1）的作用，生成 miRNA：miRNA 复合物，该复合物由 miRNA 及其互补链互补配对生成。成熟的 miRNA 穿梭出细胞核，通过碱基互补配对结合到 mRNA 上，抑制基因的转录或蛋白的翻译。

功能基因研究
方法

第三节 中药活性成分生物合成的调控

学习目的

1. 熟悉中药活性成分生物合成基因过表达或抑制表达。

2. 转录因子在中药活性成分生物合成调控中的作用。

基础性名词

基因的过表达、基因的抑制表达、转录因子

案例导入

中药活性成分的含量往往很低，提高其活性成分一直是中药代谢调控研究的重点。目前代谢调控研究的方法很多，但哪一种才是提高其含量最有效的方法呢？在黄花蒿中通过 RNAi 技术干扰了鲨烯合酶基因的表达，青蒿素的含量提高了 3.4 倍；东莨菪碱作为一种重要的镇静剂和麻醉剂，需求量巨大。通过在茄科的发根中过表达东莨菪碱合成途径基因 1，4- 丁二胺 – 氮 – 甲基转移酶和莨菪碱 6-β– 羟化酶基因，东莨菪碱的含量竟然整整提高了 9 倍。因此，中药活性成分的提高没有最有效的方法，只有更有效的方法……

一、基因的过表达或抑制表达

基因发挥功能与其转录表达水平密切相关。因此，在植物或其组织、器官、细胞中对特定基因进行针对性的过表达或抑制表达，可以对该基因参与的次生代谢产物的生物合成进行调控，从而促进或抑制目标化合物的产生。这是目前植物次生代谢基因工程常用的技术方法。

（一）萜类合成途径基因过表达或抑制表达

如本章第一节所述，萜类化合物的合成起源于 MEP 途径和 MVA 途径。MEP 途径发生在质体中，以丙酮酸（pyruvic acid）和三磷酸甘油醛（glyceraldehyde 3-phosphate）为底物，经过一系列酶催化生成牻牛儿基二磷酸（geranyl pyrophosphate，GPP），牻牛儿基牻牛儿基二磷酸（geranyl geranyl pyrophosphate，GGPP）。GPP 和 GGPP 分别是单萜和二萜的底物。MVA 途径发生在胞液（cytosol）中，以乙酰辅酶 A（acetyl–CoA）为底物，经过一系列酶催化生成法尼基焦磷酸（farnesyl diphosphate），法尼基焦磷酸可以直接生成一系列倍半萜，如青蒿素（artemisinin）、β– 石竹烯（β–caryophyllene）、β– 法尼烯（farnesene）、大根香叶烯（germacrene）等。法尼基焦磷酸也可以生成三萜鲨烯（squalene）等。

青蒿素是治疗疟疾的特效药，属于倍半萜类化合物。青蒿素合成是以 FPP 为前体，经过青蒿素合成途径关键酶基因紫穗槐二烯合酶（amorpha-4，11-diene synthase，ADS）、紫穗槐二烯羟化酶（amorphadiene-12-hydroxylase，CYP71AV1）、细胞色素 P450 还原酶（cytochrome

P450 reductase，CPR）、青蒿醛还原酶［artemisinic aldehyde delta 11（13）–reductase，DBR2］、乙醛脱氢酶（aldehyde dehydrogenase 1，ALDH1）等催化生成二氢青蒿酸（dihydroartemisinic acid），目前已有研究证明二氢青蒿酸经过光氧化直接生成青蒿素。在黄花蒿中共表达合成途径基因 CYP71AV1 与 CPR，青蒿素含量相对于对照增加了 1.4 倍；共表达青蒿素合成途径基因 ADS+CYP71AV1+CPR 后，青蒿素含量相对于对照增加了 2.4 倍；共表达青蒿素合成途径基因 ADS+CYP71AV1+CPR+ALDH1 后，青蒿素含量可增加到 3.4 倍。因此，过表达次生代谢产物合成酶基因在一定程度上能提高目标产物的含量。

青蒿素合成途径中有许多竞争支路途径，包括 β- 石竹烯合酶（β–caryophyllene synthase，CPS）催化的 β- 石竹烯途径、β- 法尼烯合酶（β–farnesene synthase，BFS）催化的 β- 法尼烯途径、鲨烯合酶（squalene synthase，SQS）催化的鲨烯途径、大根香叶烯 A 合酶（germacrene A synthase，GAS）催化的大根香叶烯 A 途径等。分别通过反义（antisense）技术抑制青蒿素竞争支路途径基因 CPS 和 BFS 后，青蒿素含量相对于对照增加了 1.77 倍；抑制 GAS 基因后，青蒿素含量增加了 2.03 倍；抑制 SQS 基因后，青蒿素含量增加了 1.71 倍。因此，抑制竞争支路途径基因的表达也可用于代谢流调控，用于抑制竞争途径从而提高目标途径次生代谢产物的含量。

（二）苯丙素类代谢途径基因过表达或抑制表达

苯丙素类化合物生物合成的起始分子为芳香族氨基酸苯丙氨酸和酪氨酸。如本章第一节所述，苯丙素类化合物主要通过苯丙素类代谢途径合成。苯丙素类化合物生物合成途径中，苯丙氨酸经过多次酶促反应，可生成香豆素、木脂素、类黄酮和异黄酮等苯丙素类代谢产物。

菘蓝（Isatis indigotica），根入药，习称板蓝根，为清热解毒类的代表中药。以落叶松脂素（lariciresinol）为代表的木脂素类成分是板蓝根发挥抗病毒活性的重要物质基础。落叶松脂素以 p- 香豆酰辅酶 A 为前体，经过一系列酶催化，包括对香豆酸 -3- 羟化酶（p–coumarate 3–hydroxylase，C3H）、咖啡酰辅酶 A–O– 甲基转移酶（caffeoyl CoA O–methyltransferase，CCoAOMT）、肉桂酰辅酶 A 还原酶（cinnamoyl CoA reductase，CCR）、肉桂醇脱氢酶（cinnamyl alcohol dehydrogenase，CAD）、聚合蛋白酶（dirigent protein）、落叶松脂醇还原酶（pinoresinol/lariciresinol reductase，PLR）等。菘蓝中有 3 个 PLR 基因（IiPLR1、IiPLR2 和 IiPLR3）。为了研究哪一个基因和落叶松脂素的合成相关，通过 RNAi 技术发现 IiPLR2 和 IiPLR3 不影响落叶松脂素的合成，但抑制 IiPLR1 后落叶松脂素的含量下降，表明 IiPLR1 是落叶松脂素合成途径的关键基因。因此，在菘蓝发根中过表达 IiPLR1，落叶松脂素的含量相对于对照提高了 6 倍。

芝麻素是在芝麻油中发现的化合物，属于木脂素类植物纤维化合物，具有抗氧化、消炎、恢复正常血压、降低胆固醇等作用。朝鲜连翘叶片有芝麻素生物合成的前体，但不产生芝麻素。对朝鲜连翘（Forsythia koreana）细胞进行培养，并通过 RNAi 抑制芝麻素生物合成的竞争支路基因 PLR 及过表达 CYP81Q1（催化松脂醇转化成芝麻素的酶）对代谢途径改造，在细胞中检测到了芝麻素。芝麻素生物合成的前体松脂醇的含量也提高了近 20 倍。

（三）生物碱合成途径基因过表达或抑制表达

生物碱起源于莽草酸途径。在吲哚生物碱合成途径中，底物吲哚 -3- 甘油磷酸经过一系列酶催化，包括色氨酸脱羧酶（tryptophan decarboxylase）、异胡豆苷合酶（strictosidine synthase）、异胡豆苷–β–D–葡萄糖苷酶（strictosidine–β–D–glucosidase）等，最终生成单萜吲哚类生物碱，如长春碱等。

在长春花（*Catharanthus roseus*）吲哚生物碱合成途径中产生了两种重要的抗肿瘤药物，分别为长春碱（vinblastine）和长春新碱（vincristine），但是这两种化合物的含量都很低。长春碱生物合成途径经吲哚生物合成途径和单萜生物合成途径生成。在长春花发根中过表达单萜合成途径基因——1–脱氧–D–木酮糖合酶（1–deoxy–D–xylulose synthase，DXS）和香叶醇–10–羟化酶（geraniol–10–hydroxylase，G10H）基因，阿马里新（ajmalicine）、洛柯定碱（lochnericine）和水甘草碱（tabersonine）的含量分别增加了16%、31%和13%。流向长春碱和长春新碱的代谢流增加。在莨菪发根中共表达东莨菪碱的合成途径基因腐胺N–甲基转移酶（putrescine N–methyltransferase，PMT）基因和莨菪碱6–羟化酶（hyoscyamine 6–hydroxylase，H6H）基因，东莨菪碱的含量由43mg/L提高到411mg/L，提高了近9倍。

在罂粟的生物碱合成途径中，可待因酮还原酶（codeinone reductase）是生成可待因（codeine）和吗啡（morphine）的关键酶。通过RNA干扰（RNA interference，RNAi）技术抑制可待因酮还原酶基因的表达，可待因酮上游途径的生物碱底物网脉番荔枝碱（reticuline）的含量富集。可能是通过反馈抑制作用导致网脉番荔枝碱的积累。

二、转录因子对中药活性成分生物合成的调控

转录因子通过直接或间接方式调控下游靶基因的转录表达。因其可以同时调控多个结构基因，而具有级联放大效应及"牵一发而动全身"的作用，这些特征使其成为代谢工程的强大工具，对药用植物的育种改良有重要价值。

（一）AP2/ERF 类转录因子

AP2/ERF 类转录因子在模式植物拟南芥中报道和调控花的发育相关。烟草中的 ERF 类转录因子 ERF1、ERF2、ERF3、ERF4 与乙烯诱导抗病相关。AP2/ERF 类转录因子调控植物发育，包括花发育、果实发育及种子发育；参与各种抗逆应答，包括对病菌、盐、干旱的响应；也参与激素水杨酸、茉莉酸、乙烯、脱落酸等信号转导途径，是逆境信号交叉途径中的重要连接因子。

AP2/ERF 类转录因子参与植物次生代谢产物的合成。长春花中的 ORCA3 通过结合长春花代谢途径基因，如色氨酸脱羧酶（tryptophan decarboxylase，TDC）、异胡豆苷合酶（strictosidine synthase，STR）和细胞色素 P450 还原酶（cytochrome P450 reductase，CPR）等基因的启动子，提高其转录水平，调控吲哚生物碱的合成。AP2/ERF 类转录因子也参与萜类合成的调控。黄花蒿中的 AP2/ERF 类转录因子 AaERF1/AaERF2 响应激素 JA 诱导，AaERF1/AaERF2 能直接结合青蒿素合成途径基因 *ADS* 和 *CYP71AV1* 启动子中的 CBF2 和 RAA 作用元件，从而调控青蒿素的合成。黄花蒿中的另一个 AP2/ERF 类转录因子 TAR1 也能结合青蒿素合成途径基因 *ADS* 和 *CYP71AV1* 启动子，促进青蒿素的合成。

（二）bZIP 类转录因子

植物 bZIP 类转录因子在信号转导、生物胁迫和非生物胁迫响应、生长发育及调控次生代谢方面均有重要作用。bZIP 类转录因子可以调控倍半萜青蒿素的合成。黄花蒿中的 AabZIP1 通过直接结合青蒿素合成途径基因 *ADS* 和 *CYP71AV1* 的启动子顺式作用元件"ACGTG"。当 *AabZIP1* 结合"ACGTG"后，*ADS* 和 *CYP71AV1* 基因被转录合成信使 RNA（mRNA），导致 *ADS* 和 *CYP71AV1* 基因的表达量升高，从而调控青蒿素的合成。其作用方式见图 5-5。

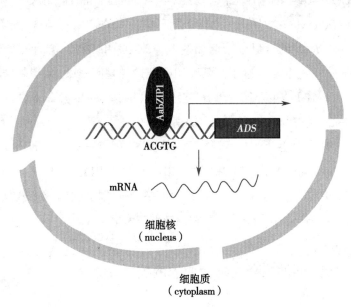

● 图 5-5　转录因子 AabZIP1 调控 *ADS* 基因作用方式

（三）bHLH 类转录因子

bHLH 类转录因子功能众多，能响应激素 JA 和 ABA 的应答，能调控光信号的转导，也能调控花的发育。此外，bHLH 类转录因子能调控次生代谢产物的合成。bHLH 类转录因子——环烯醚萜基因（bHLH iridoid synthesis 1 gene，BIS1）能转录激活环烯马钱苷酸的基因表达。BIS1 互补受乙烯诱导的转录因子（octadecanoid derivative–responsive *Catharanthus* APETALA2–domain 3 gene，ORCA3）的功能：转录激活编码催化马钱苷酸为单萜吲哚碱类物质（monoterpenoid indole alkaloids，MIAs）的基因的表达。在长春花悬浮细胞中过表达 BIS1 能大大提高 MIAs 的含量。黄花蒿中的 bHLH 转录因子也能调控青蒿素的合成。由于青蒿素合成途径基因 *CYP71AV1* 和 *DBR2* 的启动子中含有多个 E-box，表明 *CYP71AV1* 和 *DBR2* 可能受 bHLH 类转录因子调控。黄花蒿中的 AaMYC2 能结合青蒿素合成途径基因 *CYP71AV1* 和 *DBR2* 启动子中的 G-box。在黄花蒿中过表达该基因，青蒿素含量明显增加。丹参中有两个 bHLH 转录因子 SmMYC2a 和 SmMYC2b 都能调控丹参酮和丹参酚酸的生物合成。

（四）MYB 类转录因子

植物中 MYB 类转录因子的 4 个亚家族 R1R2R2R1/2-MYB（4R-MYB）、R1R2R3-MYB（3R-MYB）、R2R3-MYB 和 R1/2-MYB（R3-MYB）中，4R-MYB 类的功能尚不清楚，3R-MYB

类与调控细胞分裂有关，而 R2R3-MYB 和 R3-MYB 都与调控腺毛发育和花青素有关。MYB 类转录因子也能调控萜类物质的合成，如黄花蒿中 AaMYB1 通过赤霉素途径调控青蒿素的合成。

（五）WRKY 类转录因子

WRKY 类转录因子对逆境和次生代谢产物应答的基因进行调控，有时候也作为受体激酶调控基因的表达。棉花中的 δ- 杜松烯合酶（δ-cadinene synthase，CAD1）是一种倍半萜环化酶，能合成棉酚。而转录因子 GaWRKY1 能结合 CAD1 启动子中的 W-box，从而对棉酚的含量进行调控。长春花的 CrWRKY1 能结合色氨酸脱羧酶启动子中的 W-box 并激活其表达。在长春花发根中过表达 CrWRKY1 后，吲哚生物碱途径基因抑制因子 ZCT1、ZCT2 和 ZCT3 的表达量升高，而吲哚生物碱途径基因促进因子 ORCA2、ORCA3 和 CrMYC2 的表达量下降，表明 CrWRKY1 负调控吲哚生物碱的合成。黄花蒿中的 WRKY 类转录因子 AaGSW1 也能通过直接结合青蒿素合成途径基因 *CYP71AV1* 和 AaORA（AP2/ERF 类转录因子，该转录因子可以促进青蒿素的合成）的启动子调控青蒿素的合成。

（六）SPL 类转录因子

SPL（squamosa-promoter binding protein-like）类转录因子对植物开花具有调控作用，同时也可以调控次生代谢产物的含量。来自金鱼草的 SPL1 和 SPL2 与开花相关，在拟南芥中克隆到的 SPL3 能激活调控开花的基因 *AP1* 的启动子，从而促进植株提前开花。黄酮类化合物是一类重要的植物次生代谢产物，主要包括黄酮（flavones）、黄酮醇（flavonols）、查耳酮（chalcones）、橙酮（aurones）、黄烷酮（flavanones）、二氢黄酮醇（dihydroflavonols）和花青素（anthocyanins）等。这些化合物在植物生长发育方面起着重要的作用。在黄酮类化合物合成途径中，二氢黄酮醇是花青素和黄酮醇共同的前体物质。二氢黄酮醇 -4- 还原酶（DFR）将二氢黄酮醇转变为很不稳定的无色花青素，进而转变为花青素。拟南芥的 SPL9 能招募 DFR 的启动子，但并不直接调控 *DFR* 的转录活性。而 SPL9 蛋白能够与 MYB-bHLH-WD40 复合体中的 MYB 蛋白 PAP1 相互作用，通过影响该复合体的稳定从而调控花青素的合成。在拟南芥中，SPL9 能结合 TPS21 启动子序列上的"GTAC"，从而影响倍半萜 β- 石竹烯的合成。

三、miRNA 对中药活性成分生物合成的调控

miRNA 调控基因的生物学功能主要有以下两种方式：①装载成 RISC 后使互补配对的 mRNA 降解；②抑制 mRNA 的翻译，降低靶基因的蛋白水平。如拟南芥中的 miR172 可以通过调控不同 AP2 类转录因子 TOE1、TOE2 和 TOE3 的转录促进开花。拟南芥中的 miR156 在调控植物开花和形态转变方面功能明显。水稻中的 miR156 通过调控 OsSPL14 的转录后水平影响水稻的产量，是调控水稻产量的一个关键基因。

miRNA 可以影响植物次生代谢产物的含量。通过对罂粟（*Papaver somniferum*）进行 miRNA 测序，发现 pso-miR13、pso-miR2161 和 pso-miR408 能特异性靶向生物碱合成途径基因，表明其影响生物碱的合成。在广藿香中过表达拟南芥中的 miR156 后，miR156 通过作用于 SPL 类转

录因子调控广藿香醇的含量。吊兰（*Chlorophytum borivilianum*）中的三萜皂苷具有重要的药用价值。通过对吊兰进行 miRNA 测序，发现 miR9662、miR894、miR172 和 miR166 同皂苷生物合成途径基因相关，说明 miRNA 和皂苷的生物合成相关。参与调控中药活性成分的部分 miRNA 见表 5-1。因此，miRNA 在调控中药活性成分合成中也起着重要作用，也是研究的热点领域。

表 5-1　参与调控中药活性成分的部分 miRNA

miRNA	植物	靶基因	活性成分
miR828 miR948	丹参 （*Salvia miltiorrhiza*）	*MYB12*	黄酮
miR164 miR171	红豆杉 （*Taxus mairei*）	红豆杉紫杉烷 13α- 羟基化酶基因（taxane 13α–hydroxyl）、云南红豆杉紫杉烷 2α–O– 苯甲酰转运酶基因（taxane–2α–O–benzoyl transferase）	紫杉烷三萜类
miR5021	长春花 （*Catharanthus roseus*）	异胡豆苷合成酶基因（strictosidine synthase）、牻牛儿基牻牛儿基焦磷酸合酶基因（geranylgeranyl phosphate synthase）	三萜吲哚生物碱
pso–miR2161 pso–miR13 pso–miR535	罂粟 （*Papaver somniferum*）	3′- 羟基 –N– 甲基乌药碱 –4′–O– 甲基转移酶 2 基因（3′–hydroxy–N–methylcoclaurine 4′–O–methyltransferase 2）、7–O– 转甲基酶基因（7–O–methyltransferase）	异喹啉类类生物碱
miR4995	胡黄连 （*Picrorhiza kurroa*）	3- 脱氧 –D– 阿拉伯 – 庚酮糖 –7– 磷酸合酶基因（3–deoxy–7–phosphoheptulonate synthase）	环烯醚萜苷的生物合成
miR172i	桃儿七 （*Podophyllum hexandrum*）	4- 香豆酸辅酶 A 连接酶基因（4–coumarate–CoA ligase）	黄酮
miR396b	蛇根木 （*Rauvolfia serpentina*）	山奈酚 3–O–β–D 葡萄糖苷基因（kaempferol 3–O–β–D galactosyltransferase）	黄酮醇苷
miR838	姜 （*Zingiber officinale Roscoe*）	薄荷呋喃合酶基因（*CYP71*）	萜类
miR1134	苍耳 （*Xanthium strumarium*）	羟基 –3– 甲基戊二酰辅酶 A 还原酶基因（3–hydroxy–3–methylglutaryl–coenzyme A reductase，HMGR）	萜类

第四节　中药活性成分相关表观遗传标记

学习目的

了解与中药活性成分生物合成相关的表观遗传标记。

基础性名词

DNA 甲基化、染色质重塑、蛋白质修饰

案例导入

还记得中学生物课本上"表型 = 基因型 + 环境"的公式吗？这个公式告诉我们，生物体的表型是由基因与环境共同决定的。众所周知，基因型是可以遗传的，并且可以控制生物体的表型。那么，环境是如何影响生物体表型的呢？环境影响的表型变化会遗传吗？也许有人会说：外界环境会引起生物体生长发育后期基因的突变（即核酸的突变），这种核酸水平上的突变是可遗传的，从而造成表型的变化。这只是对环境影响表型的一种解释。事实上，外界环境还可以通过表观遗传修饰来改变生物体生长发育后期的表型变化，这种修饰不引起核酸序列变化且也可以遗传给后代。那么，什么是表观遗传修饰呢？具体包括哪些修饰类型呢？

区别于遗传学（genetics）研究基于基因核酸序列改变所导致的基因表达水平变化（如基因突变等），表观遗传学（epigenetics）研究基于非基因核酸序列改变所致的基因表达水平可遗传的变化，涉及的分子机制主要包括 DNA 甲基化、染色质重塑、组蛋白修饰，广义上还包括非编码 RNA 调控。

一、DNA 甲基化

DNA 甲基化（DNA methylation）是指在 DNA 甲基转移酶的作用下，将 $S-$ 腺苷甲硫氨酸（SAM）的甲基转移到胞嘧啶或腺嘌呤残基的第 5 位碳原子上，进而完成对应 DNA 修饰的过程（图 5-6）。

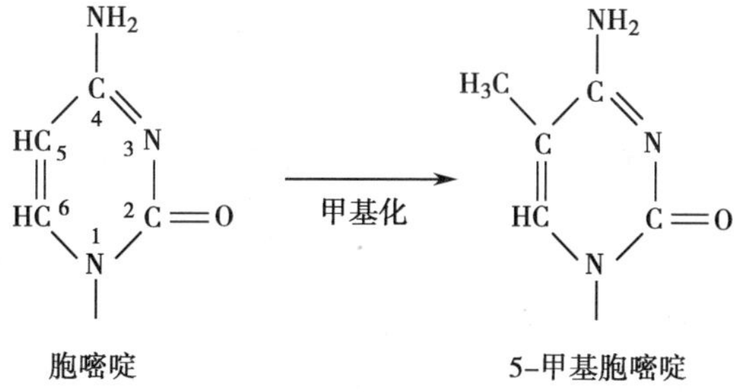

● 图 5-6　DNA 甲基化结构示意图

在植物中，DNA 甲基化通常在对称的 CG、CHG 以及不对称的 CHH（H 为 A、T 或 C）位置处发生，在生长发育过程中存在两种不同的甲基化模式：维持甲基化和重新甲基化。维持甲基化（maintenance methylation）是指 DNA 双链中一条链已经存在甲基化，另一条未被甲基化，DNA 复制的过程中保持原有位点的甲基化模式不变的过程。重新甲基化（*de novo* methylation）是指均未甲基化的双链都重新发生甲基化。

目前在许多种药用植物，如铁皮石斛（*Dendrobium officinale*）、菘蓝（*Isatis indigotica*）、人参（*Panax ginseng*）、丹参（*Salvia miltiorrhiza*）等中开展了 DNA 甲基化的深入研究。植物 DNA 甲基化具有以下特点：①与动物显著不同的是植物 DNA 甲基化更倾向于在转座子或重复序列区域处修饰。② DNA 甲基化模式具有明显的继承性。在胚胎发育时期便建立 DNA 甲基化模式，并在随后的细胞分裂过程中通过 DNA 复制来维持这种甲基化模式。③ DNA 甲基化模式并非恒定不变。随着个体发育进程的推进或外界环境条件的影响，DNA 甲基化模式时刻都处在动态的变化之中。因此，不同物种、不同器官、不同发育时期、不同环境条件下 DNA 甲基化模式存在着显著的差异，而这种差异体现植物复杂的基因表达调控机制和对环境感知记忆的变化。

二、染色质重塑

染色质重塑（chromatin remodeling）是指 DNA 复制、转录、修复、重组等过程中，染色质的包装状态、核小体中组蛋白以及对应 DNA 分子发生改变的现象。染色质重塑可导致核小体位置和结构变化，引起染色质变化。ATP 依赖的染色质重塑因子可重新定位核小体，改变核小体结构，共价修饰组蛋白。染色质重塑包括多种变化，但一般是指染色质特定区域对核酶稳定性的变化。研究发现，体内染色质结构重塑可发生在基因启动子中；转录因子以及染色质重塑因子与启动子上的特定位点结合，引起核小体特定位置的改变（滑动），或核小体三维结构的改变。这些变化都能改变染色质对核酶的敏感性。

目前，关于染色质重塑因子调节基因表达的机制主要包含两种假说。

（1）"重建"假说：一个转录因子独立地与核小体 DNA 结合，然后此转录因子再结合一个重塑因子，导致结合部位附近核小体结构发生稳定性的变化；核小体结构的变化又会影响其他转录因子与核小体 DNA 的结合，这是一个串联反应的过程，称为"重建"。

（2）"滑动"假说：重塑因子首先独立地与核小体结合，不改变其结构，但使其松动并发生滑动，改变核小体与 DNA 的结合位置，从而影响转录因子与 DNA 的结合，改变基因的表达模式。

三、组蛋白修饰

染色质修饰发生在染色质的基本结构单位——核小体上。一个典型的核小体由两分子 H2A、H2B、H3 和 H4 所构成的组蛋白八聚体与缠绕上面的一段 146bp 的 DNA 构成。每一个核心组蛋白都拥有一个单独的、延展在外并且进化上高度保守的 N 末端尾部；这些伸展的 N 端尾部正是细胞生命活动中各种信号通路调控基因表达的重要作用靶点。对这些靶点进行翻译后的共价修饰则是调控基因表达极其重要的方式之一，包括乙酰化、甲基化、泛素化、磷酸化、SUMO 化、腺苷酸化、ADP- 核糖基化等多种修饰类型。

目前，组蛋白修饰（histone modification）机制中研究最多的是组蛋白乙酰化和甲基化。组蛋白乙酰化修饰通常由组蛋白乙酰基转移酶和组蛋白去乙酰化酶共同调节完成。其中，组蛋白乙酰基转移酶将含有两个碳原子的乙酰基转移到组蛋白 N 末端的赖氨酸残基上，使得原本带正电荷的赖氨酸失去电荷，导致组蛋白与带负电荷的 DNA 间的结合松弛，使 DNA 更易接近转录因子，从而增强基因表达；相反，组蛋白去乙酰化酶是脱去组蛋白末端赖氨酸上的乙酰基，使其恢复原本的正电荷，导致组蛋白与 DNA 结合变得紧密，迫使转录因子不能与 DNA 接触，从而抑制转录。而在组蛋白甲基化修饰机制中，组蛋白甲基化酶和组蛋白去甲基化酶则出现相反的作用机制，组蛋白去甲基化酶促进基因表达，组蛋白甲基化酶则抑制基因表达。正是由于组蛋白修饰酶的这种"关"与"开"，使得植物在 DNA 序列没有改变的情况下，实现基因的差异表达。

四、非编码 RNA 调控

非编码 RNA（non-coding RNA，ncRNA）调控是指由短链双链 RNA 诱导的识别和清除细胞中非正常 RNA 的一种机制，通常称为基因沉默技术（又称 RNA 沉默，RNA silencing）。真核细胞生物中重要的非编码 RNA 主要包括长链非编码 RNA（lncRNA）和短链非编码 RNA，而短链非编码 RNA 主要包括小干扰 RNA（small interfering RNA，siRNA）和微小 RNA（microRNA，miRNA），miRNA 已在前两节中介绍。这两类非编码 RNA 不仅自身的表达受到表观遗传的调节，而且还能对表观遗传的其他方面发挥重要的调控作用。目前，已在毛地黄（*Digitalis purpurea*）、人参（*P. ginseng*）、丹参（*S. miltiorrhiza*）等三十余种药用植物中对非编码 RNA 进行了鉴定和较为系统的分析，为后续研究非编码 RNA 在中草药中的生物学功能奠定了良好的研究基础。

（一）lncRNA

1. lncRNA 的特性　lncRNA 是一类本身不编码蛋白、转录本长度超过 200 个核苷酸的 RNA 分子，广泛存在于各种生物体内，其中绝大多数由 RNA 聚合酶Ⅱ转录并经可变剪接而来，根据其在基因组中的相对位置可将其分为正义 lncRNA、反义 lncRNA、双向 lncRNA、基因内 lncRNA 和基因间 lncRNA 等 5 类。

2. lncRNA 调控基因表达的方式　lncRNA 主要通过以下 3 个层面实现对基因表达的调控。①表观遗传水平：通过介导染色质重构以及组蛋白修饰来调控下游基因的表达；②转录水平：与上游启动子区结合，干扰下游基因的表达；③转录后水平：通过与编码蛋白基因的转录本形成互补双链，干扰 mRNA 的剪切或者生成内源性 siRNA 来调控基因的表达。

3. lncRNA 的调控机制　主要包括：①在编码蛋白基因的上游启动子区转录，从而干扰邻近编码蛋白基因的正常表达（如酵母中的 *SER3* 基因）；②抑制 RNA 聚合酶，或介导染色质重构和组蛋白修饰，从而影响基因表达；③与编码蛋白基因的转录本形成互补双链，进而干扰 mRNA 的剪切，产生不同的剪切形式；④与编码蛋白基因的转录本形成互补双链，在 Dicer 酶的作用下产生内源性的 siRNA（小干扰 RNA），调控基因的表达水平；⑤结合在特定蛋白质上调节相应蛋白的活性；⑥作为结构组分与蛋白质形成核酸蛋白质复合体；⑦结合在特定蛋白上从而改变该蛋白的胞质定位；⑧可作为小分子 RNA（如 miRNA、piRNA、mascRNA）的前体分子。

（二）siRNA

1. siRNA 的特性　未成熟的 siRNA 通常为一个长为 21 个核苷酸的双链小 RNA 分子，其中 19 个核苷酸形成配对双链，3′ 端各有两个不配对核苷酸，而 5′ 端为磷酸基团；其中一条链为引导链（guide strand），介导 mRNA 的降解；另一条链为乘客链（passenger strand），在 siRNA 形成有功能的复合物前被降解（图 5-7）。通常 siRNA 的第 2~8 个核苷酸被认为是核心种子序列，用来与靶 mRNA 特异配对。siRNA 的切割往往发生在第 9、10 个核苷酸上。

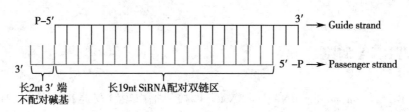

● 图 5-7　siRNA 的结构示意图

2. siRNA 的生物学功能　主要表现在以下几个方面：①在转录水平、转录后水平参与基因的表达调控；②维持基因组的稳定；③保护基因组免受外源核酸的侵入。siRNA 的生物合成：由环境和实验因素引入的外源 RNA、基因组重复片段、转座子等序列都可能产生 siRNA。

3. siRNA 的生物合成　主要包括 3 个核心步骤。

（1）经 Dicer 酶切割形成双链小片段：Dicer 酶是一类 RNAase Ⅲ 蛋白，主要包括 1 对 RNAase Ⅲ 结构域、双链 RNA 结构域、解旋酶结构域和 PAZ 结构域，其中 PAZ 结构域和 RNAase Ⅲ 结构域的长度与 20 多个核苷酸的长度相当，因此 Dicer 酶本身可作为一把尺子来准确切割出 21~23 个核苷酸的 siRNA。

（2）组装复合物：siRNA 的装载需双链 RNA 结合蛋白 R2D2 的帮助；siRNA 引导链的 5′ 端热稳定性较差，因此 R2D2 常结合在引导链的 3′ 端一侧；Dicer 酶和 R2D2 形成异源二聚体，Dicer/R2D2/siRNA 三者结合形成组装复合物；R2D2 招募 argonaute 蛋白，开始组装沉默复合物（RNA induced silencing complex，RISC）。

（3）形成有活性的 RISC：argonaute 首先与 Dicer 酶交换，结合到 siRNA 双链的一端；然后与 R2D2 交换，将整个双链小分子 RNA 都装载到 argonaute 中；最后 argonaute 可以将乘客链降解，形成有活性的 RISC。siRNA 介导基因沉默的机制：由 siRNA 介导的组蛋白甲基化、DNA 甲基化将导致染色体相应区域的异染色质化或者基因沉默，这种机制可以阻抑冗余基因和有害基因的表达，对保持基因组的稳定十分重要。

4. siRNA 介导的基因沉默　一般存在两种模型。

（1）RNA–RNA 模型：对于翻译蛋白完好的 mRNA，如果体内有与它相配对的 siRNA，该 siRNA 便作为扩增的引物以 mRNA 为模板合成双链 RNA，产生新的 RISC；新扩增产生的各种次级 siRNA 可以与靶 mRNA 的不同区域配对，更大范围地降解靶 mRNA。

（2）RNA–DNA 模型：双链 RNA 可由 RNA 依赖的 RNA 聚合酶（RNA-dependent RNA polymerase，RDRP）扩增单链 RNA 模板得到，也可由转录反向重复 DNA 模板得到。双链 RNA 经过类 Dicer 蛋白 DCL3（Dicer-like 3）切割产生 siRNA。这样的 siRNA 可以与相对应的 DNA 模

板配对，并且将一些 DNA 甲基转移酶，如 MET1、DRM2 等招募到特异 DNA 序列附近，将染色体序列中"CG""CHG""CHH"单位中的 C 甲基化（H 为 A、T 或 C）。

第五节　中药活性成分表观遗传调控策略与应用

学习目的

1. 了解表观遗传学的研究方法。
2. 了解通过表观遗传调控中药活性成分生物合成的方法策略。

基础性名词

甲基化敏感扩增多态性、染色质免疫共沉淀技术、lncRNA、表观遗传学

案例导入

曾有过这样的报道：法医需要对一个小朋友进行亲子鉴定，而一对同卵双生的哥俩都有可能是小朋友的父亲，因为同卵双生的哥俩在核酸基因水平的遗传信息完全一致，无法有效地进行区分鉴定。这该如何是好呢？最终，法医借助现代组学测序技术检测了哥俩的组蛋白甲基化修饰特征，如愿鉴定出了小朋友的生物学父亲。这是为什么呢？因为甲基化修饰是可以在同卵双生哥俩出生后期，随着生长环境的差异而发生特异的修饰，并且这种组蛋白修饰是可以稳定遗传给后代的。

通过以上章节的学习，大家都知道"甲基化修饰"只是表观遗传的一种形式。事实上，表观遗传修饰的检测技术方法很多；其不仅在法医学上已有具体应用，在中药材种质资源区分、道地性鉴定、遗传育种以及药物开发等方面都有重要的应用前景。你想进一步了解吗？

一、DNA 甲基化的应用

（一）DNA 甲基化的研究方法

1. 甲基化敏感扩增多态性（methylation sensitive amplification polymorphism，MSAP）法　以限制性内切酶酶切为基础，在扩增片段长度多态性（amplified fragment length polymorphism，AFLP）技术的基础上建立起来的方法。用一个或多个酶限制性切割未甲基化 DNA，随后进行两轮 PCR 扩增，统计和分析扩增条带即可得出基因组 CpG 位点（胞嘧啶甲基化位点）的甲基化状态。该方法结合芯片、毛细管测序等技术已经检测了多种生物的全基因组甲基化，但仅限于内切酶能够识别的 CpG 位点（图 5-8）。

2. 重亚硫酸盐测序（bisulfite sequencing PCR，BSP）法　该方法依赖于基因组 DNA 的重亚硫酸盐转换，经重亚硫酸盐处理后基因组 DNA 未甲基化的胞嘧啶（C）转换为尿嘧啶（U）（经扩增后最终为 T），甲基化 C 保持不变，随后通过测序可以区分甲基化和未甲基化的胞嘧啶。值得一提的是 BSP 技术与新一代测序技术的结合使用（bisulfite sequencing，BS-Seq），使全基因组

测序单碱基分析成为可能（图5-8）。

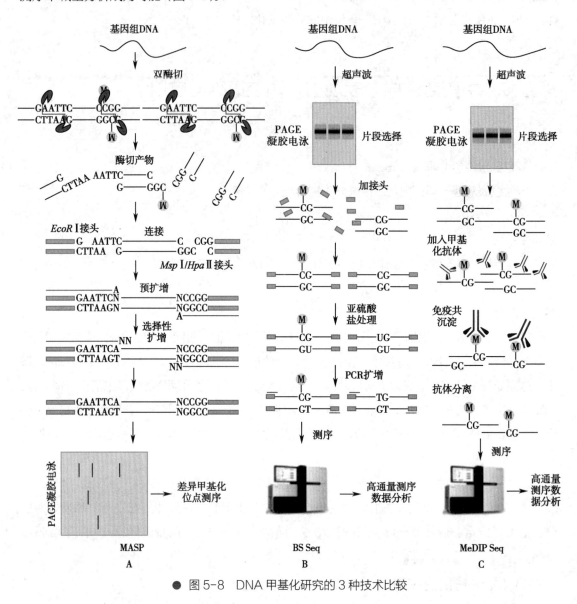

● 图5-8　DNA甲基化研究的3种技术比较

3. 以免疫学为基础的甲基化DNA免疫共沉淀（methylated DNA immunoprecipitation，meDIP or mDIP）法　应用5-甲基胞嘧啶特异性抗体或者含有甲基结合结构域的蛋白质，通过免疫沉淀富集基因组甲基化或未甲基化片段进行区分。目前meDIP通常与高通量测序技术（meDIP-sequencing，meDIP-Seq）相结合批量鉴定DNA甲基化位点（图5-8）。

（二）DNA甲基化的应用

1. 种质资源鉴定　药用动植物种质资源鉴定早期一般采用形态分类学的方法进行，随着分子生物学的诞生和发展，人们开始采用随机扩增多态性（RAPD）、简单重复序列（SSR）、扩增片段长度多态性（AFLP）、限制性片段长度多态性（RFLP）、内在简单重复序列（ISSR）等各种DNA分子标记进行种质资源的鉴定，取得了较大的进展与成果。但人们研究发现，生物体中许多遗传上的差异是由于基因组DNA发生甲基化或染色质构象改变引起的，而原有的各种DNA

分子标记技术不能对表观遗传引起的差异进行检测。MSAP 技术是一种有效的基因组 DNA 甲基化检测方法，它能在分子水平检测到不同样品基因组 DNA 的甲基化程度，因此它对于相同物种不同品种同样有效。

例如，有学者采用 AFLP 和 MSAP 技术分析了丹参（*Salvia miltiorrhiza*）产地的差异是由 DNA 甲基化引起的；采用 MSAP 技术发现人参（*Panax ginseng*）DNA 的甲基化是其适应环境的调控形式，从而导致不同生境条件下其表观形态上的差异，是人参种质资源差异鉴定的候选方法。因此，MSAP 技术在区分中药材因表观遗传而引起的遗传变异上具有重要的应用价值。

2. 生长发育调控研究　基因组 DNA 可通过甲基化作用而影响相关基因的转录和染色体的构型，从而实现生物体生长发育及组织分化的精准调控。研究发现，DNA 甲基化一般以负调控为主，即降低基因表达丰度或关闭基因的表达起始开关。此过程既可通过启动子区的高度甲基化，也可在基因内部进行甲基化完成。因此，只要检测到生物体在各个发育阶段发生特异的基因组 DNA 甲基化的变化，就可通过序列分析和生物信息学方法发现调控生物体生长发育的重要候选基因。

例如，通过此研究方法发现中药材羊乳（*Codonopsis lanceolate*）DNA 甲基化的差异主要引起再生体形态的变化。不同种质类型的菘蓝基因组 DNA 甲基化的差异是缓解盐胁迫危害的主要原因。

3. 杂种优势分子机制研究　杂种优势是杂交 F_1 代从生长势、抗性、产量等性状上明显优于双亲的一种现象，这种现象在自然界普遍存在。关于杂种优势产生的分子机制目前尚无定论，如显性假说和超显性假说都不能完全解释杂种优势的遗传机制。随着分子生物学技术的发展，对杂种优势的研究又掀起了热潮。研究表明，利用 DNA 甲基化分析技术在杂种与亲本之间研究 DNA 甲基化程度的变化与杂种表型之间的关系能从另一个角度探究杂种优势的分子机制。如对玉米杂交种及其亲本 DNA 甲基化程度的研究结果表明，杂交种基因组 DNA 的甲基化程度明显低于亲本，DNA 甲基化程度与基因组表达活性存在显著负相关。对动物杂交子代与双亲在整个基因组或是某些基因位点的甲基化分析表明，杂交子代与双亲之间的甲基化程度存在显著的差异。由此可推测：杂种优势的产生可能与 DNA 甲基化模式的重新调整有密切关联。

二、组蛋白修饰的应用

（一）组蛋白修饰的研究方法

在真核生物中，组蛋白 H2A、H2B、H3、H4 各两分子形成一个组蛋白八聚体。DNA 缠绕在此八聚体上形成核小体，通过组蛋白 H1 把每个核小体连接在一起，经过进一步的折叠和组装形成染色质。八聚体的三维结构为球状，而组蛋白亚基的氨基端则游离出来，形成氨基酸尾巴。组蛋白共价修饰正发生在此氨基酸尾巴的某些氨基酸残基上，起调节 DNA 生物学功能的作用。

目前研究较多的组蛋白修饰类型主要包括甲基化、乙酰化、磷酸化、泛素化等。不同的组蛋白共价修饰可依次发挥作用或组合在一起，通过协同或者拮抗与染色质相关蛋白相互作用，最终导致转录激活或转录沉默的动态改变，这就是所谓的"组蛋白密码"。目前常用的组蛋白修饰分析方法包括染色质免疫共沉淀技术和质谱分析技术。

1. 染色质免疫共沉淀技术　染色质免疫共沉淀技术（chromatin immune precipitation，ChIP）

是研究体内蛋白质与 DNA 相互作用的一种技术。它的基本原理是在活细胞状态下固定细胞核中的 DNA- 蛋白质复合物，然后通过超声或酶处理将染色质切断为一定长度范围内的染色质小片段，再通过免疫学方法沉淀此复合体，最后使 DNA 片段与蛋白质解离。通过对目的 DNA 片段的纯化与检测，从而获得蛋白质与 DNA 相互作用的信息。在实际应用中可以将 ChIP 与高通量测序技术相结合，在全基因组或基因组较大区域上批量分析 DNA 结合位点或组蛋白修饰动态。

2. 质谱分析技术 质谱是一种物理化学分析技术，可以测定气化离子的质荷比（m/z）。质谱是蛋白质组学研究的核心策略，可以同时分析蛋白质的各种修饰，也可以进行蛋白质表达和修饰蛋白质的差异分析研究。质谱分析技术已成为组蛋白翻译修饰研究的重要工具。目前基于质谱的组蛋白翻译后修饰的研究策略主要有 3 条途径，即基于 Bottom-up 方法的组蛋白小肽的研究、基于 Middle-down 和 Top-down 方法的大肽片段（>3kDa）的研究。基于 Bottom-up 方法的组蛋白修饰分析是将分离后的单一组分的组蛋白酶解成肽片段后，采用质谱分析获得肽指纹图谱或是利用液相色谱结合串联质谱通过诱导碰撞解离（collisionally-induced dissociation, CID）分析部分肽序列从而进行组蛋白修饰的研究。Middle-down 和 Top-down 分析方法中解离完整蛋白质的方法有两种，分别为电子捕获解离（electron capture dissociation, ECD）和电子转移解离（electron transfer dissociation, ETD）。但是基于 ECD 的 Middle-down 和 Top-down 质谱分析方法所需要的质谱仪比较昂贵，限制了其广泛应用。

（二）组蛋白修饰的应用

组蛋白修饰是表观遗传学研究的核心内容。通过组蛋白修饰酶催化可以改变染色质的状态，调控基因的表达，在疾病尤其在肿瘤发生发展的过程中具有重要的调节作用，是当前的研究热点之一。如在血液系统肿瘤中，组蛋白修饰的异常，譬如组蛋白甲基转移酶 EZH2 的过表达与功能获得性突变、MLL2 失活突变、组蛋白乙酰化转移酶 CREBBP 和 EP300 的失活突变等都与肿瘤的发生发展密切相关。针对组蛋白修饰酶的药物譬如组蛋白去乙酰化酶（HDAC）抑制剂和组蛋白甲基转移酶（EZH2）抑制剂已经在临床应用，有的还处于基础研究阶段，为血液系统肿瘤的靶向治疗提供了新的思路。

组蛋白修饰对调控植物次生代谢产物的生物合成也具有一定作用。如在植物受到环境胁迫时，组蛋白会发生不同位点不同程度的甲基化修饰。这种修饰可直接调控次生代谢途径基因的转录表达，也可以通过与 DNA 相互作用调控基因的表达，进而影响次生代谢产物的积累。另一方面，组蛋白多种修饰方式之间可相互作用，协同或拮抗参与特定染色质状态的调控，从而调控特定基因的表达，影响下游次生代谢产物的生物合成。与在疾病相关领域的研究相比，组蛋白修饰在药用植物中的研究较少。因此，阐明组蛋白修饰在中药活性成分积累中的调控机制，并应用于药材品质调控，任重而道远。

三、lncRNA 的应用

（一）lncRNA 的研究方法

1. lncRNA 转录组高通量测序 采用 Illumina 测序技术可以对某一组织或某一特定细胞在特

定时间内所形成的所有成熟 lncRNA 序列进行测定（图 5-9）。

2. Northern 杂交　是 lncRNA 检测中经典的半定量检测方法，对实验仪器要求不高。它的基本原理为通过凝胶电泳将总 RNA 样品进行分离，用电转等方法将其中的 lncRNA 部分转移并固定到特殊的膜上，随后使用特异的探针与其杂交并进行检测。

3. 实时荧光定量 PCR 技术　是在 PCR 反应体系中加入荧光基团，通过对 PCR 扩增反应中每一个循环产生的荧光信号进行实时检测，进而实现对起始的未知含量的模板定量及定性分析的方法。实时荧光定量 PCR 检测 RNA 的灵敏度非常高，可以达到单拷贝的检测能力。

4. DNA 芯片法　是将反义 DNA 探针固定在芯片上，通过与荧光标记的 lncRNA 杂交进行检测。DNA 芯片上可以集成成千上万的密集排列的分子阵列，能够在短时间内快速、高通量地分析样本，效率远高于传统的 Northern blot 检测手段。

5. 荧光原位杂交　主要用于研究某些特定序列在细胞内的定位以及在细胞周期不同阶段的表达情况。该技术具有快速定位、灵敏度高、探针可长期保存等特点。

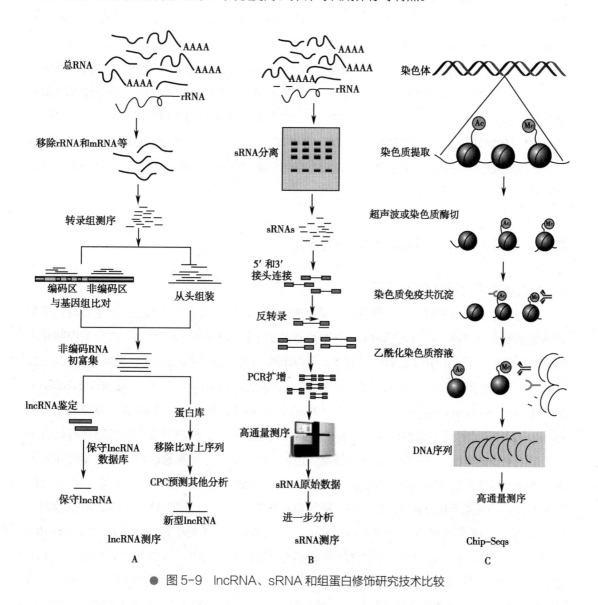

● 图 5-9　lncRNA、sRNA 和组蛋白修饰研究技术比较

（二）lncRNA 的应用

1. lncRNA 在植物上的应用 最新研究发现，lncRNA 与植物的春化作用、逆境胁迫（包括重金属胁迫、干旱胁迫、低磷胁迫及渗透压胁迫等）、果实成熟、生殖发育（雌雄株分化、花粉发育）、光形态建成等植物的生长与发育环节密切相关。lncRNA 分子作用机制的解析为植物的分子育种和定向调控奠定了理论研究基础，具有重要的应用前景。

2. lncRNA 在动物上的应用 研究发现，lncRNA 能调控动物肌肉组织、棕色脂肪组织、骨骼组织等动物组织的发育，可以作为动物新品种培育的分子靶标。譬如 lncRNA 分子 linc-MD1 可分别与 miR135 和 miR133 特异性结合，保证两者的靶基因即肌细胞增强因子 2C（MEF2C）和决定因子 MAML1 的表达，进而对成肌纤维细胞分化产生显著影响。lncRNA 分子 DBE-T 能募集蛋白 Ash1L 启动组蛋白 H3 第 36 位的赖氨酸发生二甲基化，使染色体发生重塑，从而导致肌营养不良症的发生，这些候选的 lncRNA 都可以作为动物育种的分子标记。

3. lncRNA 在疾病预防上的应用 研究表明，lncRNA 通过基因印记、染色质重塑、细胞周期调控、剪切调控、翻译调控及 mRNA 降解等方式参与胚胎发育、干细胞维持和细胞的增殖分化调控；此外，lncRNA 在癌症等疾病的发生发展过程中也发挥着重要作用。例如在癌症中，lncRNA 的转录水平异常往往可以标志着疾病的进展程度，甚至可以用来预测个体的患病风险。在未来的研究中可利用基因组学、转录组学、分子生物学、蛋白组学、细胞实验及体内动物实验来探索 lncRNA 在疾病发生、发展过程中可能发挥的功能和参与的调控作用。此外，多层次研究 lncRNA 的功能和对疾病进程的调控机制，将更有助于寻找出肿瘤治疗的新靶点，更好地为临床肿瘤的基因靶向治疗以及新药物的开发提供实验依据。随着对 lncRNA 研究的不断深入，必将会为肿瘤诊治开辟新的思路。

四、表观遗传学在中药资源研究中的应用

（一）表观遗传与植物发育

植物的许多生长发育过程均会受到表观遗传修饰的调控，比如开花调控、种子发育、果实成熟等生殖生长过程。在模式植物拟南芥中基本阐明了植物开花的分子机制。在所有控制开花的外界环境中，春化作用（低温诱导开花）是所有冬性和两年生植物开花最重要的调控方式。许多药用植物也同样存在着春化作用，譬如当归（*Angelica sinensis*）、白芷（*Angelica dahurica*）、菊花（*Chrysanthemum morifolium*）和菘蓝（*Isatis indigotica*）等。春化作用中负调控因子 FLC（flowering locus C）负责调控植株从营养生长向生殖生长转变。植物对春化的敏感程度取决于 FLC 基因的表达丰度，FLC 越高，春化越难以进行，反之亦然。低温通过调节 FLC 染色质修饰状态来间接实现对开花的调控。低温条件下抑制型组蛋白修饰 H3K9 和 H3K27 甲基化显著增加，使 FLC 染色质从激活状态转向抑制状态，抑制 FLC 基因表达，从而解除对下游开花基因的抑制，实现开花。在这个过程中，VIN3（vernalization insensitive 3）、VRN2（vernalization 2）和 LHP1（like heterochromatin protein 1）等蛋白起着重要的调节作用，其中，VIN3 可以特异性结合 FLC 的启动子和第一内含子区域，导致该区域的组蛋白去乙酰化。VRN2 和 LHP1 则分别通过调节 H3K27me3 和 H3K9me3 甲基化来维持 FLC 的抑制状态。对于植物而言，表观遗传机制不仅参与

调节植物的生长发育，而且在植物适应环境变化的过程中起到了关键作用。在植物面对生物和非生物环境的过程中，DNA 甲基化、组蛋白修饰模式、非编码 RNA 会发生显著的变化，这些变化能够被植物显著记忆。

（二）表观遗传与胁迫响应

在植物的生活周期中，植物会随着遗传性及环境的变化作出相应的发育适应，这种适应取决于基因的转录表达改变，而表观修饰在这个过程中起着重要的调节作用。据统计，70%~80%的根茎类药材均存在严重的连作障碍问题，连作障碍也是一种特殊的环境胁迫条件，表观遗传调控在这个过程中扮演着重要角色。Yang 等通过头茬地黄与重茬地黄 sRNA 差异表达谱分析发现，在头茬地黄中发现有 82 个成熟的 miRNA 和 20 个地黄特有的 miRNA，在连作地黄中发现有 74 个成熟的 miRNA 和 21 个地黄特有的 miRNA，差异分析结果显示有 28 个 miRNA 达到极显著差异水平，其中有 24 个 miRNA 在连作中显著上调表达，有 2 个特异表达。利用降解组测序技术对差异 miRNA 靶基因进行鉴定发现，连作地黄 miRNA 参与了连作地黄的转录调节、激素代谢、信号转导、逆境响应等核心的生物学过程。仿刺参（*Apostichopus japonicus*）表观遗传调控相关基因 DNA 甲基转移酶（DNA methyltransferase，DNMT1）、组蛋白甲基转移酶（histone methyltransferase，MLL5）和组蛋白去乙酰化酶（histone deacetylase，HDAC3），在高温胁迫条件下随温度升高其表达量明显增加，从而提高仿刺参的高温耐受性。

（三）表观遗传与道地性药材形成

表观遗传变异所导致的性状变异往往是从后天环境影响中所得的变异，并且这种性状可以"遗传"给后代。譬如，道地产区川牛膝的 DNA 甲基化水平明显高于非道地产区，其抗白镑病特质也表现出了相同的规律；同时，高海拔产区川牛膝的表观遗传多样性最丰富且稳定性最高，充分说明川牛膝传统道地产区与适宜种植区海拔较高，适于川牛膝生长。

到目前为止，没有任何研究可以证明任意的外界环境压力可以产生稳定的性状改变，并且表观遗传变异的稳定性低于基因突变。前文所述，春化作用只能通过有丝分裂在当代植株中保持稳定，而不能通过有性生殖遗传给后代；由环境胁迫导致的表观遗传印迹在经过没有环境压力的数代之后，可能会渐渐丢失。然而，在环境压力的选择下，总体来说表观突变速率往往远高于基因突变速率，从而使变异更加动态化。新的表观遗传修饰可以是一个种群中多个个体同时发生；尽管这样的突变可以通过表观遗传复位的方式被损耗，但只要环境压力保持足够长的时间，在种群中总的表观突变频率可以在十几代内迅速达到一个稳定的频率。针对个体来说，对比发生率极低的基因突变率，多个表观突变可以在同一个体中同时发生，因此针对环境波动有更好的适应性。综上所述，由于表观突变比 DNA 序列信息更具弹性，更加动态，可以作为植物快速适应环境过程的主要驱动力。在生药学研究中，不同区域的道地药材存在着明显的道地性，这些道地药材与其长期的生境适应密切相关，环境效应在药材的品质形成过程中可能通过表观遗传学机制给道地药材打下明显"烙印"。环境因子在道地药材形成中的作用毋庸置疑，但环境因子究竟是如何通过修饰道地药材的基因型而发生作用的，生态因子与道地药材次生代谢产物的积累有着怎样的关系，

第五章技能实验

仍需要生药学者们进行深入探索和阐明。

本章复习题

一、理解概念

关键酶、转录因子、miRNA、表观遗传、DNA 甲基化、染色质重塑

二、理性思维

1. 植物主要的次生代谢产物有哪几种类型？分别由什么途径合成？

2. 如何探索某种中药成分的生物合成途径？

3. 定向调控中药活性成分生物合成的方法有哪些？

4. 外界环境因子通过哪些途径影响药用植物体内的活性成分？

三、技能训练

设计一个实验，不采用转基因技术来调控药用植物中活性成分含量。

四、小论文训练

影响药材活性成分含量的因素有哪些？如何运用这些因素定向调控中药材的有效成分含量？

第五章同步练习

第六章 药用植物生长过程

第六章课件

[本章内容提要]

　　中药材生产是中药资源可持续利用的重要保障，中药材生产过程主要指中药材的种植（养殖）过程，而中药材中 85% 以上为植物药。因此，学习药用植物生长发育过程中各个阶段的分子机制和调控机制，对于整个植物发育各时期和部位发育机制一体性及特殊性将会有更深刻地理解，也为药用植物种植过程中各栽培措施的合理实施提供更多的理论依据。本章节首先讲述药用植物根、茎、叶、花等器官的发育及种子、芽休眠的分子机制；其次，对药用植物营养元素吸收与运输的分子机制和逆境胁迫响应的分子机制进行详细阐述；最后介绍近年来的研究热点，即"植物生长调节剂"的分子调控机制及在中药材生产中的应用。

[本章学习意义]

　　通过对本章内容的学习，能更清晰地认识中药材各生长发育阶段的分子机制和调控机制，更明确地掌握中药材生产过程中常用的技术方法与研究策略，同时有助于提高解决中药材生产过程中品质提升、质量保证等问题的能力。

第一节 药用植物生长发育过程的分子机制

学习目的

1. 掌握植物根、茎、叶、花等器官形成和发育的基本过程。
2. 熟悉植物营养器官和花器官发育的分子调控过程。
3. 熟悉光照、温度等环境因素对植物种子和芽休眠的分子调控机制。
4. 了解调控植物器官发育与休眠的关键基因。

基础性名词

根顶端分生组织（root apical meristem，RAM）、茎顶端分生组织（shoot apical meristem，SAM）、腋生分生组织（axillary meristem，AM）、成花决定、休眠

案例导入

植物生长发育是一系列极其复杂的生命活动过程，从形态和生理上可分为 3 个阶段：即胚胎发生、营养器官发生和生殖器官发生。胚胎发生是随着种子形成过程在母体上发育的；营养器官发生阶段，主要是种子萌发后根、茎、叶等营养器官的生长；生殖器官发生阶段，主要是以花、果实、种子等生殖器官的分化占优势，也伴有营养器官的生长。由营养器官发生阶段转到生殖器官发生阶段，各种药用植物都要满足其特定的光、温度等环境条件。

一、药用植物营养器官发育的分子机制

根、茎、叶是植物的营养器官，负责植物营养物质的吸收、制造、运输、供给和贮存，维持植物生长发育的基本生命活动。在种子发育过程中，胚中形成了根、茎、叶的雏形（胚根、胚轴、胚芽等结构）；在植株生长过程中，胚根发育成主根，并进一步形成侧根、纤维根；胚轴和胚芽发育成茎和叶，并产生腋芽，形成侧枝和叶。在以上其他部位可形成不定根、不定芽。

（一）根的发育

根的发育受外部环境因子和内部激素信号的影响。根的伸长是根顶端分生组织（root apical meristem，RAM）活动的结果，侧根和不定根是从根的维管柱鞘部位发生的。生长素在根的发育中起着决定性的作用，生长素水平和梯度调控根的发育和根系的形态，生长素梯度通过生长素的生物合成、运输、信号转导等过程实现。在植物体内，生长素主要由幼叶、子叶等器官合成，通过韧皮部运输至根部。在根尖部位，生长素也可以生物合成，并通过极性运输到达 RAM 的静止中心，然后经侧面的根冠和表皮运输至分生组织基部。生长素输出载体 PIN 蛋白参与生长素的极性运输，编码 ARF-GEF、与颗粒运输有关的 *GNOM* 基因影响 PIN1 的定位分布。信号转导蛋白 TORNADO（TRN1 和 TRN2）在最外层抑制根冠细胞现象的表达。生长素与 auxin signaling F-box（AFB）受体（如 transport inhibitor response 1，TIR1）结合，活化 SCF 型泛素连接酶复合体，将 Aux/IAA 蛋白降解，从而解除对生长素响应因子（auxin response factor，ARF）的抑制，启动相关基因的表达。

另外，生长素在侧根和根毛的形成方面也发挥重要作用。生长素诱导的因子 NAV1 决定侧根的数目，在生长素受体 TIR1 的下游作用，但在异常的侧根形成突变体（aberrant lateral root formation，alf4）中，侧根形成不受生长素影响，说明该基因在生长素诱导的起始活动下游作用。

细胞分裂素、乙烯、赤霉素、油菜素内酯、脱落酸、茉莉酸、独脚金内酯在根的发育过程中都发挥作用。各种激素间形成了复杂的调控网络。细胞分裂素可以通过调节生长素的运输影响根的形态建成，也可以通过对细胞分裂的直接作用影响根的形态。乙烯通过上调生长素合成和影响生长素运输调节根的生长，在不同的发育时期和环境下作用不同。油菜素内酯也可以调控生长素在植物中的分布，从而与生长素共同作用促进根和侧根的生长，并影响根的向性。低浓度脱落酸诱导静止中心细胞维持因子 WOX5、AFR5、PLT2 的表达，促进静止中心细胞的静止，抑制根尖干细胞的分化并正向调控分生区细胞的分裂活性，因而促进主根生长。高浓度脱落酸诱导 ARF2 的表达，改变生长素信号，进而抑制根的生长。在主根发育中，茉莉酸的作用与生长素相拮抗。茉莉酸信号转导途径的转录因子 MYC2 可以结合 *PLT1/2* 启动子区而抑制其表达，而生长素则促进 *PLT1/2* 的表达。茉莉酸可以抑制根尖分生区细胞的分裂和伸长区细胞的伸长，进而抑制主根的发育。在侧根发育中，茉莉酸可以促进生长素的合成和运输，进而促进侧根形成。独脚金内酯能够调控生长素的运输和分布，从而促进主根和不定根的伸长，但抑制侧根的发生。

（二）茎和叶的发育

茎的顶端分生组织（shoot apical meristem，SAM）呈现周期性的活动和静止，可反复产生侧生组织（叶、腋芽及其分枝）和茎组织，也不断再生其本身的细胞，是植物营养生长的基础。在 SAM 中，*SHOOT MERISTEMLESS*（*STM*）基因在整个分生组织中表达，是形成和维持分生组织的关键基因；*WUSCHEL*（*WUS*）基因在分生组织中央区下方的组织中心表达，维持干细胞库的存在；*CLAVATA*（*CLV*）基因则促进器官原基的分化。

叶原基在 SAM 的周边区启动，由生长素和 ARP/KNOX 的相互作用控制。类型 I KNOTTED 同源异型框基因（*KNOX*）在 SAM 表达，维持分生组织的功能。MYB-区域蛋白质家族的 ARP 蛋白（AS1/RS2/PHAN 蛋白）抑制 *KNOX* 基因的表达，促进叶的发育。在分生组织的表皮细胞中存在极性分布的生长素输出载体 PIN I，可以将生长素向分生组织顶部运输。

腋芽是由腋生分生组织（axillary meristem，AM）发育而来的。一般认为，AM 来源于叶形成时叶腋中的茎顶端分生组织。叶原基腋部的细胞中 *STM* 基因持续低水平表达，以维持该部位的干细胞活性。低水平的生长素是 AM 起始所必需的，但高水平的生长素抑制 *STM* 的表达和 AM 的形成。在较为成熟的叶原基中，*LATERAL SUPPRESSOR*（*LAS*）基因表达，诱导 HD-ZIP III 型转录因子 REVOLUTA（REV）的基因表达，促进叶腋中央的 *STM* 基因高水平表达，导致细胞分裂，形成突起结构，建立 AM 的起始。此后，细胞分裂素通过信号转导途径中的 Type-B *Arabidopsis* response regulators（B-ARRs）诱导叶腋 *WUS* 基因的表达，建立新的苗端分生组织的组织中心，进而发育成腋芽。

二、药用植物花器官发育的分子机制

花器官是由茎端分生组织分化而来的。花的早期发育可分为 3 个阶段：①成花决定（或成花诱导），营养生长阶段的植物感受到外界环境信号（如光周期、春化等）及自身产生的开花信号，向生殖生长转变；②花原基形成，茎端分生组织转变为花分生组织；③花器官原基的形成和发育，从花原基上顺序形成萼片、花瓣、雄蕊、雌蕊、胚珠等花器官原基并发育成花的各个器官。

（一）成花决定

成花决定受植物内部发育因素和外界环境条件的严格调控。以拟南芥、金鱼草、矮牵牛等模式植物为材料，总结出 4 条花发育的信号转导途径。

1. 光周期途径（photoperiodic pathway） 叶片感受光周期信号，光受体光敏色素和隐花色素调控生物钟下游基因 *CONSTANS*（*CO*）的表达。*CO* 编码一个转录因子，促进开花素 *FLOWERING LOCUS T*（*FT*）基因的表达。FT 运输到茎端促进 *AGAMOUS-like 20*（*AGL20*）基因和茎端分生组织决定基因 *LEAFY*（*LFY*）的表达，最终促进器官决定基因如 *APETA1*（*AP1*）等的表达，形成花器官原基。

2. 自主 / 春化途径（autonomous/vernalization pathway） 植物要达到一定的年龄才能开花，称为自主途径，它和春化作用一样，都是抑制开花阻抑物基因 *FLOWERING LOCUSC*（*FLC*）的表达，从而解除对 *AGL20* 表达的抑制，促进下游器官决定基因的表达。

3. 碳水化合物（或蔗糖）途径（carbohydrate or sucrose pathway） 它反映植物的代谢状态，蔗糖可以促进 *AGL20* 的表达，从而促进开花。

4. 赤霉素途径（gibberellin pathway） 环境信号诱导植物体内赤霉素积累，通过信号转导途径促进 *AGL20* 的表达，从而促进早开花和在非诱导短日下开花。

（二）花原基的形成

在光周期、春化作用、赤霉素等内外因素的诱导下，*FLC* 被抑制，从而解除了对 *AGL20* 和 *FT* 的抑制，翻译出的 AGL20 和 FT 酶分别促进花分生组织关键基因 *LFY* 和 *AP1* 的表达，最终形成花原基。

（三）花器官原基的形成

被子植物的两性花从外向内由 5 轮结构组成：第 1 轮为萼片，第 2 轮为花瓣，第 3 轮为雄蕊，第 4 轮为雌蕊（心皮），第 5 轮为胚珠。花器官原基的形成是由一组同源异型基因控制的，使得花的结构具有同源异型现象。这些同源异型基因编码转录因子，通过组合形成不同的四聚体控制各类花器官特征基因的表达，从而决定每轮花器官的形成。根据其控制部位的不同，人们将已克隆的同源异型基因分为 A、B、C、D、E 五类（表 6-1），称为"ABCDE"模型。不同类型的基因控制的部位不完全一致。在拟南芥中，萼片由 A 类和 E 类基因控制，花瓣由 A 类、B 类、E 类基因共同控制，雄蕊由 B 类、C 类、E 类基因共同控制，心皮由 C 类和 E 类基因共同控制，胚珠由 C 类、D 类、E 类基因共同控制。任何一类基因发生突变，花的形态都会发生异常。

表 6-1 已克隆的拟南芥 ABCDE 同源异型基因的分类

基因类型	基因成员
A 类	*AP1*、*AP2*
B 类	*AP3*、*PI*
C 类	*AG*、*SPT*、*CRC*
D 类	*STK*（*AGLI1*）、*SHP1*、*SHP2*
E 类	*SEP1*（*AGL2*，E_1）、*SEP2*（*AGL4*，E_2）、*SEP3*（*AGL9*，E_3）、*SEP4*（*AGL3*，E_4）

三、药用植物休眠的分子机制

植物的种子、芽、延存器官甚至某些植物体在适宜生长的条件下仍不生长的现象称为休眠，是植物适应高温、干旱、严寒等不良生长环境而进化出的保护性生存策略。近年来，人们对植物种子、芽等器官休眠的分子机制进行了初步研究，发现了一些休眠特异性基因和脱落酸（ABA）等植物激素对休眠的调控作用，但仍未能完全解析其分子机制。

（一）种子休眠

种子休眠是植物躲避不良环境最主要的生存机制。光照、水分、温度、土壤成分（如氮）等是诱导种子休眠的主要环境因素，而种皮坚硬或不透水，胚未完成后熟，胚发育不良，积累抑制萌发的物质等是种子休眠的内在因素。

ABA 是诱导和维持种子休眠的关键因素，涉及 ABA 的生物合成、运输和信号转导。在种子成熟过程中，ABSCISIC ACID INSENSITIVE 3（ABI3）、ABI4、DELAY OF GERMINATION 1（DOG1）、DEP 和 SPT 等因子参与诱导和维持种子休眠，而 SUVH4、SUVH5、LDL1 和 LDL2 则抑制 *DOG1* 和 *ABI3* 的表达。在 ABI4 等转录因子的作用下，ABA 降解相关基因 *CYP707A1* 和 *CYP707A3* 的表达下调，而 ABA 生物合成基因如 9- 顺式环氧类胡萝卜素双加氧酶家族基因（*NCED*）的表达上调。

染色质重塑等表观遗传修饰参与种子休眠过程。组蛋白和 DNA 甲基化以及 ncRNA 参与该过程。组蛋白和 DNA 甲基化通过 Polycomb Repressive Complex 2（PRC2）和 KRYPTONITE（KYP）途径调控 *DOG1* 和 *ABI3* 等休眠相关基因的沉默。ABA 可以抑制组蛋白甲基转移酶 *KYP/SUVH4* 基因的表达，促进组蛋白乙酰转移酶 *GNAT/MYST* 基因的表达，从而诱导种子休眠。

生长素通过生长素响应因子 *ARF10*、*ARF16* 基因调控 *ABI3* 的表达，从而维持 ABA 的信号强度，促进种子休眠。

(二) 芽的休眠

芽的休眠具有季节性，多年生植物的芽在短日照、低温的季节到来时往往进入休眠状态。该过程受光周期和 / 或温度调节。当光照、温度等环境条件不适宜时，芽不能正常生长，而是进入浅休眠，当环境温度适合时又会恢复生长。但当不适宜的环境因素持续足够的时间和强度时，芽进入深度休眠。

光照是影响芽休眠最重要的因素之一。芽的休眠受到光照强度、日照长度和光周期的影响。在不同日照条件下，植物体内赤霉素（GA）与 ABA 的相对含量存在差异，进而决定芽休眠是处于诱导状态还是解除过程。短日照抑制 GA 的合成，促进 ABA 大量合成并运输至芽，使芽进入休眠。CO（constans）和 FT（flowering locust）被认为是短日照信号的调节因子。*CO* 基因的表达直接决定了 *FT* 基因的表达。植物感知短日照条件会关闭胞间连丝通道，阻断 *FT* 基因的传导，导致植物进入休眠。*FT* 基因家族的不同成员对休眠的诱导与解除作用不同，如中国水仙 *NtFt1* 和 *NtFt3* 诱导芽休眠，而 *NtFt2* 则解除芽休眠。

芽的休眠同样也受光周期的影响。光敏色素基因的大量表达能促进生长素、ABA 的积累，抑制芽的生长，促进芽的休眠。

温度在诱导和维持植物芽休眠的过程中占有重要位置。低温通过调节相关基因的活性和表达使芽休眠。*DORMANCY-ASSOCIATED MADS-box*（*DAM*）基因是芽休眠的关键基因，受光周期和低温诱导。如桃（*Amygdalus persica*）的 *DAM* 家族有 6 个成员，其中 *DAM3*、*DAM5* 和 *DAM6* 基因的表达与芽的休眠状态紧密相关，调控 *SVP* 和 *AGL24* 基因的转录水平，可以促进芽的休眠；芽的形成、季节性伸长以及最终的停止生长则与 *DAM1*、*DAM2*、*DAM4* 基因的表达有关。

第二节　药用植物营养元素吸收与运输的分子机制

学习目的

1. 掌握药用植物营养元素的分类和吸收形式。
2. 了解药用植物营养元素相关转运蛋白。

基础性名词

大量元素、中量元素、微量元素、主动运输、被动运输、转运蛋白

案例导入

按植物对营养元素需要量的多少，可分为大量营养元素、中量营养元素和微量营养元素。大量营养元素包括碳（C）、氢（H）、氧（O）、氮（N）、磷（P）、钾（K）；中量营养元素包括钙（Ca）、镁（Mg）、硫（S）；微量营养元素包括铁（Fe）、硼（B）、锰（Mn）、铜（Cu）、锌（Zn）、钼（Mo）、氯（Cl）、镍（Ni）等。矿质元素离子跨膜运输是植物吸收矿质元素的基础，离子或分子的跨膜运输主要包括简单扩散、通道运输、载体运输、离子泵运输和胞饮作用。

根据离子跨膜过程是否需要提供能量，跨膜运输可分为被动运输和主动运输两种。被动运输是指离子（或溶质）跨过生物膜不需要代谢供给能量、顺电化学势梯度向下进行运输的方式，被动运输包括简单扩散和协助扩散。主动运输是指离子（或溶质）跨过生物膜需要代谢供给能量、逆电化学势梯度向上进行运输的方式。

细胞对矿质元素的吸收主要由膜转运蛋白完成。膜转运蛋白是指细胞膜上具有物质转运功能的蛋白质，主要有通道蛋白、载体蛋白和离子泵 3 种，分别进行通道运输、载体运输和泵运输。通道运输中主要有 K^+、Cl^-、Ca^{2+}、NO_3^- 等离子通道，离子通道运输是顺着跨膜的电化学势梯度进行的。载体运输包括单向运输载体、同向运输器和反向运输器，它们可以顺着或逆着跨膜的电化学势梯度运输溶质。泵运输有 H^+–ATP 酶、Ca^{2+}–ATP 酶和 H^+– 焦磷酸酶 3 种类型，它们都依赖于 ATP 或焦磷酸中的自由能启动。运输到细胞质中的溶质有些留存在细胞质中，有些运输到液泡，具有贮藏和调节细胞内环境的作用。

一、大量营养元素吸收与运输的分子机制

植物吸收的 C、H、O 主要来自于水或二氧化碳，其他营养元素 N、P、K 等主要来自于土壤，土壤中的 N、P、K 主要以离子的形式被植物根系吸收。由于植物对 N、P、K 的需求量大，故称为"肥料三要素"。植物对大量营养元素的吸收包括主动吸收和被动吸收，以主动吸收为主。植物根系的质膜上存在多种无机离子的转运系统，根据其对无机离子的亲和力不同，可分为高亲和力转运系统（high affinity transport system，HATS）和低亲和力转运系统（low affinity transport system，LATS）。高亲和力转运系统对无机离子的亲和力较高，它们在营养元素缺乏时可以被诱导表达。

（一）氮吸收与运输的分子机制

植物可利用的氮分为有机态氮和无机态氮两种形式，铵态氮（NH_4^+）和硝态氮（NO_3^-）是无机态氮素吸收的主要形态，一些小分子有机含氮化合物也可以被植物直接吸收利用。植物吸收 NO_3^- 是一个主动运输的过程，受 NO_3^- 转运蛋白（nitrate transporter，NRT）的调控，NRT 分为 NRT1、NRT2 和 NRT3 三个亚家族。NRT1 家族为低亲和性转运蛋白，NRT2 家族为高亲和性转运蛋白，而 NRT3 家族不具有转运功能，主要是通过调控 *NRT2* 基因来发挥作用。因此，植物根系对 NO_3^- 的吸收是质膜 H^+–ATP 酶提供氢离子和能量、NRT 为载体通道蛋白的主动运输过程，转运一个硝态氮分子的同时将两个氢离子泵入细胞膜内。

NH_4^+ 的吸收和同化比 NO_3^- 需要的能量少，植物处于氮饥饿状态时优先吸收 NH_4^+。但是当 NH_4^+ 作为单一氮源或者浓度过高时则会引起植物氨中毒，因此氨吸收和代谢过程受到铵转运蛋白（ammonium transporter，AMT）的严格调控，AMT 介导的高亲和力铵跨质膜运输是植物根系吸收铵的主要途径，目前发现的植物 AMT1 和 AMT2 两个家族均属于 HATS。

（二）磷吸收与运输的分子机制

植物可以吸收土壤中以无机形式存在的磷酸盐，如 Pi、$H_2PO_4^-$ 和 HPO_4^{2-}。磷进入植物体后，

少部分仍以无机磷的形式存在，大部分转变为有机物形式。植物对根土界面磷的吸收以及磷在细胞间、组织间的跨膜运输是一种与阳离子 H^+ 或 Na^+ 共运输的需能过程，以 Pi 和 H^+ 的共运输 H^+/Pi 为主要方式。

磷转运蛋白（phosphate transporter，PHT）是可以直接从土壤中吸收无机磷酸盐并对其进行再分配的载体，可分为五大家族：PHT1、PHT2、PHT3、PHO1 和 PHO2。PHT1 定位于细胞膜上，利用细胞膜上的氢离子浓度梯度来驱动植物对磷元素的吸收和转运，为高亲和力磷转运蛋白；PHT2 担任着将无机磷从细胞质内转入质体的功能，定位于质体内膜上；PHT3 具有交换线粒体磷的作用，定位于线粒体膜上。在运输功能上，PHT1 具有将根系薄壁细胞中的磷向木质部微管束转移进而向地上部进行运输的作用，而 PHT2 则具有将韧皮部的磷运至根系的作用。

（三）钾吸收与运输的分子机制

钾是植物体内含量最高的无机阳离子。钾以 K^+ 的形式被根系吸收，在植物体内主要以离子或者可溶性无机盐的形式存在。当外界环境中 K^+ 浓度小于 1mmol/L 时，转运方式为主动运输，植物根系对 K^+ 的吸收主要由 HAK/KUP/KT（K^+/H^+ symporters）转运蛋白完成，低 K^+ 胁迫可诱导 *HAK* 基因的表达；当外界环境中 K^+ 浓度大于 1mmol/L 时，转运方式为被动运输，植物根系对 K^+ 的吸收主要通过低亲和性的 K^+ 通道来完成。高等植物中具有多个 K^+ 通道，根据它们的蛋白序列和结构特征，可分为 3 个 K^+ 通道家族：Shaker 家族、TPK 家族和 Kir-like 家族。其中 KAT1（K^+ *Arabidopsis thaliana* channel 1）和 AKT1（*Arabidopsis thaliana* K^+ transporter 1）是最早鉴定出来的两种 K^+ 通道。AKT1 主要在根系中表达，与植物根系对 K^+ 的吸收有关；而 KAT1 则参与 K^+ 向保卫细胞转运。

二、中量营养元素吸收与运输的分子机制

中量营养元素是指作物生长过程中需要量次于 N、P、K 而高于微量营养元素的营养元素，通常指 Ca、Mg、S 三种元素。

（一）钙吸收与运输的分子机制

植物根系从土壤中吸收 Ca^{2+}。Ca^{2+} 进入植物体后，一部分仍以离子状态存在，一部分形成难溶的盐（如草酸钙），还有一部分与有机物（如植酸、果胶酸、蛋白质）相结合。钙在植物体内的吸收和运输有主动吸收和被动吸收两种形式，主动吸收与根系活力有关；被动吸收主要受植物蒸腾作用的影响，与气孔的开闭密切相关。

植物细胞内 Ca^{2+} 浓度精细的调节机制主要依赖 Ca^{2+} 转运系统，包括胞质 Ca^{2+} 外流系统，即 Ca^{2+}/H^+ 反向转运蛋白和 Ca^{2+}-ATP 酶；以及 Ca^{2+} 进入胞质的内流系统，即钙离子通道。Ca^{2+} 流出细胞质主要由 Ca^{2+}-ATP 酶和 Ca^{2+}/H^+ 反向转运蛋白完成，需要 ATP 水解提供能量或质子梯度驱动。Ca^{2+} 进入细胞质则主要通过离子通道途径进行，是一个本身不需要能量的被动过程。

（二）镁吸收与运输的分子机制

镁以离子状态进入植物体。镁的吸收过程一般分为两部分，开始吸收速率较高，属于根系空间内吸收，以后吸收速率减慢且稳定，表现为主动吸收过程。目前已经在高等植物中鉴定出两类 Mg^{2+} 转运蛋白：Mg^{2+}/H^+ 质子依赖型转运体（*Arabidopsis thaliana* magnesium-proton exchanger，AtMHX）和钴抗性蛋白类转运体（Cobalt resistance A，CorA）。在拟南芥中，CorA 类 Mg^{2+} 转运体有 10 个成员：AtMGT1~AtMGT10。AtMGT1、AtMGT2 和 AtMGT10 均属高亲和性的 Mg^{2+} 转运体，AtMGT3 和 AtMGT7 属低亲和性的 Mg^{2+} 转运体，AtMGT5 是具有双重转运功能的 Mg^{2+} 转运体。

（三）硫吸收与运输的分子机制

硫主要以 SO_4^{2-} 的形式被植物吸收。首先 SO_4^{2-} 跨质膜运输，然后通过木质部运输从根系转运到地上部分，最后通过韧皮部运输到不同的组织。硫进入植物体后，大部分被还原，进而同化为硫氨基酸，如胱氨酸、半胱氨酸和甲硫氨酸等。硫酸盐通过位于细胞质膜上的 H^+/SO_4^{2-} 协同转运蛋白转运至植物细胞中，这种转运由细胞质膜上的质子泵 ATP 酶产生的 H^+ 电化学势梯度驱动。模式生物拟南芥的硫酸盐转运子家族有 12 个成员，可分为 4 个亚家族：AtSultr1（Sultr1;1、Sultr1;2、Sultr1;3）、AtSultr2（Sultr2;1、Sultr2;2）、AtSultr3（Sultr3;1、Sultr3;2、Sultr3;3、Sultr3;4、Sultr3;5）和 AtSultr4（Sultr4;1、Sultr4;2）。AtSultr1~4 分别负责不同组织和胞内硫酸盐的转运。高亲和力转运子一般在根部特异性表达，主要负责吸收土壤中的硫；低亲和力转运子主要在叶片中表达，负责调节植物细胞间硫的转运。

三、微量营养元素吸收与运输的分子机制

微量营养元素包括 Fe、B、Mn、Cu、Zn、Mo、Cl、Ni 等，以离子态或螯合态的形式被植物吸收（表6-2）。植物吸收微量营养元素的方式有 3 种：一是通过根部吸收；二是光合作用合成，直接进入植物体内；三是通过叶片吸收，微量营养元素可以游离态、络合态、螯合态等形式被植物叶片吸收。

表6-2　微量营养元素的吸收状态

元素	吸收状态
铁（Fe）	Fe^{2+} 或金属螯合物
锰（Mn）	Mn^{2+} 或金属螯合物
锌（Zn）	Zn^{2+} 或金属螯合物
铜（Cu）	Cu^{2+} 或金属螯合物
硼（B）	$H_2BO_3^-$、HBO_3^-
钼（Mo）	MoO_4^{2-}、$HMoO_4^-$
氯（Cl）	Cl^-
镍（Ni）	Ni^{2+}

（一）铁吸收与运输的分子机制

在必需微量元素中，铁的需求量最大。铁主要以 Fe^{3+} 的形式或 Fe^{3+}-高铁载体（phytosiderophore，PS）复合物的形式被植物根系吸收。非禾本科植物和禾本科植物分别采用系统 I 和系统 II 从土壤中吸收铁元素。非禾本科植物吸收铁元素的系统 I 主要由 3 个部分组成：H^+-ATP 酶泵系统、Fe^{3+} 还原系统和 Fe^{2+} 的转运系统。① H^+-ATP 酶泵系统：该系统通过分泌 H^+ 降低土壤 pH，增加根际土壤颗粒中铁的可溶性；② Fe^{3+} 还原系统：其包括将 Fe^{3+} 还原成 Fe^{2+} 的铁离子螯合还原酶（ferric-chelate reductase oxidase，FRO）和与之偶联的 NADPH 脱氢酶，如模式植物拟南芥中的 Fe^{3+} 螯合还原酶 FRO2；③ Fe^{2+} 的转运系统：该系统包括一系列的铁转运蛋白（iron-regulated transporter，IRT），可以将还原的亚铁离子转运到细胞内，例如拟南芥中的转运蛋白 IRT1。禾本科植物铁吸收系统 II 可合成和分泌麦根酸（mugineic acid，MA）类物质，根系周围环境中的 Fe^{3+} 可与麦根酸形成螯合物并经 YS1（yellow stripe 1）和 YSL（yellow stripe-like）转运载体吸收至胞内，再释放出 Fe^{3+} 供代谢利用。

另外，枸橼酸在木质部运输中起主要作用，它可与 Fe^{3+} 形成螯合物。拟南芥的 *FRD3*（ferric reductase defective 3）编码一枸橼酸转运体，它调节枸橼酸至木质部的运输。在木质部到韧皮部的运输过程中，YSL 类转运体起重要作用。

（二）锰吸收与运输的分子机制

锰主要以 Mn^{2+} 的形式被植物吸收。还原态的 Mn^{2+} 能主动被根细胞吸收，经共质体途径输送到中柱，随后进入到木质部。木质部是 Mn^{2+} 向地上部运输的主要途径，但因不同的植物种类，Mn^{2+} 在木质部中的运输形式也不同，如在番茄和黑麦草中的 Mn 主要以 Mn^{2+} 的形式运输，而大豆和番茄茎中均有部分 Mn 以枸橼酸和苹果酸复合物的形式运输。

细胞膜上 Mn^{2+} 跨膜运输蛋白主要包括 ZIP 家族转运蛋白（zinc-regulated transporter/iron-regulated transporter-related protein transporters）、Nramp 家族转运蛋白（natural resistance-associated macrophage protein transporters）、YSL、AtOPT3（oligopeptide transporter-like protein）转运蛋白及 PHO84（a plasma membrane phosphate transporter）转运蛋白。

（三）硼吸收与运输的分子机制

植物主要吸收 BO_3^{3-}，也可以吸收极少量的 $B(OH)_4^-$。目前认为硼的跨膜运输主要有 3 种途径：①跨脂双分子层的被动扩散，硼主要以不带电荷的硼酸形式被植物吸收，细胞膜对其的通透性大大增加；②通过主要内在蛋白的易化运输，植物的主要内在蛋白（MIPs）可分为 4 个明显不同的组，即液泡膜内在蛋白（TIPs）、质膜内在蛋白（PIPs）、小的碱性内在蛋白（SIPs）和类结瘤素 26（NOD26）内在蛋白（NIPs）；③通过硼转运蛋白的主动运输，如输出型硼转运蛋白 AtBOR1 和 OsBOR1。植物完成对硼的吸收和木质部装载后，在木质部因蒸腾拉力作用向植株地上部运输。但一些植物能合成相当数量的糖醇，能与硼形成复合物在韧皮部中运输。

（四）锌吸收与运输的分子机制

锌在植物中存在的形式常为自由态离子、低分子量有机物配合态复合物、贮存金属蛋白以及与细胞壁结合的非溶形式，自由态锌离子的浓度一般较低。参与植物体内锌离子的跨膜运输蛋白包括锌铁控制转运相关蛋白 ZIP、自然抵抗相关巨噬细胞蛋白 Nramp、重金属 ATP 酶、阳离子扩散协助蛋白（cation diffusion facilitator proteins，CDF）、Mg^{2+}/H^+ 反向转运蛋白 MHX。这些蛋白参与细胞内 Zn^{2+} 的跨膜运输，调节植物细胞内 Zn^{2+} 平衡和分配。

（五）铜吸收与运输的分子机制

铜主要以 Cu^{2+} 或 Cu^+ 的形态或配位复合物的形式被植物吸收，金属螯合蛋白对铜的螯合能力远大于其他配体。目前已经发现了几种铜转运家族，包括 COPT 转运体、Cu 运输 P 型 ATP 酶、铜伴侣蛋白等。COPT 转运体主要负责细胞质膜对高亲和 Cu^+ 的吸收；Cu 运输 P 型 ATP 酶能将无机阳离子运入或排出细胞；铜伴侣蛋白能在细胞溶质中与低溶解性、高活性的 Cu^+ 结合，再把 Cu 传递给所需的亚细胞体。

（六）钼吸收与运输的分子机制

钼主要以钼酸盐（MoO_4^{2-}、$HMoO_4^-$）的形式进入植物体内。植物对钼的吸收有两种转运蛋白系统，一种是通过专一性的钼酸盐转运蛋白来运输 MoO_4^{2-}，如 MOT1 和 MOT2；另一种是共转运蛋白，如磷酸盐转运蛋白 PHT 和硫酸盐转运蛋白 SULTR。MOT1 是一种高亲和转运蛋白，具有吸收钼酸盐、细胞间钼酸盐转移分配的功能；MOT2 主要定位于液泡膜上，在器官间钼酸盐的转移中也起到重要的作用；硫酸盐转运系统能够作为高亲和转运钼酸盐的候选系统吸收钼酸盐进而抑制硫酸盐的吸收。另外，植物也可能通过 P 型 ATP 酶吸收钼酸盐。

（七）氯吸收与运输的分子机制

氯以 Cl^- 的形式被植物吸收。植物吸收氯属主动吸收，即沿着梯度方向以 $2H^+/Cl^-$ 这种质子与阴离子共同运输的方式进行吸收。Cl^- 被植物根系吸收后通过木质部运输到植物的地上部分，并通过韧皮部等重新分配给各个组织，同时氯的运输与蒸腾作用密切相关，蒸腾量大的器官或者组织其含氯量较高。

（八）镍吸收与运输的分子机制

镍在植物体内主要以 Ni^{2+} 的形式存在。植物吸收镍有主动吸收和被动吸收两种方式：主动吸收即植物分泌一些有机酸作为镍进入植物体内的载体，这些有机酸容易与镍结合，但这个过程需要能量；被动吸收即镍顺着本身浓度差或细胞膜的电化学势进入植物体内。

镍的运输：在根膜的外表面，选择体与土壤溶液中的水化 Ni^{2+} 复合，然后选择体 -Ni 复合物（Ni-S）穿过根膜进入内表面，与转运体结合成三键复合物。进入木质部后，三键复合物释放镍后断开，选择体又返回根表面重复这一过程。

第三节 药用植物胁迫响应分子机制

学习目的

1. 掌握药用植物逆境胁迫的类型和特征。
2. 了解药用植物胁迫响应的分子机制及信号通路。

基础性名词

胁迫、干旱胁迫、低温胁迫、高温胁迫、盐胁迫、重金属胁迫

案例导入

凡对植物生长或生存不利的各种环境因子统称为逆境，又称为胁迫（stress）。胁迫包括生物胁迫和非生物胁迫。生物胁迫包括病害、虫害和杂草；非生物胁迫包括寒冷、高温、干旱、盐渍、辐射等。药用植物细胞经过序列变化，有抵御逆境伤害的本领，如形成抗胁迫蛋白（热激蛋白、抗冻蛋白），提高保护酶系统（SOD、CAT、POD）的活性，形成渗透调节物质（脯氨酸、甜菜碱）和增加脱氢酶水平。

一、干旱和水涝胁迫响应分子机制

水分胁迫是植物逆境中最普遍的形式，对药用植物生长造成的影响最大。水分胁迫包括干旱胁迫和水涝胁迫，通常情况下水分胁迫是指干旱胁迫。干旱胁迫是指植物水分散失超过水分吸收，使植物组织含水量下降，膨压降低，正常代谢失调的现象。干旱胁迫时细胞过度脱水，光合作用下降，呼吸解偶联，脯氨酸在抗旱中起重要作用。水涝胁迫是指土壤中的水分过多，造成植物缺氧，影响植物地下部分的气体交换，植物代谢失调的现象。

（一）干旱胁迫响应分子机制

从干旱刺激到植物作出抗旱反应是一系列复杂的信号转导过程，包括细胞对环境干旱信号的感知、转导和反应，产生胞间信使；胞间信使在细胞或组织间传递至最终受体细胞的作用位点；受体细胞对胞间信使的接收、转导和反应。植物细胞从感知干旱信号到干旱诱导受体细胞反应的过程受多种信号途径的调控（图6-1）。基于对拟南芥ABA缺陷突变体和ABA不敏感突变体的大量研究，干旱胁迫的基因表达存在着依赖ABA和不依赖ABA的途径。

1. 依赖ABA的基因表达 在干旱胁迫条件下依赖ABA的基因表达有3条途径：一是ABA通过逆境诱导合成的蛋白转录因子MYC2/MYB2（MYB/MYC）和其相应的顺式作用元件MYBR、MYCR特异结合，从而引起相应的抗旱功能基因 *RD22* 的表达。诱导的拟南芥基因 *RD22* 的表达可被ABA调节，但是这种依赖ABA的表达需要蛋白质的生物合成。二是ABA通过逆境诱导合成的转录因子NAC引起抗旱功能基因 *GLY* 的表达。三是ABA通过一种具有亮氨酸拉链（bZIP）

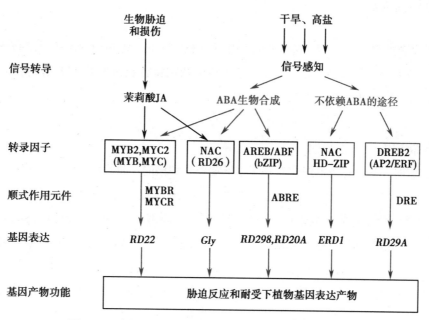

● 图6-1　生物胁迫下植物信号转导途径及基因表达调控网络

结构域的调节蛋白 AREB 和 ABA 结合因子 ABF 与具有 ACGT 或 G-box 的 ABA 保守顺式作用元件 ABRE（abscisic acid responsive elements，PyACGTGGC）特异结合，引起抗旱功能基因的表达（如 *RD29B*、*RD20A*）。*RD29B* 启动子中的 ABA 应答元件 ABRE 在脱水胁迫下对 *RD29B* 基因的表达起到了顺式作用元件的作用。

2. 不依赖 ABA 的基因表达　在拟南芥 ABA 缺失或 ABA 不敏感的突变体中，仍可观察到一些基因被干旱、盐和冷诱导，说明某些基因在冷或者干旱条件下的表达不需要 ABA，但对外源 ABA 起反应。这些突变基因包括 *RD29A*（也称 *LTI78* 或 *COR78*）、*KIN1*、*COR6.6*（*KIN2*）和 *COR47*（*RD17*）。在干旱、低温和高盐浓度胁迫条件下，一个脱水反应原件（dehydration responsive element，DRE）的 9bp 保守序列 TACCGACAT 对于 *RD29A* 诱导的调节是必需的，但不受 ABRE 调控。

有些干旱诱导的基因对冷或者 ABA 处理不起反应，这表明植物在干旱胁迫应答中存在另一条脱水胁迫反应途径。这些基因包括编码不同巯基蛋白酶的 *RD19* 和 *RD21*，以及编号 CLP 蛋白酶调节亚基的 *ERD1*。

（二）水涝胁迫

水涝胁迫会使植物生长处于缺氧的环境中。植物适应水涝胁迫主要是指缺氧刺激乙烯形成，乙烯促进纤维素酶活性，把皮层细胞壁溶解，形成通气组织以获得更多的氧气。氧浓度的降低会使植物细胞作出快速响应，通过植物体内存在的分子氧感受系统和信号转导系统调节细胞基因表达。这些响应基因与碳水化合物的分解、糖酵解途径、脂质代谢、乙烯合成、植物激素调解过程、钙信号、ROS 产生等相关。

二、低温和高温胁迫响应分子机制

温度是影响植物生长、发育的重要环境因子。植物生长、发育对温度的反应有三基点，即最低温度、最适温度和最高温度。低于最低温度，植物将会受到寒害，包括冷害和冻害两种。超过最高温度，植物就会遭受热害。

（一）低温胁迫响应分子机制

低温胁迫时，植物感受低温信号并传递低温信号到核内，激活转录因子，进而调节基因表达，引起一系列生理生化反应，产生抗寒能力，这是一个复杂的信号网络系统。有证据表明，细胞膜不仅是低温信号的初级靶标，而且在对低温胁迫信号的感受方面起重要的作用，但目前仍不十分清楚植物是如何感知低温信号的。在低温信号的转导途径中，Ca^{2+}是重要的第二信使，低温引起Ca^{2+}进入细胞，导致细胞中Ca^{2+}水平增加，使得一个或多个蛋白质发生磷酸化作用，进而诱导 COR 基因表达，激活冷锻炼过程，除Ca^{2+}外，IP_3在低温信号转导途径中也起重要作用。

在低温适应途径中研究比较清楚的是 CRT/DRE–CBF（C–repeat/dehydration responsive element–binding factor）依赖的低温响应通路。CBF 基因家族是一个包括 CBF1、CBF2、CBF3、CBF4 的小基因家族，前 3 个基因串联聚集在拟南芥第 4 号染色体的短臂上，CBF4 定位在 5 号染色体上。4 种 CBF 蛋白中有相同的结构基序，即 AP2 结构域，它是一种 DNA 结合结构域，作为反式作用因子，能与 COR 基因启动子中的 CRT/DRE 调节元件结合。冷诱导基因（COR）包括 COR6.6、COR15a、COR47 及 COR78 四种，这些基因的启动子区均含有脱水反应元件 DRE，其具有 5 个碱基核心保守序列 CCGAC，这个核心序列被命名为 CRT。

植物体内存在一种能作用于 CBF 基因启动子的转录基因，将其命名为 ICE1（inducer of CBF expression）。ICE1 蛋白能够调控 CBF3/DREB1A 基因表达，在常温下也能存在，但是没有活性，当在低温驯化或锻炼时，它能被激活，从而诱导 CBF 基因的表达，主要是可以特异性地与 CBF3 启动子中的 MYC 顺式作用元件结合。在低温胁迫下，ICE1 转录因子被激活，从而诱导 CBF 基因表达，AP2 与顺式作用启动子元件 CRT/DRE 结合，从而激活 COR 基因表达冷调节蛋白（CORP），使植物的抗寒性相应提高。

（二）高温胁迫响应分子机制

植物在进化过程中形成了许多应对高温胁迫的机制，包括基础耐热性和获得耐热性。目前已经克隆的与植物耐热性有关的基因主要分为热激蛋白（heatshock protein，HSP）、热激转录因子（heat stress transcription factor，HSFs）以及与膜稳定性、抗氧化和激素相关的基因等。

在热胁迫反应中包含多种信号传递过程，其中一部分控制热激蛋白，其他的则控制热激响应元件的产生或激活。植物通过各种热胁迫信号转导途径最终获得耐热性：①植物耐热基因调控网络中最有特点的是调控编码热激蛋白的热激转录因子，可与热激蛋白上游的顺式作用元件结合，从而启动下游热激蛋白和相关基因的表达；②热激反应往往伴随一定的氧化胁迫，H_2O_2

产生于高温胁迫后很短时间内，可能参与调控 HSP 的表达；③在热激反应中，IP_3 与受体结合引起 Ca^{2+} 浓度瞬间变化，并通过一系列未知途径使 HSF 激活 HSP 的表达；④高温使细胞内蛋白质变性，引起 HSP70/90 以及热激转录因子 HsfA/B 的累积，从而与热激元件结合来诱导热激基因的表达；⑤植物激素，比如脱落酸（ABA）、水杨酸（SA）和乙烯同样与热胁迫信号转导有关；⑥叶绿体逆向调控信号途径。ribosomal protein SI（RPSI）作为叶绿体蛋白翻译调控的关键因子，其蛋白表达水平受高温胁迫的诱导；RPSI 表达增强可以提高类囊体膜蛋白的翻译效率，对于维持高温胁迫下叶绿体的功能状态和产生质体逆向信号是必要的。产生的质体信号通过相关的热激信号转导组分传递至细胞核，从而启动 *HsfA2* 及其下游靶基因的热激响应表达。而 *HsfA2* 下游靶基因编码的热激蛋白如 HSP21 等进入叶绿体，对高温胁迫下的叶绿体类囊体膜系统进行保护。上述发现为通过调控质体翻译效率，增强药用植物的耐高温胁迫能力提供了全新的遗传改良操作路径。

三、盐和重金属胁迫响应分子机制

（一）盐胁迫响应分子机制

土壤中盐分过多，特别是可溶性盐类（如 NaCl、Na_2SO_4 等）对植物造成的伤害称为盐害，也称为盐胁迫。植物对盐胁迫的适应能力称为抗盐性。人们对植物体内盐胁迫信号转导途径的研究主要集中在渗透胁迫信号转导途径和有关离子胁迫的盐过敏感调控途径（salt overly sensitive，SOS）两个方面。其中渗透胁迫信号转导途径又包括依赖 ABA 介导和不依赖 ABA 介导的信号转导两类。SOS 信号转导途径负责植物根系细胞中的 Na^+ 外排，也是研究得比较清楚的途径之一。通过对拟南芥突变体进行筛选，获得了 5 个耐盐基因，即 *SOS1*、*SOS2*、*SOS3*、*SOS4* 和 *SOS5*。*SOS1*、*SOS2* 和 *SOS3* 参与了植物细胞内离子平衡的信号转导途径，揭示了盐胁迫下细胞内 Na^+ 的外排和 Na^+ 向液泡内的区域化分布以及细胞对 K^+ 吸收的改善。*SOS1* 是一种耐盐基因，编码细胞膜上 Na^+/H^+ 逆向转运因子，在功能上起到将 Na^+ 排出细胞外的作用。在盐胁迫下，*SOS1* 转录和蛋白合成由 SOS2 和 SOS3 调控。*SOS2* 基因编码一个丝氨酸/苏氨酸类蛋白激酶，该酶能控制和激活 K^+ 和 Na^+ 运输蛋白的活性，依赖于 SOS3 和 Ca^{2+} 的存在。*SOS3* 基因编码一个 N 端豆蔻酰化的含有 3 个 EF- 臂的钙结合蛋白，属于 Ca^{2+} 结合蛋白家族（SCaBPs）新的亚家族。另外，SOS3 还可以通过影响细胞骨架微丝的重排调控盐胁迫响应。

SOS 信号转导途径的作用机制：SOS3 蛋白是该信号途径中最上游的成员，当植物处于高 Na^+ 胁迫时，Ca^{2+} 的浓度升高，SOS3 感知钙信号并与之结合，豆蔻酰化和与 Ca^{2+} 结合的 SOS3 是 Ca^{2+} 感受器的类似物，同时其特异性地与 SOS2 的 C 端调控区域中的 FISL 结构域结合，发挥 SOS2 蛋白激酶活性。在 V-ATP 酶的催化调节作用下，SOS3-SOS2 蛋白激酶复合体调控质膜上 SOS1 的表达，SOS1 将 Na^+ 排出体内，维持着细胞内 Na^+/K^+ 的浓度，因此，植物能够忍耐较高浓度的盐胁迫。

（二）重金属胁迫响应分子机制

植物从土壤中摄取重金属并在植物体内积累，但超过一定的界限，就会对植物产生相应的毒害作用，轻则使植物体内代谢紊乱，生长受到抑制，重则致植物死亡。重金属对植物的生长发育产生影响，植物自身也产生了一系列的耐受机制。这些机制主要有：一是外排和阻止重金属的吸收来减少其在植物体内的含量；二是通过络合作用和螯合作用，减少细胞中游离的金属离子；三是通过提高抗氧化酶活性来清除活性氧和自由基。

近年来已推测和鉴定出参与重金属响应的众多基因，这些基因的表达对重金属离子在细胞中的运输、富集以及提高植物的抗性等方面都有重要作用。其中以重金属运输相关的蛋白基因的研究最为广泛，主要包括 ATP 结合盒（ATP-binding casse-tte，ABC）转运家族、锌 / 铁调节转运蛋白（zinc/iron-regulated transporter protein，ZIP）家族、重金属 ATP 酶（heavy-metal ATPase，HMA）家族和阳离子扩散促进子（cation diffusion facilitator，CDF）家族等，这些蛋白基因都对提高植物对重金属的耐性有作用。ABC 转运家族属于膜蛋白最大的家族之一，根据 ABC 蛋白上高度疏水区域（TMD）和核苷结合区域（NBD）的结构可以将其分为 3 种类型：多向耐药性蛋白（pleiotropic drug resistance，PDR）、多药耐药性蛋白（multidrug resistance，MDR）和多药耐药相关蛋白（multidrug resistance-associated protein，MRP），这 3 种蛋白都与金属离子的运输有关。ZIP 家族可以提高阳离子的吸收和积累，一些 ZIP 基因如 AtZIP4、NcZNT1 和 TjZNT1 已经在不同植物中被发现，TjZNT1 能够参与 Zn、Cd 和 Mn 等的转运，在植物重金属解毒中有重要作用。HMAs 可以运输 Zn^{2+}、Cu^{2+}、Cd^{2+}、Pb^{2+}、Ni^{2+} 和 Co^{2+} 等金属离子过膜而排出细胞，对生物体内各种金属的平衡起重要作用。HMAs 家族中的 HMA1、HMA3 和 HMA4 都已经从植物体中被分离鉴定。CDF 家族中的 13 种成员已经被分离鉴定，其中 7 种参与 Zn、Cd 和 Co 的转运。MTP1 是 CDF 蛋白家族的一个成员，属于液泡膜运输器。另外，还有很多与运输金属离子相关的基因，如 NRAMP（natural resistance-associated macrophage protein）家族、铜离子转运蛋白（copper transporter，CTR）家族和 YST（yellow-stripe 1-like）家族等。这些基因家族的表达也对重金属离子在细胞中的运输及提高植物的抗性等方面都有重要作用。

四、病害胁迫响应分子机制

植物抗病基因编码的受体接收来自病原菌的信号分子后，发生蛋白质与蛋白质的相互作用，使一种激酶活化；通过调节细胞内活化氧的浓度，使依赖于氧化还原的转录因子被激活；启动防卫反应基因的表达，使植物产生抗病反应。抗病基因编码胞外和胞内两种类型的受体蛋白，分别以抗病基因 Cf9 和 N 介导的抗病反应来说明这两种类型的信号转导模式。

（一）抗病基因 Cf9 介导的植物抗病反应信号转导模式

番茄抗病基因 Cf9 编码的是一个有跨膜区域的主要部分位于胞外的蛋白。胞外富含亮氨酸重复区（LRR）是它结合来自于病原菌无毒基因产物即信号分子的部位，Cf9 产物与信号分子结合过程中，还有其他蛋白参与，可能的模式有两种：一种是 Cf9 产物结合信号分子的同时，与一种在植物细胞外分泌的游离蛋白协同参与配体的结合作用，共同起始信号转导，随后 Cf9 胞内区域与一种胞内激酶，如番茄抗病基因 Pto 编码的丝氨酸苏氨酸蛋白激酶发生相互作用，引起信号在细胞内转导，最终防卫反应基因表达；另一种是 Cf9 产物结合信号分子的同时，直接与另一种受体激酶发生相互作用。

（二）抗病基因 *N* 介导的植物抗病反应信号转导模式

烟草抗病基因 *N* 编码的是一种胞内受体蛋白和一种不完整的 *N* 基因产物 N^{tr}，两者可能以二聚体的方式存在，结合来自于烟草花叶病毒基因组编码的信号分子，诱导烟草发生过敏反应（hypersenstive response，HR），烟草花叶病毒被限制在枯斑或其邻近部位。*N* 基因产物最大的一个特点是与果蝇中决定背腹极性分化的信号受体 Toll 蛋白以及 IL-1R 蛋白的胞内区域具有很高的同源性，说明 *N* 基因产物介导的植物抗病反应信号转导与 Toll 蛋白和 IL-1R 介导的胞内信号的转导模式相似。

第四节　药用植物生长调节剂调控的分子机制

学习目的

1. 掌握药用植物生长调节剂的种类和作用。

2. 了解生长调节剂在中药材生产中的应用和调控机制。

基础性名词

药用植物生长调节剂、生长促进剂、生长抑制剂、生长延缓剂

案例导入

药用植物生长调节剂包括药用植物生长促进剂、药用植物生长延缓剂和药用植物生长抑制剂等。药用植物生长促进剂促进细胞分裂和伸长，如萘乙酸、6-BA 等；药用植物生长延缓剂抑制茎部近端分生组织细胞延长，使节间缩短，株型紧凑，外施赤霉素可逆转其抑制效应，如 CCC、PP$_{333}$ 等；药用植物生长抑制剂抑制顶端细胞生长，使株型发生变化，外施赤霉素不能逆转其抑制效应，如三碘苯甲酸、马来酰肼等。

一、药用植物生长调节剂的生理作用

药用植物生长调节剂是人工合成的，具有植物天然激素生理活性，在较低浓度下即可有效地调控药用植物生长、发育和代谢过程的一类有机化合物。它们属于农药的一种，又称为外源激素。

根据对药用植物茎尖的生理作用不同，生长调节剂可分为药用植物生长促进剂、药用植物生长延缓剂和药用植物生长抑制剂；根据与植物激素的相似性，生长调节剂可分为生长素类化合物、赤霉素类化合物、乙烯类化合物等；根据在生产中的实际用途，生长调节剂又可分为矮化剂、生根剂等。

（一）药用植物生长促进剂

药用植物生长促进剂是指能促进药用植物细胞分裂、分化和伸长的一类化合物，主要包括生长素类、赤霉素类、细胞分裂素类、乙烯类、油菜素内酯类化合物，每一类的生理作用各有差异。

1. 生长素类　生长素的生理作用是促进植物器官生长，诱导和促进细胞分化，控制顶端优势，促进侧根和不定根生成，调节开花与性别分化，调节坐果和果实发育。代表物有吲哚乙酸（indole-3-acetic acid，IAA）、吲哚丁酸（indolebutyric acid，IBA）、α-萘乙酸（α-naphthalene acetic acid，NAA）、2,4-二氯苯氧乙酸（2,4-dichlorophenoxy acetic acid，2,4-D）等。IAA 主要用于植物组织培养，诱导愈伤组织和根的形成；IBA 常在生产中用于插条生根；2,4-D 因含量而异，中等浓度（1~25mg/L）可防止落花落果，诱导产生无籽果实和保鲜，高浓度（1 000mg/L）可作为除草剂。

2. 赤霉素类　赤霉素种类很多，已发现有 121 种，都是以赤霉烷为骨架的衍生物。主要生理作用是促进细胞伸长，从而使茎干伸长和叶片扩大；解除种子、块茎和鳞茎等器官的休眠；促进开花；增加某些植物坐果和单性结实；增加雄花分化比例；影响开花时间等。代表物为 GA_3，在生产中应用最高，显著促进植物茎的生长。

3. 细胞分裂素类　细胞分裂素是以促进细胞分裂为主的一类植物生长调节剂，均为腺嘌呤化合物的衍生物。主要有 6-苄基腺嘌呤（6-benzyladenine，6-BA）、激动素（kinetin，KT）、氯吡脲、异戊烯腺嘌呤、玉米素等类。细胞分裂素的生理作用是促进细胞分裂，促进芽的分化，促进侧芽发育，消除顶端优势，抑制器官衰老，增加坐果和改善果实品质等。

4. 乙烯类　乙烯类的生理作用是促进果实生理成熟，促进叶片衰老和脱落，促进种子发芽，促进根和苗的生长，同时也有促进开花和雄花分化、打破休眠、抑制开花、促进器官脱落、矮化植株、促进不定根生成的作用。商品主要有乙烯利，化合物名称是 2-氯乙基膦酸（2-chloroethyl phosphonic acid），又称名试灵、乙烯磷、早甜红。乙烯利溶液进入植物细胞后，在 pH<4 时是稳定的，当植物体内 pH 达 5~6 时，它慢慢分解，释放出乙烯气体。乙烯利可以促进橡胶树乳胶的排泌，催熟水果，促进药用植物开花。

5. 油菜素内酯类　与生长素、赤霉素、细胞分裂素、乙烯类药用植物生长促进剂相比，油菜素内酯的作用机制独特，生理效应广泛，生理活性极高。它能够增加植物的抗逆性，协调植物体内多种内源激素的相对水平，改变组织细胞化学成分的含量，激发酶的活性，促进 DNA、RNA、蛋白质的合成，促进细胞的分裂和伸长，增加植物生长发育速度，提高作物产量与种子活力，减少果实的败育和脱落等。此外，还有一些其他植物生长促进剂及复合植物生长促进剂，比如三十烷醇、核苷酸、复硝酚钠、氯化胆碱等，在促进植物生长方面也有一定的作用。

（二）药用植物生长延缓剂

药用植物生长延缓剂是指可以抑制药用植物茎部近顶端分生组织细胞的分裂、伸长和生长速度的一类化合物。生理作用主要是抑制药用植物体内赤霉素的生物合成，因此外施赤霉素可逆转这种抑制效应。目前常用的有季铵类化合物（或称𬭩类化合物）和含氮杂环化合物，这两类在赤霉素生物合成过程中的作用位置和方式有所不同。

1. 季铵类化合物　在结构上具有带正电荷的氮、磷或硫元素，可抑制内根－贝壳杉烯合成酶的活性，抑制古巴焦磷酸（ent-CDP）生成贝壳杉烯，从而使内源赤霉素的生物合成受阻。这一类化合物中常用的药用植物延缓剂有：

（1）CCC：是氯化氯代胆碱的简称，俗称矮壮素，是目前中药材生产中常用的一种药用植物生长延缓剂。

（2）Pix：又称DPC，是1，1-二甲基哌啶氯化合物的简称，俗称缩节胺、助壮素、皮克斯。

2. 含氮杂环化合物　含氮杂环化合物的结构特点是杂环上含有sp^2杂环氮，氮分子上的孤对电子可以抑制贝壳杉烯氧化酶的活性，抑制了内根－贝壳杉烯酸的生成，从而抑制GA的生物合成，也抑制甾醇的生物合成。该类化合物一般在低浓度时抑制细胞延长，高浓度时抑制细胞分裂。主要使用的药用植物延缓剂有：

（1）多效唑：又名氯丁唑，适用谱广，可经根、茎、叶吸收，经导管传到幼嫩部分分生组织，不能通过筛管运到其他器官。

（2）烯效唑：作用特点与多效唑相同，但活性比多效唑高6~10倍，可减少使用剂量，其在土壤中的残留量仅为多效唑的1/10，因此作为多效唑的替代品使用越来越广泛。

（3）嘧啶醇：常与季铵类化合物配合使用。嘧啶醇在土壤中易被微生物降解。

（三）药用植物生长抑制剂

药用植物生长抑制剂主要作用于药用植物顶端，使顶端分生组织细胞中的核酸与蛋白质的合成受阻，顶端优势丧失，进而使药用植物形态发生变化，如侧枝数目增加，叶片变小等。这种抑制作用可通过外施生长素逆转，外施赤霉素无效。

药用植物生长抑制剂最典型的代表是脱落酸（abscisic acid，ABA），其主要功能是增强植物抗逆性，如诱导植物产生抗寒性、抗旱性、抗盐碱性等。另外，三碘苯甲酸（2，3，5-triiodobenzoic acid，TIBA）也是一种药用植物生长抑制剂，是通过阻碍生长素运输而表现出抑制植物生长的作用。

此外，马来酰肼（maleic hydrazide，MH），化学名称是顺丁烯二酰肼，俗称青鲜素，其生理作用与生长素相反。但MH是一种危险的化合物，可能致癌和使动物染色体畸变，不宜用于药用植物。

二、药用植物生长调节剂分子调控机制

药用植物生长调节剂在植物体内运转的方向及方式是通过细胞壁纤维之间的空隙与细胞壁以外的细胞间隙以及导管等质外体进行传导，也可通过共质体传导。两种传递方式是交替进行，相互配合的。

在质外体中，无须克服通过原生质体与质膜的阻力，是一个自由空间，通过蒸腾作用所产生的蒸腾拉力或粒子的扩散进行传导。一般施用于根部的生长调节剂，可以通过质外体传导，运送到植物体的不同部位。在共质体中，由于物质的传导需要通过质膜与原生质体以及胞间连

丝，这是一个具有活跃代谢功能的生命系统。因此，物质的传导是与代谢密切联系的、主动的、耗能的过程。一般施于地上部分的生长调节剂，其传导与光合产物相同，通过共质体从代谢"源"向代谢"库"运输。其分子调控机制也因种类不同而不同。

（一）药用植物生长促进剂

赤霉素、6- 苄氨基腺嘌呤和萘乙酸等是常用的药用植物生长促进剂，主要通过改变过氧化物酶的活性，结合受体蛋白并诱导相关基因的表达等一系列信号调节，从而加速细胞的伸长，促进细胞的分裂与分化，打破休眠。

（二）药用植物生长延缓剂

缩节胺与多效唑作为常用的药用植物生长延缓剂，可以通过抑制赤霉素的生物合成，延缓植物生长，防止营养生长过盛，抑制植物纵向伸长和促进横向生长，从而诱导矮化、健壮植株来提高抗逆性，同时有一定的增产作用。

（三）药用植物生长抑制剂

药用植物生长抑制剂是通过抑制生长素等相关生物合成途径中酶的活性，进而达到抑制药用植物生长的作用。

三、生长调节剂在中药材生产中的应用

（一）破除种子、种茎和种根休眠

多种中药材的种子、种茎和种根具有休眠特性，从收获至生根发芽需要经过特定时间或特定条件的休眠期，常见的有人参、西洋参、太子参、三七、黄连、重楼、细辛、淫羊藿等药材种子。了解种子休眠机制，掌握打破种子休眠的方法是这些中药材在栽培中需要解决的主要问题之一。一般认为，赤霉素和脱落酸这对激素是引起休眠的主要作用激素，其中，脱落酸促进休眠，而赤霉素打破休眠。因此，施用赤霉素常有助于打破休眠，也有施用细胞分裂素及类似物、生长素及类似物促进休眠打破的情况。

赤霉素或 6- 苄氨基腺嘌呤可以打破三七、人参、黄连、滇重楼、西洋参、多花黄精、太子参、藿香、山茱萸等种子的休眠，使之提前出苗，提高出苗率，从而缩短中药材的培育周期。膨大素对川麦冬块根的长度、直径及百粒重有显著的提升作用，可以促进其生长发育。施加一定浓度的 6- 苄氨基腺嘌呤和萘乙酸，结合气培法培养，可缩短兰州药用百合 1 年的培育期，并大大提高成品百合的品质。赤霉素可打破薯蓣块茎和平贝母鳞茎的休眠，使其提前萌发。

（二）诱导扦插生根

扦插是用药用植物的一部分根、茎或叶插植在土壤中，并长出不定根和不定芽，从而成长为一个新植株的过程。其中生长素类、细胞分裂素类大多都是低浓度促进植物生根，高浓度则

抑制其生长；生长延缓剂类可阻碍赤霉素的生物合成，降低药用植物体内的赤霉素水平，因而促进不定根的生成。

金樱子枝条经多效唑浸泡处理后，扦插繁殖的生根率高，平均根数多，存活率高。IAA 或 IBA 处理白木香插穗，其生根率及生根质量均表现优异。

（三）促进幼苗生长

幼苗生长包括伸长生长和径向生长。IAA 是刺激伸长生长最有效的物质，可诱导细胞伸展；细胞分裂素（cytokinin，CTK）能促进形成层细胞分裂和增加正在分化的木质部细胞的木质化作用，虽然会对茎的伸长产生抑制作用，但能引起茎的加粗。

（四）矮化植株，提高抗逆性

中药材的性状受遗传因素和外部因素两个方面的影响，植物生长调节剂是最重要的外部影响因素之一。植物生长调节剂对植株性状的影响多表现在矮化植株、提高抗逆性方面，从而有利于其生长繁殖。肉苁蓉及其寄主梭梭是主要的沙漠植物，通过施用适量的缩节胺和多效唑可以有效地使梭梭矮化，为提高肉苁蓉产量奠定基础。侧柏和沙棘栽培环境多干旱，施加油菜素内酯可以提高两者的抗旱性。此外，低温胁迫会引起植物体内酶活性、内源激素、活性氧以及渗透调节物质的变化，华北地区引种的山茱萸常面临冬季冻害，通过施用 1∶1 的多效唑与 6-苄氨基腺嘌呤，可降低山茱萸中相对电导率和丙二醛含量，提高可溶性糖含量和脯氨酸含量，从而提高山茱萸的抗寒性。可见，合理使用药用植物生长延缓剂，可人为调节中药材的一些性状，使之更适应不良环境，从而利于中药材的生长发育。

（五）增加中药材的产量

在中药材栽培过程中，药用植物生长促进剂和药用植物生长延缓剂是两类主要用于中药材增产的药用植物生长调节剂，合理地施用药用植物生长调节剂，有利于延长药用植物的生长周期，能延缓叶片衰老，增加光合效率，有利于籽粒灌浆，提高中药材的产量。

西洋参通过施用多效唑、氯化胆碱和复合细胞分裂素，可显著增加其产量。毛脉酸模和当归施用矮壮素、萘乙酸和乙烯利等植物生长调节剂后，其产量也会显著增加。施用萘乙酸、多效唑、烯效唑和 2,4-D 均可大大提高盾叶薯蓣的产量。喷施烯效唑可以提高附子的子根个数和子根干重。

（六）提高有效成分的含量

施用植物生长促进剂和植物生长延缓剂，可以提高中药材有效成分的含量，改善药材品质。金钗石斛用不同浓度的赤霉素浸根后种植，可使石斛总生物碱含量显著增加，并能提高其可溶性总糖的含量。一年生的毛脉酸模植株通过喷施矮壮素和萘乙酸，显著影响了根的产量与根中的大黄酚苷、大黄酚、大黄素、酸模素、大黄素甲醚的含量。油菜素内酯处理黄花蒿后，青蒿素含量比对照增加 1 倍多。药食同源的野菜甜罗勒，通过精胺和茉莉酸甲酯浸种后，迷迭香酸和咖啡酸含量显著提高。

从上述药用植物生长调节剂在中药材生长的应用中可以发现，不同类型的药用植物生长调节剂具有不同的作用。生长促进剂主要用于打破中药材的休眠，促进幼苗生长，缩短中药材的培育周期，同时也具有增加中药材产量和提高有效成分含量的作用；生长延缓剂则主要适用于改善中药材植株性状，增加产量，提高有效成分含量；而药用植物生长抑制剂在应用上则更多地表现为抑制作用，可合理运用于延长中药材休眠期方面。因此，在中药材的栽培中，需要根据实际的栽培目的，合理地选择和使用植物生长调节剂。

第六章 技能实验

本章复习题

一、理解概念

信号转导、种子休眠、胁迫响应、生长调节剂

二、理性思维

讨论药用植物"逆境效应"与道地性形成之间的关系。

三、小论文训练

以"药用植物生长调节剂研究进展"为题，撰写一篇论文综述。

第六章同步练习

第七章　道地药材及其品质形成机制

第七章课件

[本章内容提要]

　　道地药材是指在特定自然条件与生态环境的地域内所产的药材，因生产较为集中，栽培技术、采收加工也都有一定的讲究，以致较同种药材在其他地区所产者品质佳、疗效好、为世所公认而久负盛名者称之。道地性是对道地药材所具有的各种优良性状的总称。从生物学角度来讲，道地药材是基因型和环境相互作用的产物，是物种受特定生境的影响，在长期生态适应过程中所形成的具有稳定遗传特征的个体群。

基因型、环境
饰变、表型之
间的关系

[本章学习意义]

　　通过对本章内容的学习，掌握道地药材的属性及道地药材形成的生物学本质，掌握道地药材形成的遗传机制；熟悉道地药材遗传机制的研究领域，熟悉影响药材质量的环境因素以及植物的环境胁迫因素。

第一节　道地药材的属性及其形成的生物学本质

学习目的

掌握道地药材的属性及道地药材形成的生物学本质。

基础性名词

道地药材、地方居群、表型、基因型、生境饰变、逆境效应

案例导入

道地药材是公认的优质中药材，它的优质性是个综合指标，包括外观性状好、高产、抗病性强、药效成分含量高以及临床疗效好等多个性状的全部或部分。通常，药用植物经过长期对环境的适应已经选择了较为适宜的自然环境，当自然环境突然改变，特别是在环境胁迫条件下，植物通过物理手段与其他植物竞争有限资源的能力大为降低，此时化学方法就会上升为其竞争的重要手段。环境胁迫能刺激植物次生代谢产物的积累和释放。次生代谢产物既是道地药材的物质基础，也是其最重要的表型特征之一。从这个意义上讲，逆境能促进道地药材的形成。要想深入理解道地药材优质性的形成，需要了解道地药材的基本属性及其形成的生物学本质。

一、道地药材的属性

道地药材指的是经过中医临床长期应用优选出来的，产在特定地域，与其他地区所产同种中药材相比品质和疗效更好，且质量稳定，具有较高知名度的中药材。道地中药材所具有的各种优良性状的综合称为道地性，主要通过药材的品相和质量等来体现，是中药材优良品质的代名词。

道地药材的道地性主要表现在 3 个方面。一是品种优良。优良品种是指在一定区域范围内表现出品质好、有效成分含量高等优良特性的品种。二是具有适宜的生长环境、栽培方式与采收时间、加工方法。我国疆域辽阔，地形错综复杂，气候条件多种多样。不同地区的地形、土壤、气候等条件，形成了不同的道地药材。三是在中医临床显示出良好的疗效。中药治病是在中医理论的指导下进行的，古代医药学家通过尝百草、临床辨证施治，知晓了哪些药材疗效好，哪些药材疗效差，久而久之就形成了药材的道地性，并获得了公众的认可。道地药材的特征通常归纳为地域性、优质性、文化性及经济价值性。

（一）明显的地域性

不同的地域具有不同的生态环境，道地药材品质的形成离不开特定的产地环境，具有明显的地域性。如山西的党参、甘肃的当归、青海的大黄、四川的黄连、广东的砂仁等。道地药材

产区的优良品种离开了特定的生长地域，生产出的药材也非道地药材。

（二）特定的质量与优良的临床疗效

道地药材与非道地药材间通常会在药材外观性状、化学成分组成与含量等方面表现出特异性，如江苏茅山所产"茅苍术"药材断面散有橙黄色或棕红色油点，即朱砂点较多，且药材暴露稍久，可析出白色细针状结晶。化学成分上的差异会直接影响中药药效作用的发挥。

（三）丰富的文化内涵和较高的经济价值

道地药材是经过中医临床长期应用与实践优选出来的，除了与种质、产地环境相关，栽培历史越悠久，生产与加工技术越成熟，道地药材的优良品质特性越明显。道地药材的提出与发展，是中国特有的地理、文化及中医药理论发展的产物。在中医临床应用中，道地药材的性味功效、毒副作用、用量等知识和理论的深刻理解也是中医药发展的重要标志，其丰富的文化内涵也使得我国的道地药材成为急需保护的知识产权之一。道地药材在中药品种和用量上较大，常用的 500 种中药材中有 200 种左右为道地药材。《中华人民共和国中医药法》的实施将进一步加强道地中药材品种选育、道地中药材生产基地建设、道地中药材生产地域的生态环境保护。

二、道地药材品质形成的生物学机制

道地药材的形成与其表型、遗传物质及环境饰变三者有关，从生物学角度出发，表型是遗传和环境在长期协同进化过程中，在某个特定时空上的反映。深入了解道地药材的生物学内涵及其形成的生物学过程有助于理解道地药材品质形成的生物学机制。

（一）道地药材的生物学内涵

道地药材的生物学本质是同种异地，即同一物种因具有一定的空间结构，可以在不同的地点形成大小不同的群体单元（居群），其中某一群体产生了"质优效佳"，即为"道地药材"，这一地点便被称为"道地产地"。因此，道地药材在生物学上指的是某一物种在特定的空间和时间里稳定生活的"地方居群"。

（二）道地药材形成的生物学过程

表型又称表现型，对于一个生物而言，表示它具有的某一特定的物理外观或成分，主要受生物的基因型和环境影响。道地药材的表型则指的是可以被观察或测量的结构与功能特性的总和，包括药材性状、组织结构、有效成分组成及药效等。对于药用植物来说，虽然特定基因的存在使其具有产生某些特定表型的潜力，但哪种表型能够获得必然实现，则仍受到所在生境的影响，这种由生境引起的表型变化称为生境饰变，主要包括气候、土壤等自然因素；也包括人为因素，如道地牡丹皮生产过程中人为亮根苑、摘花蕾等独特的栽培方式。因此，从生物学上说，道地药材的形成是基因型与生境饰变相互作用的产物（图 7-1）。

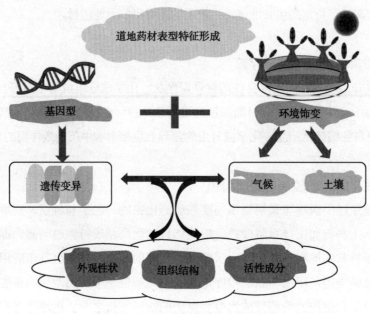

● 图 7-1　道地药材形成的模式图

　　药用植物器官的生长和药材性状的表现都必须依靠周围环境，在适合的生境中，道地药材会形成特殊的表型特征，如皮薄、肉厚、油多、粉性足等。因此，"道地产区"通常被认为是最适宜药用植物生长的地方。然而，中药发挥疗效的重要物质基础是其活性成分，在植物体内合成的特异性次生代谢产物多数是在受到外界刺激时才会产生，即环境饰变通过影响药用植物基因的表达，从而影响其次生代谢产物的形成和积累。

三、道地药材形成的模式特征

（一）独特的化学特征：道地药材的化学组成是其自适应特征的体现

　　道地药材发挥良好疗效的重要物质基础来源于该地理居群在长期适应特殊环境的过程中所获得的独特化学物质构成。作为一个开放的复杂系统，道地药材化学型的形成是其长期适应环境的结果，属于种内变异。不同的外部环境、不同生境药材的化学成分组成呈现出独特的自适应性特征。尤其对一些广泛分布的药用植物资源，一旦其分布区气候出现明显变化，影响化学成分的生态主导因子产生明显差异，导致药材中的化学成分呈现出连续性变异的特点。如道地产区所产薄荷、菊花、苍术等，药材中挥发油的化学组成与含量特征明显不同于非道地产区药材。

（二）特化基因型：道地药材的品质形成与基因特化密切相关

　　对于栽培生产的道地药材，如地黄的北京 1 号、85-5、怀地 81 等，金银花的大毛花、鸡爪花等，在长期的驯化和品种选育过程中会形成独特的基因型，其优良品质的形成与道地药材独特的遗传物质密切相关。对于野生来源的药材，当其具有较广泛的分布区时，由于不同生态或地理条件长期选择作用，导致不同地区居群间具有明显的基因多样性，从而产生道地药材。药材道地性越明显，其基因特化越明显。开展对药用植物种内遗传结构和遗传分化研究，可为道地药材生物学本质研究提供可靠依据。目前已对厚朴、当归、金银花、泽泻等多种道地药材进行了系统研究，发现其遗传特性与生态环境密切相关。

（三）逆境效应型：逆境促进道地药材的形成

植物类中药材的药效物质基础通常是植物体内的次生代谢产物，干旱、严寒、伤害等逆境的存在会促进植物次生代谢物的增加。如干旱胁迫对银杏槲皮素含量的提高有一定的促进作用；一些植物在受虫害损伤后，植物体内次生代谢产物含量会发生明显的变化。

道地药材的次生代谢产物在厌氧、热激、盐分和养分胁迫、紫外辐射、机械损伤、高温和水杨酸等各种逆境条件下，基因表达呈现动态变化过程。如气候因子是影响黄芩活性成分积累的重要因素，其道地性品质的形成与"逆境效应"密切相关，主要原因是环境饰变通过影响药用植物基因的表达，进而影响其次生代谢产物的形成和积累。

总之，逆境效应是环境对道地药材形成影响的一种表现，环境饰变不仅通过长期的作用对道地药材的基因型进行筛选，还通过影响道地药材基因的表达，影响着道地药材体内次生代谢产物的形成和积累。由于经过长期对环境的适应，药用植物已经选择了较为适宜的自然环境，当环境发生改变时，植物会选择性通过调整基因的表达促进某些次生代谢产物的变化，以适应环境的胁迫；或者向外界环境释放某种信号物质以抑制其他生物的生长，提高自身的竞争能力。

第二节　道地药材形成的遗传机制

学习目的

1. 熟悉道地药材形成的遗传机制。
2. 了解道地药材遗传机制的研究领域。

基础性名词

基因表达、基因调控、道地基因

案例导入

特定的遗传背景是道地药材形成的遗传学基础。此外，道地药材的形成也与其生长环境、栽培方式、采收时间及加工方法等密切相关。如金银花的传统道地产区为山东省和河南省，但随着需求量逐渐加大，盲目引种的现象普遍，致使种质混乱。研究表明，同一种质的金银花从山东引种到北京、甘肃等产地后，其体内基因的表达量及 miRNA 的表达量发生变化，使其产量与质量差异显著。这说明特定的地理环境对道地药材的形成十分关键，开展道地药材形成的遗传机制研究对栽培道地药材的品种选育有推动作用，对道地药材的资源保护及道地产区的生态保护具有重要意义。

一、道地药材遗传机制的研究内容

遗传变异和生态环境的交互作用，丰富了中药材物种的多样性和种质资源的多样性。道地药材的遗传机制研究，就是在分子水平上揭示道地药材在居群水平的遗传变异，明确道地药材基因型特征以及环境对道地药材基因表达的影响，从而揭示遗传因素对道地药材形成的贡献率。目前，该领域的研究主要集中于道地药材遗传多样性及遗传分化、道地药材地理变异及环境适应性、道地药材种质资源评价及品种选育、道地药材功能基因表达及调控等方面。

（一）遗传多样性及遗传分化

道地药材形成的遗传学基础是物种在居群水平的遗传分化。道地药材居群水平遗传多样性分析，即在分子水平揭示道地药材居群的遗传变异，从而鉴定道地药材特化基因型特征，是道地药材研究的基础。通过遗传分化分析可以了解道地药材与其他居群、近缘种的进化关系。遗传分化越明显，道地药材与同种其他居群药材的表型差异越明显。

（二）地理变异及环境适应性

道地药材是同一遗传背景来源物种在特定地理环境中的产物，研究地理变异及其环境适应性是道地药材研究的关键和特色，如半夏 rDNA 变异与其地理分布相关。应用 AFLP 技术发现地理位置相近的栀子种群可聚为一类，而广藿香的地理分布与其基因型相关，广藿香基因序列分化与所含挥发油变异类型也呈良好的相关性。另一方面，道地药材的形成还与"逆境效应"有关。研究发现，缺钾、干旱胁迫下苍术挥发油积累及保护酶系统会发生系列改变，反映了环境胁迫下道地药材苍术在分子水平的适应性反应。

（三）道地药材形成的基因调控网络

药材道地性越明显，其基因特化越显著。基因调控网络构建不仅为道地药材的形成提供了遗传学证据，也为道地药材的分子育种奠定了基础。道地性是道地药材所拥有的基因型受到特定的生境中环境因子诱导后表达的产物，基因表达与调控是道地药材研究的重要环节。一般首先关注的是道地药材和非道地药材在基因表达方面的差异。但由于环境因子众多，且各因子的作用具有综合性，致使确定影响道地药材形成的主导因子存在困难。值得注意的是，基因表达分析对所用 RNA 材料的要求较高，且常需要通过受控实验来完成。由于细胞培养和组织培养的周期较短，获取的材料均匀性较好，相关研究多为细胞和组织水平。

二、道地药材形成的遗传机制

生物性状是基因的表现，在繁殖过程中，基因会经复制并传递到子代，基因的突变可使性状改变，进而造成个体之间的遗传变异。新性状又会因物种迁徙或是物种间的水平基因转移，而随着基因在种群中传递。当这些遗传变异受到非随机的自然选择或随机的遗传漂变影响，在种群中变得较为普遍或不再稀有时，就表示发生了进化。进化是种群里的遗传性状在世代之间的变化，是种群基因频率的改变所表现出的某种确定性（特异性、地域性），也存在不确定性（连续性和迁延性）。因此，道地药材形成的遗传机制主要是居群水平上基因频率的改变，在个体水平表现为微效多基因控制的数量遗传。

（一）在居群水平表现为基因频率的改变

现代群体遗传学将进化定义为不同世代之间外表特征与基因频率的改变，即：进化 = 遗传变异 + 变异的不均等传递 + 物种形成。其中遗传变异主要是指个体水平的基因突变、重组；变异的不均等传递主要是指居群水平的自然选择和遗传漂变，即生物适应环境的过程中产生的居群水平的遗传分化；而物种形成则是指物种水平的生殖隔离。进化的实质是随机的、中性的突变，适者生存，优胜劣汰，只有适应环境的突变才被保存下来。生物的遗传进化是针对居群及以上水平而言，其中遗传变异是进化的源泉，环境是进化的动力。如果说物种的更替是进化的最终表现形式或结果，则新物种形成之前的居群水平的遗传分化则可以被看作进化过程中的表现形式。

从生物学上来看，道地药材主要是进化的产物，也依然处于进化的过程中。道地药材与非道地药材的差异通常是指种内的不同居群间的遗传差异，因尚未达到生殖隔离，也不会达到新物种的形成。也就是说，道地药材可被视为物种进化中的一个阶段或状态，其与同种内其他居群个体间未达到生殖隔离，基因交流仍在发生。因此，道地药材的遗传变异在居群水平通常是量变的过程，它与种内其他非道地药材的区别主要表现为居群内基因型频率的改变。道地药材的基因特化明显，主要表现为道地居群内某种基因型频率的增高或降低。道地药材遗传多样性或高或低，与同种其他居群的遗传分化或大或小，使得在性状上和遗传上找到道地药材独有的表型特征或分子标记变得困难。但随着研究技术的不断发展，通过深入研究居群水平基因频率改变的规律，在群体水平研究居群的遗传变异、遗传分化、分子鉴别、地理变异式样以及居群水平的分子适应机制等将有助于揭示道地药材形成的遗传机制，这不仅是道地药材关注的热点，也是揭示道地性的重要途径。

（二）在个体水平表现为微效多基因控制的数量遗传

遗传学上将遗传变异根据其表现形式分为决定质量性状的变异和决定数量性状的变异两种。质量性状表现为不连续变异，由少数主基因（major gene）决定，符合孟德尔遗传规律；数量性状表现为连续变异。经典数量遗传学理论认为，数量性状由微效多基因（multiple-gene）控制，数量性状基因型值是控制该性状的所有基因加性效应的总和。近年的研究表明，在许多数量性状的遗传变异中，既有众多微效基因的作用，也有主基因的作用，即这些性状应属于微效多基因和主基因联合控制的混合性状，且这些基因往往具有多效性，即不只对一个特征产生影响，对其他特征也有程度不同的影响。决定数量性状的遗传变异很容易受环境影响，并与环境发生交互作用。因此，数量性状由遗传变异、环境变异及基因与环境的交互作用三部分组成。多基因虽然按孟德尔方式遗传，其控制的表型变异相对于非遗传变异或总变异效应较小，因此在表型分布中不能分辨出非连续性。于是，非连续的、定量的基因型变异就可能产生光滑的、连续的表型变异，即环境的修饰作用可能掩饰基因型的非连续变异，从而使表型上呈现连续变异，使性状变异变得平滑、不可检测。

道地药材在生物学上具有特异性、地域性、连续性和迁延性等特点，这些特点在生物学上都是适应环境变异的结果。其中，特异性是适应环境异质性的结果，连续性是适应环境因子连续变异的结果，迁延性是适应历史上环境因子改变带来的遗传与表型改变的结果。因此，道地性在生物学上表现为易受环境影响的呈现连续变异的数量性状。这既是道地药材的鉴别至今未得到有效解决的原因，也是道地药材无法通过品种选育、异地移栽等手段移栽到其他产地，并令其优良品质保持稳定的原因。由此可见，道地性在个体水平表现为微效多基因控制的数量遗传，或是微效多基因和主基因联合控制的数量性状。由于药用植物体内的次生代谢产物是中药材道地性最直接、最重要的指标之一，不同代谢产物的生产步骤繁多而复杂，且每个步骤都有至少一个基因在起作用，次生代谢产物的产生是典型的多基因性状。当前已初步了解的各类次生代谢产物，如萜类、烯类、生物碱、黄酮、蒽醌、香豆素等一系列物质的生物合成，均需经过相当多的代谢途径或步骤，并涉及大量的关键酶基因。

数量性状基因座位（quantitative trait loci，QTL）是数量性状研究的重要工具。QTL 作为一特定染色体片段，控制同一性状的一组微效多基因的集合或基因簇（gene cluster）。研究表明，一个数量性状的 QTL 一般为 4~8 个，每个 QTL 作为一个孟德尔因子，可能是一个基因，也可能是由两个或两个以上的基因组成的基因群。因此，如果有一类基因与药材的道地性有明显关联，可被称为"道地基因"，则该道地基因更像是由控制数量性状的数量性状基因座位构成。因此，借鉴候选基因分析（candidate gene approach analysis）或 QTL 连锁分析（QTL linkage analysis）等检测方法，将为道地药材"道地基因"的寻找提供线索。

第三节　道地药材形成的环境机制

学习目的
1. 熟悉影响药材质量的环境因素。
2. 了解环境胁迫对道地药材形成的影响。

基础性名词
抗逆性、耐受性、植保素、次生代谢产物、道地产区

案例导入
"橘生淮南则为橘，生于淮北则为枳。叶徒相似，其实味不同。所以然者何？水土异也。"特有的自然生态环境是道地药材形成的关键。对道地药材形成的环境机制进行研究，有助于探索道地药材形成的规律与实质，对道地产区的生态保护具有重要意义。

一、环境对药材质量的影响

古人对环境影响药材质量的记述很多，所谓"诸药所生，皆有境界"，又云"一方土地出一方药也""凡用药必须择土地所宜者，则药力具用之有据"，再如"离其本土，其质同而效异"。不同的地域，适合不同的中药材生长；同样，不同的中药材对生态环境有着不同的适应性。道地药材是中医药的精髓，它在传统中医药中是优质药材的代名词。特定的生长环境是道地药材形成的必要条件，为此不少道地药材在药材前冠以地名，如阳春砂、宣木瓜、茅苍术、岷当归、关黄柏、江油附子、石柱黄连、东阿阿胶等。

药用植物在长期系统发育和个体发育过程中，对环境条件产生相应的适应性。产地不同，则温度、光照、湿度、土质等生态因子也随之而异，这就可能导致药用植物在形态上、生理功能及次生代谢产物上的不同。例如，家种人参与野生品同来源于 *Panax ginseng*，但由于生长环境不同，不但形、色、气、味发生变化，其临床功效也有差距。又如，不同来源金银花花蕾中的绿原酸含量，广西全州县为 4.95%，广西桂林为 3.6%，山东临沂为 5.19%，江西南昌为 1.84%，重庆万州为 2.90%，云南马关为 1.88%，含量高低相差 2.83 倍。地理差异造成有效成分、疗效变化，道地药材由于得天独厚的地理环境，因此在质量上和疗效方面处于领先地位。

道地药材的生长要求特定的自然生态环境条件，使道地药材生产具有很强的地域性，研究道地药材生长的适宜生态地理条件尤为重要。产地的气候、土壤和水质是道地药材生长适宜性评价的主要指标。光照、温度、水分、空气是构成气候条件的主要因子。如三七产区一月降水量和年温差是影响三七总皂苷的关键因子，降水量有利于三七体内黄酮的累积，而对总皂苷、多糖和三七素的累积有抑制作用。而对黄芩的道地性形成研究结果表明温度和纬度两个因子对黄芩化学成分的影响最大，且多数化学成分与纬度呈负相关，与温度呈正相关，高温有利于黄芩中多数化学成分的积累。由此可见，气候因子对药材品质的影响是多角度、多层次的。此外，土壤组分、微量元素及地形地貌等对药材的质量亦有重要影响。如暗紫贝母生长区的研究表明土壤中微量元素的差异是导致松贝品质差异的重要因子。黄连同一时期生长在低海拔处的根状茎质量和小檗碱量均大于高海拔处。深入研究光照、温度、水分、空气、海拔、土壤因子等生态地理环境条件对道地药材的产量和品质的影响，是中药生态适宜性分析和栽培的基础，也是探索道地药材形成规律和实质的重要途径之一。

二、环境胁迫与道地药材的形成

（一）环境胁迫对植物次生代谢产物的影响

植物的生存环境并不总是适宜的，植物生长发育的过程中经常受到各种环境的胁迫（environment stress，也称逆境）。植物对逆境的抗性称为抗逆性，它通常是植物在长期适应环境中获得，或通过人工选育获得。植物抗逆性可体现在群体、个体、组织器官、细胞、生理代谢、分子、基因等不同水平。植物生长环境中的温度、水分、光照、大气、盐分、养分等都会对植物的生长产生各种各样的影响甚至胁迫。为了提高植物对生态环境的适应性，植物一方面可在形态结构上发生变化，另一方面可在生理生化上发生变化，而一些次生物质则成为后一种适应的物质基础。

植物的环境胁迫因素分为物理、化学和生物三大类。其中，物理类包括干旱、水涝、热害、冻害、辐射、电损伤、风害等；化学类包括营养缺乏、元素过剩、毒素、重金属毒害、pH 过高或过低、盐碱、农药污染、空气污染等；生物类包括竞争、抑制、化感作用、病虫害、有害微生物等。环境因子对植物体内次生代谢的影响和作用非常复杂。一种次生代谢产物的合成、积累可受几种环境因子诱导，一种环境因子可诱导几种次生代谢产物的合成、积累，同一环境因子对不同植物的诱导作用可能不同。

耐受性，即指生物对极端生境的耐受能力，或指生物所生存的生境因素范围。植物在受到生物或非生物因子侵染时，能通过体内抗性基因的表达，合成并积累一系列具有抗病作用的低分子质量化合物，来抵抗生物及非生物胁迫，这类物质通称为植保素（phytolexin）。植保素通常是一些次生代谢产物（secondary metabolites），这些化合物在植物生命活动的许多方面起着重要作用，涉及机体防御、生长发育和信号转导等。除此之外，植物次生代谢产物也是许多中药的主要药效成分，是保持药用植物的药材质量及其有效性的基础。植物次生代谢产物种类繁多，结构迥异，人们至今已发现有黄酮类、酚酸类、香豆素、木质素、生物碱、糖苷、萜类、甾类、皂苷、多炔类、有机酸等。

（二）环境胁迫影响次生代谢产物的假说

植物在长期生长中，已经适应了自然环境，当自然环境发生剧烈改变，特别是在环境胁迫的情况下，植物将发生一系列变化来适应环境，提高生存竞争力。其中，产生对植物具有保护作用的次生代谢产物具有重要意义。

当前，在次生代谢产物随环境变化的机制方面，根据次生代谢产物的产生是否需要成本，及次生代谢产物的产生是个主动的过程还是被动的过程，形成了不同的假说。

1. 生长 / 分化平衡假说　生长 / 分化平衡（growth/differentiation balance，GDB）假说认为，在资源充足时，植物以生长为主，而在资源匮乏时，植物以分化为主，任何对植物生长影响超过对植物光合作用影响的环境因子（如营养匮乏、CO_2 浓度升高、低温等）都会导致次生代谢产物的增多。这一假说的理论基础是植物的生长发育在细胞水平可分为生长和分化两个过程，前者主要指细胞的分裂和增大，后者主要包括细胞的特化和成熟。次生代谢产物是细胞特化和成熟过程中生理活动的产物，其含量随植物生长年龄的增大和老化而增大，如人参、三七、黄连等不少中药材都必须栽培到一定的年限，药效成分含量才能达到用药要求。

2. 碳素 / 营养平衡假说　碳素 / 营养平衡（carbon/nutrient balance，CNB）假说认为，植物体内以碳（C）为基础的次生代谢产物（如酚类、萜烯类等以 C、H、O 为主要结构的化合物）与植物体内的 C/N（碳素 / 营养）比值呈正相关，而以氮（N）为基础的次生代谢物质（如生物碱等含 N 化合物）与植物体内的 C/N 比值呈负相关。这一假说在一定程度上解释了不同植物次生代谢产物累积量与碳素 / 营养平衡的关系，并成功地预测了许多有关植物营养及光照对其次生代谢产物的影响。CNB 假说的理论基础是植物营养对其自身生长的影响大于其对光合作用的影响，在营养胁迫时，植物生长的速度大为减慢，而光合作用的变化不大，植物会积累较多的

C、H 元素，体内 C/N 比值增大，因此，以 C 为基础的酚类、萜烯类物质增多；反之，在遮荫条件下，光合作用降低，体内 C/N 比值降低，酚类、萜烯类物质减少。研究发现，益母草生物碱含量由北向南减少，相反，黄花蒿、苍术等药材的挥发油（萜类）含量由北向南增多，与我国光温条件由北向南的变化趋势有一定相关性。

3. 最佳防御假说　最佳防御（optimum defense，OD）假说认为，植物只有在其产生的次生代谢产物所获得的防御收益大于其生长所获得的收益时，才产生次生代谢产物。该假说的理论基础是，植物次生代谢产物的产生是以减少植物生长的机会成本为代价的。环境胁迫条件下，植物生长减慢，此时，产生次生代谢产物的成本较低。同时，植物受损的补偿能力较差，次生代谢产物的防御收益增加。因此，环境胁迫条件下，植物会产生较多的次生代谢产物。

4. 资源获得假说　资源获得（resource availability，RA）假说认为，由于自然选择的结果，在环境恶劣的自然条件下生长的植物，具有生长慢而次生代谢产物多的特点，而在良好的自然条件下生长的植物，具有生长较快且次生代谢产物少的特点。即植物潜在的生长速度降低时，植物产生的用于防御的次生代谢产物的数量就会增加。这一假说的理论依据是，环境胁迫条件下，植物生长的潜在速度较慢，受到损害时，其损失的相对成本较高。

以上 4 个假说，前两者将植物次生代谢产物的形成和积累视为由于外界环境变化引起植物体内物质积累的一个被动过程，而后两者认为植物次生代谢产物的产生是根据其产生成本的变化而变化的主动过程。忽视由于视角不同造成的差异，这几个假说从不同的角度提出了一个共同的结论，即环境胁迫条件下，植物次生代谢产物的数量会增加。

（三）环境胁迫对药材道地性的影响

道地药材物质基础的表现形式（表型）包括药材性状、组织结构、有效成分的组成和含量及其疗效等，其取决于道地药材原植物的基因型及其所处的环境，即"表型 = 基因型 + 环境饰变"。通常，药用植物经过长期对环境的适应已经选择了较为适宜的自然环境，当自然环境突然改变，特别是在环境胁迫条件下，植物通过物理手段与其他植物竞争有限资源的能力大为降低，此时化学方法就会上升为其竞争的重要手段。次生代谢产物是植保素，环境胁迫下植物通过向外界环境释放次生代谢产物来抑制其他植物的生长，以提高自身的竞争能力。环境胁迫能刺激植物次生代谢产物的积累和释放。研究表明，植物生物碱是一大类次生代谢产物，具有复杂的结构类型和非常大的数量。许多生物碱是药用植物的有效成分，具有抗炎、抗菌、扩张血管、强心、平喘、抗癌等作用。动物的啃食可诱导生物碱的水平升高，这种响应认为生物碱是植物抵御草食动物啃食的化学防卫武器。此外，干旱和高温也能够激活防御物质生物碱的合成。虽然生物碱在植物中的含量比较低（占干重的 0.01%~2%），但生物碱与其他次生代谢产物一样总是以最高浓度分布在植物组织中最容易受到环境侵害的部位，并且受到环境胁迫和生物侵扰时在短暂的时间内大量合成。次生代谢产物既是道地药材的物质基础，也是其最重要的表型特征之一。从这个意义上讲，逆境能促进道地药材的形成。

"道地产区"常被认为是这一生境范围内最适宜该植物生长的地方，即该物种的某居群在某生境下表现出最大的适应性。但应该清楚地认识到，决定药材疗效的物质基础是有效成分，有些有效成分在正常条件下没有或很少，只有当受到外界刺激（如干旱、严寒、伤害等）时才会产生，而这种生境处于这一药材分布区的边缘，可见"道地产区"不仅在药材分布区的密度中心，也有可能在边缘。研究人员发现苍术道地药材"茅苍术"在生长发育过程中土壤酸化严重，养分状况不理想，并受到严重的缺钾胁迫。同时发现，高温是苍术生长发育的限制因子，而茅山地区几个与温度有关的气候因子均为其整个分布区的最高值，其道地产区处于苍术整个分布区的东南边缘。因此，植物积累次生代谢产物所需的适宜生境与其生长发育的适宜生境可能并不一致，甚至相反。

第七章技能实验

本章复习题

一、理解概念
道地药材、道地基因、道地产区、逆境效应、环境饰变

二、理性思维
道地药材形成的原因都有哪些？道地药材形成的分子机制又有哪些？

三、技能训练
目前道地药材遗传机制研究的方法都有什么？

四、小论文训练
通过查阅文献，请找一个自己感兴趣的道地药材，撰写一篇有关该物种道地药材道地性的分子机制方面的综述。

第七章同步练习

第八章　中药活性成分的生物技术生产

08章 课件

第八章课件

[本章内容提要]

　　我国是世界上使用和出口中药材最多的国家，而 80% 以上的中药材来自药用植物。随着临床用量的增加，依靠野生药用植物和栽培资源来获取中药活性成分已无法满足日益增长的需求。因此，开发现代生物技术用于中药活性成分生产，能够有效缓解药用植物资源紧缺的难题。本章对细胞生产和生物转化的概念、特点等进行详细介绍，同时系统阐述了微生物发酵培养的方法、应用等。

[本章学习意义]

　　通过对本章内容的学习，学生将对中药活性成分的生物技术生产有初步的认识，同时了解细胞工厂、生物转化、微生物发酵培养和药用植物组织培养的概念及特点，深入理解各方法在中药活性成分获取中的应用，为异源获取中药活性成分奠定基础。

第一节　细胞生产

1. 掌握细胞悬浮培养的概念和建立方法，毛状根悬浮培养的概念及特点。
2. 熟悉细胞悬浮培养生产活性成分的影响因素，毛状根形成的机制及毛状根生产活性成分的方法。
3. 了解固定化培养生产活性成分的特点。

基础性名词

细胞悬浮培养、毛状根悬浮培养、愈伤组织、诱导子

案例导入

从植物组织和器官分离细胞进行培养的研究，距今已有100多年的历史，早在1902年 Haberlandt 首先进行了游离细胞培养的研究。迄今，植物细胞培养技术日益成熟，不但从单细胞培养获得了再生植株，而且推动了利用细胞培养生产天然次生代谢产物。药用植物中的活性成分多为次生代谢产物，例如长春花中的长春碱和长春新碱，红豆杉中的紫杉醇等，对人类健康和生活非常重要。通过细胞培养工厂化大规模生产有用的次生代谢产物，不但有助于满足人类健康和生活的需求，而且有利于保护自然生态环境和促进人类社会的持续性发展。

一、细胞悬浮培养生产活性成分

（一）细胞悬浮培养的概念及特点

细胞悬浮培养（cell suspension culture）是指将单个游离细胞或小细胞团在液体培养基中进行培养繁殖的技术。细胞培养的关键是建立悬浮培养细胞系，植物细胞在培养过程中必须保持良好的分散状态。细胞悬浮培养的特点是细胞生物产量高，细胞活力强，能被诱导产生高水平的次生代谢产物。要获得良好的悬浮细胞系，与选择培养细胞的来源材料有很大关系。

（二）悬浮培养细胞系的建立

1. **细胞株的构建**　由愈伤组织建立悬浮培养细胞系是目前细胞培养中广泛采用的一种方法。愈伤组织可以从植物的根、茎、叶、芽和胚等多种器官和组织中诱导。细胞株应当选择色浅、疏松、生长快的愈伤组织进行初始细胞培养。将适宜的愈伤组织转移到三角瓶或其他适当容器里的液体培养基中，将容器置于摇床上振荡培养。振荡可对细胞团施加一种缓和的压力，使它们破碎成小细胞团和单细胞，并在培养基中保持均匀的分布，还可以促进培养基和容器内空气之间的气体交换，避免细胞因缺氧而抑制生长。

2. **扩大培养**　小规模悬浮细胞培养是指将细胞分散在一定容积的培养基中进行培养，目的

是建立悬浮细胞系。在培养过程中除了气体和挥发性代谢产物可同外界进行交换外，一切都是隔离的，细胞在消耗培养基的营养物质时又分泌一些有毒代谢产物，营养消耗和有毒代谢产物累积到一定程度将抑制细胞的分裂和生长。只有通过继代培养或更换培养基才能使细胞持续增殖。继代培养时，将细胞转移到另一个容器中培养称为分批培养，而只更换培养基不变换容器称为连续培养。经过多次扩大繁殖，获得大量细胞，为大型生物反应器培养提供原料。

3. 大型生物反应器培养　生物反应器是培养细胞的玻璃或不锈钢容器。将优良细胞株扩大繁殖后，接种到大型生物反应器，进行半连续和连续培养，生成植物次生代谢产物。理想的生物反应器配备有在培养过程中检测 pH、温度和溶解氧的探头，并能够添加新鲜培养基，调节pH，供氧，混合培养物和控制温度，比摇床更容易控制和检测培养状况。目前用于植物细胞大量培养的生物反应器有以下几种类型。

（1）搅拌式生物反应器：搅拌式生物反应器可以直接借鉴微生物培养的经验进行控制，为有氧发酵的传统生物反应器，通过机械搅拌来传递空气，控制温度、pH、溶解氧量和营养元素浓度，效果优于其他生物反应器。搅拌装置产生的剪切力是植物细胞最敏感的，通过改进搅拌器可以减小剪切力，满足植物细胞培养的要求。紫草细胞培养生产紫草素就是先利用搅拌式反应器进行细胞增殖，然后转接到 750L 的搅拌式反应器上进行紫草素的合成。

机械搅拌罐的另一种形式是旋转鼓式生物反应器，它由一个水平旋转的鼓和两个与马达相连的滚筒组成，旋转运动能很好地混合细胞溶质和通气，同时又没有对植物细胞施加剪切的胁迫。与机械搅拌罐培养长春花（*Vinca rosea*）细胞相比，旋转鼓式生物反应器在细胞高密度时传送氧的能力占优势，对细胞的剪切作用小，细胞生长速率高，但主要缺点是扩大规模受到限制。

（2）气升式生物反应器：气升式生物反应器主要依靠大量通气形式输入动量和能量，以保证反应器内良好的传热、传质，但过量的通气会驱除发酵液中的二氧化碳和乙烯，对细胞的生长可能会起到一定的阻碍作用。气升式生物反应器能量利用率较低，且当细胞浓度（以干重计）达到 208g/L 时，反应器内的混合情况会变差，因此只有经过改进才能适合于高密度植物细胞的培养。

（3）固定化细胞反应器：固定化细胞培养具有一定的优点和缺点。优点是固定化细胞容易回收，可以长期使用；固定化细胞有一定程度的分化，有利于次生代谢产物的合成；培养的环境条件容易控制，细胞稳定性高；适合于进行生物转化和进行级联反应。缺点是固定化培养要求代谢产物必须分泌到细胞外，但是植物的次生代谢产物多存在于细胞内，因此常通过加入一些表面活性物质或对细胞进行透性改造以促进次生代谢产物的合成和分泌；植物细胞次生代谢产物的积累是不连续的。

4. 产物的提取和测定　对次生代谢产物进行提取和测定。

（三）影响细胞培养生产活性成分的因素

影响细胞培养生产活性成分的因素分为培养环境的内在因素（包括营养成分、生物及非生物元素、pH、通气及混合程度、与接种有关的因素）和培养环境的外部因素（如剪切力、搅拌频率、温度和光）等。

1. 培养环境的内在因素

（1）接种和诱导外植体的大小影响细胞的生长，进而影响次级代谢产物的生产能力，次级代谢产物的产率与外植体大小、细胞密度及营养成分密切相关。外植体的前处理亦可严重影响次级代谢产物的累积方式。

（2）基本培养基元素组成：组成基本培养基的化学元素是愈伤组织和悬浮培养细胞生长的物质基础。

1）氮：植物细胞培养常用的培养基中通常含有两种主要的氮源，即 NO_3^- 和 NH_4^+，但因植物种类和细胞系的不同，上述两种氮源对细胞生长表现出很大差异。

2）磷：低于基本培养基的含磷量常常导致次级代谢产物的累积，而磷缺乏又可导致生物量的大幅度降低，应综合考虑确定培养基的含磷量。

3）铜：铜元素作为抗坏血酸氧化酶活性基团的关键辅因子，被认为是次级代谢产物累积的必要元素。在相对较高但又无毒的浓度下，铜还可作为一种非生物诱导子使用。

（3）碳源：碳源通常以光自养培养中的 CO_2，或异养培养中的碳水化合物两种形式提供，其性质和数量往往对培养细胞的生物量有很大影响。植物细胞培养中使用最多的碳源是碳水化合物，对次级代谢产物的影响主要取决于所用碳水化合物的种类和浓度及其次级代谢产物的生物合成过程，糖是使用最广泛、作用最强的碳源。植物生长调节剂在植物细胞培养中起着非常重要（或关键性）的作用，细胞干重和次级代谢产物的含量均与植物生长调节剂的种类和浓度密切相关，但由于植物材料和生理状态的差异，无一定的规律可循，必须通过系统的筛选实验才能确定合适的浓度和种类。

（4）O_2：悬浮培养细胞生长过程需要维持其正常呼吸作用，可采用搅拌和通气方式，搅拌速度通常为 120~160r/min，过快易导致细胞破裂；采用通气方式，一般使用含 5% CO_2 的洁净空气，通气量应适当，过多或过少均影响细胞生长及次级代谢产物的合成。

（5）pH：最有利于培养细胞生长的 pH 在 5.0~6.0。

（6）渗出物：在细胞悬浮培养后期，培养液中常含有各种代谢产物，如某些初级代谢产物和次级代谢产物以及某些酸性物质、醇类和水解蛋白或活性蛋白等。

（7）激素：植物生长激素能够促进植物细胞的生长和繁殖，但是较高浓度的激素反而会对细胞生长起抑制作用。激素的种类及比例都对植物细胞的生长、繁殖、分化、发育和新陈代谢起重要的调节控制作用，是悬浮体系建立成功与否的关键。

2. 培养环境的外部因素

（1）温度：培养物中次级代谢产物产生的最佳温度为 20~28℃。当培养温度与培养物正常生长所要求的温度相差很大时，可引起某些应激效应以及对次级代谢产物产生激活作用，温度的变化尚可引起产物类型在质和量上的改变。

（2）搅拌频率：植物培养细胞的产率与发酵罐的搅拌速度有关，具体表现在发酵液中的溶氧浓度和机械搅拌对细胞所产生的剪切力上，但搅拌频率也不宜过小，如低于 28r/min 时，次级代谢产物的生物合成反应就有可能发生逆转。

（3）培养容器的影响：植物培养细胞次级代谢产物的产生可因所用培养容器的大小和搅拌装置的不同而得到不同的结果。

（4）光的影响：对植物培养细胞来说，光是一个重要的影响因素。光照时间的长短、光质和光的强度对次级代谢产物，如黄酮、黄酮醇、花色素苷、挥发油等的累积都有一定影响。

3. 诱导子　触发形成植物抗毒素信号的物质称为诱导子，根据形成于细胞内或细胞外分为内源性诱导子和外源性诱导子；根据来源分为生物诱导子和非生物诱导子，生物诱导子和非生物诱导子在其量效关系上也有区别。

4. 两步培养法　培养基的组成是对细胞生长与次级代谢产物的形成最直接、最重要的影响因素。两步培养法，即第一步使用适合细胞生长的培养基，称为"生长培养基"，第二步使用次级代谢产物合成的培养基，称为"生产培养基"。前者是为了实现细胞的高生产率，后者通常是具有较低含量的硝酸盐和磷酸盐，并含有较低的糖分或较少的碳源。

目前，通过细胞培养研究过的药用植物超过 400 种，从培养细胞中分离到的次级代谢产物在 600 种以上，其中 60 多种药用植物代谢物含量超过或等于原植物的含量。许多药用植物如紫草、人参、黄连、毛花洋地黄、长春花、西洋参等的细胞培养已经实现工业化生产。

二、毛状根培养生产活性成分

（一）毛状根悬浮培养的概念及特点

毛状根培养技术是 20 世纪 80 年代后期发展起来的一项植物细胞新技术。它是将发根农杆菌 *Agrobacterium rhizogenes* 含有的 Ri 质粒中的 T-DNA 片段整合进细胞核基因组中诱导产生大量的副产物——毛状根（airy roots），从而建立的毛状根培养系统。发根农杆菌是一种革兰氏阴性菌，能侵染大多数双子叶植物、少数单子叶植物及个别裸子植物，诱发被感染植物的受伤部位长出毛状根。与植物细胞培养相比，毛状根培养具有生长速度快、激素自养、分化程度较高以及遗传性状相对稳定等优点。

（二）毛状根产生的机制

发根农杆菌之所以能诱发被感染植物的受伤部位长出毛状根，是因为它具有 Ri 质粒。Ri 质粒是发根农杆菌染色体之外的独立双链环状 DNA，一般在 180~25kb 之间，带有冠瘿碱合成酶基因，在 Ri 质粒上存在与转化有关的两个主要功能区，即 T-DNA 区（转移区）和 Vir 区（致病区）。Vir 区基因并不发生转移，但它对 T-DNA 的转移非常重要，当发根农杆菌感染植物时，Ri 质粒的 T-DNA 可以转化并插入到植物细胞基因组中，其整合和表达的结果导致了大量毛状根的产生。

发根农杆菌 Ri 质粒有几种不同的类型，分别是农杆碱型、甘露碱型和黄瓜碱型。其中含有农杆碱型 Ri 质粒的菌株具有更广泛的宿主范围和更强的致根特性。经发根农杆菌侵染后，植物形成的毛状根经离体培养能够再生植株，而且许多植物的毛状根在离体培养条件下表现出次生代谢产物的合成能力，产物产量较正常植物及悬浮培养细胞要高。

常用的发根农杆菌菌株有 ATCC15834、ATCC39207、C58PGV3296、A4、NCPPB2659、R1500、R1601、LBA9402、TR105 等，这些菌株中含有 Ri 质粒。农杆菌可在平板培养基上 4℃保存数月，而在 -80℃低温冰箱中可长期保存。

（三）毛状根培养生产活性成分的方法

发根农杆菌 Ri 质粒是基因转移的天然载体，人们利用这种载体对植物进行转化，在发根农杆菌介导的转化实验中，作为受体的植物材料通常有下胚轴切段、茎切段、叶圆片、肉质根和块茎圆片、悬浮培养的植物细胞及原生质体等，其中茎与叶是使用最多也最容易转化成功的外植体。

1. 常见的转化方法

（1）植物体直接接种法：是将植物种子消毒后，在合适的培养基上进行萌发，长出无菌苗，然后取茎尖继续培养，待无菌植株生长到一定时期，将植株的茎尖、叶片切去，剩下茎秆和根部，在茎秆上划出伤口，将带 Ri 质粒的农杆菌接种在伤口处和茎的顶部切口处，接种后继续培养被感染的植株，经过一段时间的培养，在接种部位产生毛状根。这种方法是最为简便的。

（2）外植体接种法：是取植物的叶片、茎段、叶柄等无菌外植体，与农杆菌共同培养 2~3 天，将植物的外植体移到含有抗生素的选择培养基上进行培养，经过不断继代培养，农杆菌被杀死，转化细胞产生愈伤组织，并可诱导产生毛状根。

（3）原生质体共培养法：是将愈伤组织按常规方法制备成原生质体，原生质体再生细胞与农杆菌混合，共同培养，农杆菌对原生质体进行转化，经过在含有抗生素的选择培养基上对转化细胞进行筛选，得到转化细胞克隆，最后在分化的培养基上得到完整植株。

2. 发根农杆菌转化的基本程序

（1）发根农杆菌菌株的分离与培养。

（2）被转化植物的培养和切取。

（3）发根农杆菌在外植体上的接种和共培养。

（4）诱导根的分离和培养。

（5）转化体的确认和选择。

（6）转化毛状根的植株再培养。

（7）转化体的生物测定和分析。

诱导出的毛状根是否确为转基因产物还需鉴定。从形态水平上鉴定，毛状根不依赖激素快速生长，根多丛生、多分枝、多根毛、无向地性。通过检测毛状根中的 *rol* 基因，从组织水平证明 Ri 质粒中的 T-DNA 是否转移整合到植物细胞的核基因组上。冠瘿碱的测定也可作为毛状根的鉴定方法，因为冠瘿碱合成酶基因在发根农杆菌中并不能表达，它只能在植物细胞中表达，冠瘿碱的存在可作为植物细胞转化的指标。

（四）毛状根培养生产活性成分的研究现状

用发根农杆菌转化药用植物形成的毛状根增殖速度十分快，在许多药用植物上已取得成功。研究表明，毛状根可表现出不同程度的原植物次生代谢产物的合成能力，应用发根培养技术生产的次生代谢产物有生物碱类、苷类、黄酮类、醌类、多糖以及蛋白质（如天花粉蛋白）等。我国已在长春花、烟草、紫草、人参、曼陀罗、颠茄、丹参、黄芪、甘草和黄花蒿等 40 多种植物材料中建立了毛状根培养系统，目前美国、英国、日本、韩国、中国及加拿大等许多国家都对药用植物毛状根培养的基础理论进行大量深入的研究。据不完全统计，国内外已对 26 科 96 种药用植物进行了毛状根诱导研究，有些已经建立了稳定的毛状根培养系统。

毛状根具有细胞培养和一般器官培养所不能兼备的特点，几乎所有的双子叶植物中由根部合成的次生代谢产物都可以通过毛状根来生产，这一生物技术为植物有用成分的大量生产提供了新的途径，日益引起人们的关注。特别是毛状根运用于生物转化外源性底物时，其转化能力比悬浮细胞大大提高。但是，它也存在一些具体的问题，包括有些植物的毛状根难以诱导，除菌困难，容易愈伤化或玻璃化等，需要对农杆菌介导的植物转化机制、影响转化的各种因素、转基因组织和器官培养的特点作进一步深入的研究来解决。

三、固定化培养生产活性成分

植物细胞培养商业化生产活性成分的主要问题是，植物细胞生长慢，产量低，细胞系遗传不稳定，细胞抗剪切力低和细胞内代谢产物积累少。固定化细胞培养能部分解决这些矛盾，自从 Brodelius 等报道了用藻酸盐包埋长春花和胡萝卜细胞固定化培养后，细胞培养和固定技术得到了较大发展，使利用固定化植物细胞进行活性成分生物合成以及生物转化的实验成为可能。与液体培养细胞相比，固定化细胞培养有以下优点：

1. 稳定反应槽内的细胞（生物体催化剂）量，使反应活性稳定，能够长期连续运行，提高反应效率。

2. 在生物反应器中固定化细胞的密度比悬浮细胞培养密度增加 2~4 倍。

3. 包埋细胞抵抗剪切的能力大大增强，可使用简单的生物反应器。

4. 固定化细胞培养使细胞与培养基隔离，产物易于与作为催化剂的细胞分离。

5. 细胞生长和有效产物形成不偶联，优化产物形成而不影响细胞生长。

6. 不分裂的固定化细胞不容易发生遗传变化，使代谢产物形成的速率稳定。

7. 使培养液的黏度极大降低，避免了悬浮培养中出现的细胞结团和透气差等问题。

四、药用植物细胞培养的工业化生产

植物组织和细胞的培养开始于 19 世纪后半叶，当时植物细胞的全能性还没有完全明确。人们为了验证植物体的一部分能否在适当的条件下培养成一个完整植株的设想，开始了组织培养的尝试，并取得了一定的进展。1902 年，Haberlandt 首次提出了细胞全能性的概念。1956 年，第一个应用细胞培养技术生产天然产物的专利诞生了。此后，利用植物组织方法生产次生代谢产物的研究蓬勃开展起来。

全世界通过细胞培养的药用植物已达到 400 多种，从这些培养细胞获得的次级代谢产品在600 种以上。许多重要的药用植物，如紫草、人参、黄连、毛地黄、长春花、西洋参等细胞培养都十分成功，有些已实现工业化生产。目前，商业化植物细胞培养多集中在产量较低、价格昂贵、需求量较大的化合物上，如紫杉醇。紫杉醇是一种天然抗癌药物，对于卵巢癌、乳腺癌、肺癌尤其有效，被誉为 20 世纪 90 年代国际上抗肿瘤三大成就之一。其原材料为太平洋紫杉的树皮，由于树皮中紫杉醇的含量在万分之一以下，因此成本较高且供不应求；而化学方法合成需要 30 多个步骤，且由于紫杉醇分子结构复杂导致构象控制困难，难以得到单一的化学结构。细胞培养具有原料丰富、大规模反应较易实现等优点，因此成为工业化生产紫杉醇的最佳途径。日本曾对东北红豆杉和短叶红豆杉进行愈伤组织的培养，并从中筛选出细胞株，其在 4 周的培养时间内细胞增殖 5 倍，培养物中紫杉醇的含量是原来红豆杉树皮中的 11 倍。在韩国和日本，用于生产人参皂苷的大规模反应器培养已投入工业化生产，并取得了一定的经济效益。由此可见，利用组织培养方法生产贵重药用植物有效成分具有可行性。

　　药用植物组织培养的工业化，对我国有着特殊的意义。我国是世界上使用和出口中药材最多的国家，而 80% 以上的中药材来自药用植物。随着中药现代化的发展，对药用植物资源的用量会不断增加，除野生采集外，药用植物的大田栽培是目前提供中药材的主要途径，但是我国是世界上人均可耕地面积最少的国家之一，有限的可耕地资源用于种粮食尚且不足，还要用大量的土地种植药用植物，这必然会出现中药材栽培与农作物栽培争地的矛盾。药用植物大规模生物反应器培养是解决这些问题的有效途径。

第二节　生物转化

学习目的

1. 掌握生物转化的概念及特点、生物转化体系的种类。
2. 熟悉生物转化的影响因素，生物转化产物的检测、提取、分离及鉴定。
3. 了解生物转化的应用实例。

基础性名词

生物转化、生物转化体系

案例导入

生物催化体系是迄今所知最高效和最具有选择性的温和催化体系。生物体中的酶以远远超出人们想象的速度催化各种生化反应。酶不仅在生物体内，也能在生物体外促进天然的和人工合成的化学分子的诸多转化反应，并且显示出良好的化学选择性、区域选择性和立体选择性。人类自远古时代就已经开始利用微生物的这种催化作用，如酿酒和制醋。我国古时毒性中药材炮制也运用了微生物转化的原理，《本草纲目》曰："半夏研末，以姜汁、白矾汤和作饼，楮叶包置篮中，待生黄衣，晒干用，谓之半夏曲"，实际是将半夏与其他药用植物采用天然菌群发酵，形成以半夏为主的炮制品（半夏曲）。至 19 世纪 60 年代，法国科学家巴斯德发现了酿酒中发生酸化是由于微生物将酒中的糖转化为乳酸导致的，从此人们才开始利用微生物来合成化学产物。近半个世纪以来，微生物转化在药物研制中的一系列突破性应用，为医药工业创造了巨大的经济效益和医疗价值。

一、生物转化的概念及特点

生物转化（biotransformation）也称生物催化（biocatalysis），是指应用植物离体培养细胞或器官、动物、微生物及细胞器等生物体系对加入到系统中的外源底物的某一部位或官能团进行特异性结构修饰和改造，合成新型的、有价值的有机化合物的生理生化反应。其实质是利用生物体系本身所产生的酶对外源化合物进行酶催化反应。

生物转化催化反应类型几乎包括所有的体外有机化学反应，如羟基化、氧化、脱氢、氢化、还原、水解、水合、酯化、酯转移、脱水、脱羧、酰化、胺化、异构化和芳构化等。生物转化具有优良的化学、区域、立体选择性，反应条件温和（大多是在室温或中性环境中进行），具有无毒、污染小、能耗低、效率高等优点。生物转化还可以合成化学上难以合成的物质，特别是复杂的天然活性物质。利用生物转化可以对天然产物的结构进行修饰，得到一些结构新颖的化合物，以供药物筛选使用。同时，生物转化也常常作为代谢研究的一种重要工具，体外预测药物在动物体内的代谢情况。

二、生物转化体系

生物转化体系一般为微生物、植物细胞或转基因器官培养物及其纯酶或粗酶制剂等。另外，海洋微藻和一些昆虫的幼虫也可以用于生物转化。其中利用植物培养体系和微生物进行生物转化最为常见。

（一）微生物转化

微生物转化是利用细菌、真菌等微生物代谢过程中产生的酶对外源化合物进行结构修饰的有机反应，故又称微生物酶法转化。微生物种类繁多，分布广，繁殖快，易变异，对自然环境的变化有极强的适应能力，含有丰富的酶。该方法具有区域和立体选择性强、反应条件温和、操作简便、成本较低、公害少、生物量倍增时间短、且能完成一些有机化学合成难以进行的反应等优点。

微生物转化可以生产出一些有机化学方法无法合成、生产成本高、对环境有不良影响的新产物。例如三七的根中有效成分为皂苷，采用枯草芽孢杆菌对三七根进行发酵，发酵后三七中含有发酵前没有的人参皂苷 Rh_1，说明它是通过发酵由其他成分转化而成的。经微生物发酵处理能有效提高甘草药渣中甘草黄酮的得率，经白腐菌与纤维素分解菌混合发酵处理，黄酮得率达到 1.32%，与乙醇直接提取法相比可提高 100%。

（二）植物培养物生物转化

20 世纪 70 年代，随着植物细胞培养基的开发以及植物细胞培养方法研究的成功，人们开始尝试用植物细胞作为生物转化系统来转化一些外源化合物，并取得了一些重要进展。植物培养物应用于不对称有机合成，特别是手性药物的合成，也是近年来人们普遍关注的研究热点。

用作生物转化系统的植物细胞培养物主要有悬浮培养细胞、固定化细胞、悬浮培养器官（主要是茎尖、根）、毛状根和植物酶制剂。

植物培养物生物转化系统是利用植物、植物组织培养体或从植物体系提取的酶进行的生物转化，是使加入到反应体系中的底物结构发生变化的生理生化过程。植物细胞所进行的生物转化反应底物几乎包括所有的天然产物，一些合成产物也可以进行生物转化。植物生物转化系统与微生物生物转化系统相比，生物量倍增，时间长，产生酶的种类较少且量较低，然而植物生物转化亦有其独特之处，植物中有许多微生物中不存在的独特的酶，它们可以催化一定的反应生成许多复杂的化合物甚至是新化合物。利用悬浮细胞、固定化细胞和酶制剂进行的生物转化研究是构成植物体系转化技术的重要组成部分。

1. 悬浮培养细胞转化 植物细胞悬浮体系转化是利用细胞悬浮体系中的一些酶对外源性化合物进行结构改造的生理生化过程，以期得到活性更好、毒性更低或价值更大的先导化合物。游离的悬浮培养细胞不但可以大规模合成次级代谢产物而且能大规模转化外源化合物，它是最早被开发使用的植物生物转化系统。悬浮培养细胞转化的优点是直接使用前体，细胞转移限制少，不存在影响细胞活力及生理状态的介质，整个工艺操作和控制比较简单。缺点是由于植物细胞生长缓慢，转化率低，易污染，特别是悬浮培养细胞的体细胞克隆容易变异导致转化反应不稳定，为了维持高产就必须持续不断地筛选细胞株，从而限制了这一系统的大规模应用。

羟基化是药用植物细胞悬浮培养体系生物转化的主要反应类型，在外源底物分子结构中的不同位置，区域性和立体选择性地引入氧化功能基（主要是植物细胞中羟基）是植物体系生物转化的一个重要特点。还原反应主要体现在药用植物细胞悬浮培养体系中有很多由酮和醛通过还原反应生成相应的醇。植物细胞还可以将单环或双环的单萜醇类化合物转化为相应的酮类化合物。糖苷化反应具有非常重要的意义，它不仅可以生成一些新的糖苷化合物，同时还可以将一些脂溶性物质转变为水溶性物质。糖基化反应可以使许多外源化合物的理化性质和生物活性发生较大变化。糖基化反应主要有两种：一种是在羧基和糖片段之间发生酯化反应，另一种是羟基和糖片段之间的糖基化反应。

利用悬浮细胞对外源底物进行生物转化的例子很多，如将脱氢表雄酮放入长春花悬浮细胞培养体系进行生物转化，分离到 13 个转化产物；利用长春花及银杏植物细胞悬浮培养细胞分别成功地将青蒿素转化成 3- 羟基去氧青蒿素（Ⅱ）；利用已经建立的掌叶大黄细胞悬浮体系和根养体系对鬼臼毒素进行生物转化；利用蛇根木细胞悬浮培养对紫杉醇进行生物转化，分离到 3 个紫杉醇同系物。除此还有高山红景天细胞、毛曼陀罗细胞、光果甘草细胞、半夏细胞、雪莲细胞、掌叶大黄细胞、笋瓜等细胞悬浮系统也都可以用于生物转化。

2. 毛状根培养物转化 用毛状根作为催化系统进行的生物转化反应，相对于悬浮细胞，毛状根具有生长速度快、激素自养、在很多情况下不需在光照下培养、加倍时间短、遗传稳定性好、代谢产物产量高且相当稳定等优点。许多植物的毛状根中含有的次级代谢产物曾被认为难以通过细胞培养来生产，但现在利用毛状根培养技术来生产次生代谢产物的成功案例有很多，如将青蒿素在露水草毛状根培养系中培养 8 天后发现，青蒿素选择性地还原为去氧青蒿素，除此之外，已有人参、盾叶薯蓣、北五味子、长春花、高山红景天、新疆雪莲、石斛、西洋参等药用植物利用毛状根培养体系进行生物转化的相关报道。

3. 植物酶制剂转化　由于植物细胞中存在许多酶和代谢途径，因此底物进入植物细胞后会被多条途径代谢，从而形成多种微量产物或完全不需要的副产物，这样不仅给下游的分离工艺带来困难，而且会降低产物的转化率。利用植物酶制剂作为转化系统可能是获得单一转化产物的最好途径。目前，以游离酶或固定化酶的形式应用于药物合成的植物酶主要有木瓜蛋白酶、环化酶、酚化酶、过氧化物酶、脂肪氧合酶、细胞色素 P450 单加氧酶以及 α– 氧化酶、莨菪碱 6β– 羟化酶、葡萄糖苷酶、O– 葡萄糖基转移酶等，这些酶大多具有高度的立体选择性，作为生物转化系统在药物合成，特别是手性药物合成、对映体拆分、药物修饰等方面具有很大的潜力。有研究者利用蜗牛酶水解人参皂苷 Rb₁ 制备人参稀有皂苷 CK，反应条件温和，工艺简单可靠，适合工业化生产。

利用植物细胞、器官及酶类进行生物转化在新药研发领域具有广阔的应用前景，但对植物生物转化的良好运用，需要建立在对植物次生代谢机制有透彻了解的基础之上，此领域不连续且有限的知识是导致植物生物转化研究进展缓慢的真正瓶颈。因此，必须加强对植物次生代谢及其影响因素的研究。

三、影响生物转化的因素

（一）转化反应的时间和温度

酶催化反应都有一个最佳的反应时间，时间过短转化不完全，时间太长生物体衰老从而导致酶的活力下降甚至失活。转化时间因转化反应的种类、生物体生长速度和酶的活性不同而有所差别，可以利用 HPLC 等分析手段进行动态检测，从而获取一个最佳的转化时间。同样，温度也影响着酶的催化能力。一般来说，最为简单的选择转化温度的方法就是根据生物体系的生长状态即选择生物体的最适生长温度。

（二）底物添加方法

一般的生物转化研究过程是先将所使用的生物体系接种于培养液中进行预培养，调节生物体的生长状态，使其中的酶系具有较高的反应活性，然后投加底物。底物以固体粉末的形式加入，亦可以适量的溶剂溶解后加入。有机溶剂在培养液中的终浓度一般不宜超过 1%，以免影响酶的活性。底物的加入量一般为每升培养液中加入 30~100mg。

（三）底物加入时期

生物体系在不同的生长时期代谢水平及酶的活力也明显不同。微生物在液体培养基中的生长过程依次经过延滞期、对数期、平稳期和衰亡期 4 个阶段。生物转化研究中，一般在生物体系处于对数期时加入底物，此时体系的转化能力也最强。

（四）酶诱导剂的使用

酶可分为组成酶和诱导酶。组成酶是在细胞的生长过程中产生的酶类，并参与生物体自身的新陈代谢；而诱导酶只有在加入一定的诱导物后才会产生或明显增加。对于组成酶来说，参与生物转化的酶量主要与生物体的数量和生长状态有关。诱导酶则除了与生物量有关以外，还与酶诱导剂的使用直接相关，通常是在对数生长前期加入较为合适。外源性底物对转化酶多具有诱导作用，所以可在培养基中预先加入微量的底物进行酶诱导，可以提高转化效率。

（五）酶抑制剂

在确切了解参与转化的酶系统性质的前提下，可以适当加入抑制剂来抑制转化过程中的副反应，以保证获得足够的目的产物。例如，应用微生物降解胆固醇侧链的方法来制取甾体激素类药物重要中间体雄甾二酮的过程中，添加二价铁的螯合剂来抑制开裂甾体母核酶的副反应。

（六）其他影响因素

转化液的 pH、光照、通气量和培养基的选择等培养条件均会对转化效率产生较大的影响。

四、生物转化产物的检测、提取、分离及鉴定

（一）转化产物的检测

灵敏、快速、简便的次生代谢产物的检测分析手段对于生物转化研究是必不可少的。生物转化反应过程中底物的减少或产物的增加可用薄层色谱法（TLC）、高效液相色谱法（HPLC）、气相色谱法（GC）或 HPLC-MS、GC-MS 等分析技术进行跟踪分析。根据分析结果可以判断不同转化体系的转化能力，不同的底物浓度及其添加方法、转化时间、温度、诱导剂或抑制剂的加入等对转化反应的影响，以建立生物转化反应的最佳条件。

（二）转化产物的提取、分离及鉴定

一般先将生物细胞与转化液分开，常用离心或抽滤法，若为固定化细胞转化法则可省去此步骤。然后用有机溶媒从滤液中萃取转化产物，若为非中性产物则应调节溶液的 pH，以提高萃取效率。虽然生物转化产物绝大多数存在于转化液中，但在用于转化的生物细胞中也会残留一些，因此有必要用有机溶剂对生物细胞萃取一次，以提高转化产物的收率，也可用固相萃取柱来富集转化产物。萃取的粗提物需经进一步的分离纯化才能得到纯品。常用的方法有重结晶、色谱法等，以除去副产物、细胞组分等微量杂质。

由于转化底物的结构是已知的，转化产物的结构鉴定相对较容易。一般采用现代波谱学方法，如核磁共振波谱（NMR）、质谱（MS）、紫外光谱（UV）、红外光谱（IR）、圆二色谱（CD）等谱学手段进行产物的结构鉴定。

五、生物转化的应用

药用化学成分的结构往往比较复杂，很多天然药物活性成分在开发应用中存在诸多问题，如在药源体中含量很低，且提取、合成困难；药效高但毒副作用强；水溶性差，不方便给药等。利用生物转化对天然药物活性成分的分子结构进行改造可以降低毒副作用，生产稀有活性成分，

或者获得新的药用化合物，扩大已知物种的药用价值。另外，应用生物转化技术还可以进行药物体内代谢研究。

（一）药用化学成分的结构改造

生物转化反应具有选择性强、高效率等特点，尤其是易于发生特异性羟基化反应，从而得到具有新颖取代方式的天然衍生物，并与有机合成结合，可获得多种衍生物，为新药的研究与开发提供先导化合物。此外，生物体系本身就是一个多酶体系，对同一个底物可以发生多种催化反应。因此，产物也具有多样性，这对于研究此类化合物的构效关系具有重要意义。

人参的主要活性成分为人参皂苷，药理研究显示稀有人参皂苷具有极高的药用价值。但因其天然产量低，且目前没有成熟的化学合成稀有皂苷的方法，所以对含量较高的人参皂苷进行转化已经成为获得稀有人参皂苷的重要途径。当前主要是利用生物酶转化法和微生物转化法对人参二醇系皂苷的 C3、C20 位和三醇系皂苷的 C6 和 C20 位的糖基结构进行修饰，使人参、西洋参中含量较高的人参皂苷的糖基经过水解作用，定向转化为具有极高药用价值的稀有人参皂苷。有学者从 10 株厌氧菌中筛选出了具有专一性转化人参皂苷 CK 能力的菌株。该菌株在最适条件下，将人参皂苷 Rb_1 转化为人参皂苷 CK 的转化率可以达到 60.9%。

斑蝥的主要有效成分为斑蝥素。与一般抗肿瘤药物不同的是，斑蝥素在抑制肿瘤的同时，还可促进骨髓产生白细胞。但是，临床研究表明斑蝥素对黏膜组织表现出强烈的毒性和刺激作用，尤其是胃肠道、尿道、肾脏及性器官。有机化学家经过长期的研究和实验，已合成了大量的斑蝥素衍生物，但是都不太理想。利用桔梗细胞悬浮培养体系对斑蝥素进行生物转化获得了一对新化合物，即斑蝥素的衍生物 1β- 羟基斑蝥素和 1α- 羟基斑蝥素，其毒性大大降低。

（二）药物代谢的研究

多项研究证实，真菌中具有的单加氧酶系统与哺乳动物肝脏中的单加氧酶有着类似的反应机制，微生物转化可较好地模拟动物的药物代谢。药物的体内代谢产物在生物样品中大多含量很低，且杂质干扰严重，产物的分离纯化与结构鉴定均较困难，而微生物转化产物的分离过程则相对简单，且可实现较大量的产物制备，因此可用于辅助鉴定药物代谢的微量乃至痕量产物。另外，中药以口服为主，必然在消化道中与肠道菌接触，肠道菌的代谢对中药的作用不容忽视。有些中药可能通过人体的消化酶或肠道菌的代谢后才起作用，通过中药体内生物转化研究，可揭示中药化学成分的吸收机制和阐明活性前体，也有利于对中药作用机制的认识。

（三）次生代谢产物生源途径的研究

由于生物体系中某些酶系的相似性，故生物转化可以模拟某些天然产物的生源途径，为其生物合成途径的研究提供帮助。如研究者在利用蓝色犁头霉 IFO（*Abisidia coerulea* IFO 4011）转化紫杉烷类化合物的研究中获得了 3 个非常有意义的产物，并指出它们在推测紫杉烷类化合物生物合成途径中的作用，即它们架起了 C14 位有含氧取代基的紫杉烷类化合物和 C13 位有含氧取代基的紫杉烷类化合物之间生源关系的桥梁，给紫杉烷类化合物生物合成研究提供了可供假设的实验依据。

第三节　利用微生物发酵培养生产活性成分

学习目的

1. 掌握微生物发酵培养生产活性成分的方法。
2. 熟悉微生物的定义和类型。
3. 了解微生物的分离、鉴定及保存。

基础性名词

微生物、药用真菌、发酵培养、活性成分

案例导入

微生物资源极为丰富，广泛分布于世界范围内的自然环境与人工环境，物种多样性极高，到目前为止，在人类所认知的微生物中，细菌约占总种类的 1%，真菌约占 5%，即使如此，这些已知微生物已经在人类社会发展中发挥了不可替代的巨大作用：从古代已有的酿酒、面食、调味品加工技术，到目前抗感染领域中普遍应用的抗生素（antibiotics）的生产；从各种大型食用、药用真菌（medicinal fungus）的人工培养，到来自植物、昆虫、环境中微生物的新颖结构天然产物的发现；从对现代生命科学具有里程碑意义的 *Taq* DNA 聚合酶和限制性内切酶的发现，到合成生物学中底盘细胞的基因工程改造生产青蒿酸、丹参酮、人参二醇等活性萜类单体成分；从疫苗、重组蛋白的生产，到精准医疗领域中基因编辑技术原理的发现；从改造微生物处理废弃物及难降解物质，到人们调节自身肠道微生物达到防病治病的目的等，都与微生物的发现及其本身独特生理过程的认识密不可分。

一、微生物的定义及其物种多样性概述

微生物（microbe）的现代定义：个体难以用肉眼观察的一切微小生物的统称。包括细菌（bacteria）、真菌（fungus）、放线菌（actinomyces）、病毒（virus）、小型原生生物、微藻（microalgae）等。由于微生物与人类生活生产的方方面面均有密切联系，内容庞杂，本节不能一一涵盖，仅重点对培养微生物获取活性成分进行介绍，并对微生物的分离、鉴定、保藏、选育、活性成分筛选过程中涉及的相关技术原理进行概述。

二、微生物的分离与鉴定

无论微生物是来自迥异的自然或人工环境还是活体组织，要通过分离方法对其进行纯化，都离不开一个重要前提，即该微生物可以在培养条件下生长。由于微生物自然生长的环境处于动态变化的过程中，其生境成分组成极为复杂，难以复制，且不同微生物之间在丰度、生长速

度、好氧性、营养、温度、拮抗性、产物互相影响等方面均有错综复杂的关系，要在同一种培养基上实现所有微生物的生长并不现实。事实上，在人工培养条件下，大多数微生物或是因不适应培养条件而死亡，或是处于有活力但是不能被培养（viable but non-culturable）的状态，这也是目前被人类所认知的微生物仅占微生物总量的很小一部分的重要原因。目前已经对真菌、细菌、放线菌的分离发展出多种针对性培养基，并有一些报道表明，在培养基中添加一定浓度的甜菜碱（0.125%）、丙酮酸钠（0.125%）及抗氧化酶如 SOD（5U/ml）、过氧化氢酶（10U/ml）也可以显著提高微生物分离的种类。此外，在分离一些特殊环境微生物时，往往需要人工模拟其分离环境，如深海微生物分离过程中往往需要模拟高压、厌氧环境；极地微生物分离过程中，往往需要降低培养温度。

（一）微生物分离培养基

微生物对营养成分的需求较简单，一般的培养基均包括碳源（主要为葡萄糖、蔗糖、麦芽糖、淀粉以及具有类似作用的土豆浸汁、面粉等）、氮源（主要种类有蛋白胨、酵母膏、酵母粉、豆饼粉、无机含氮化合物如 $NaNO_3$、KNO_3 等）、无机盐类（K_2HPO_4、KH_2PO_4、$MgSO_4$、$FeSO_4$、$NaCl$、KCl 等）和固化剂（以琼脂为主）。在分离特定类别微生物的过程中，常在培养基中添加一定浓度的抗生素或重铬酸钾等能抑制其他种类微生物生长的成分，由于抗生素多不耐热，加入时需配制成高浓度的母液，用无菌 0.22μm 的微孔滤膜过滤除菌后直接加入到灭菌后凝固前的培养基中，摇匀后倒入平皿备用。目前常用的部分菌种分离培养基及其配方如下（均为 1L 培养基所需量）。

1. 真菌培养基

（1）PDA 培养基：新鲜无病害土豆去皮切成 1cm 见方的小块，称取 200g，加蒸馏水煮，微沸 30 分钟，纱布过滤取汁，加入 20g 葡萄糖、15g 琼脂。

（2）综合 PDA 培养基（pH=6.0）：20g/L 马铃薯浸出液 1L，20g 葡萄糖，3.0g K_2HPO_4，1.5g $MgSO_4 \cdot 7H_2O$，微量盐酸硫胺素，15g 琼脂。

（3）查彼克（Czapek）培养基（pH=7.0）：30g 蔗糖，2.0g $NaNO_3$，0.5g KCl，0.01g $FeSO_4 \cdot 7H_2O$，18g 琼脂粉。

由于样品中可能有残留细菌，而细菌的生长速度较真菌快，所以在分离真菌的过程中，常在培养基中加入 50~100mg/L 的链霉素或庆大霉素来抑制细菌的生长。此外，为了提高药用植物或动物体内微生物的分离效率，常在培养基中加入一定浓度的来源植物或动物组织浸出物，在合适浓度下，可增加微生物分离的种类和数量。

2. 放线菌培养基

（1）改良高氏一号琼脂培养基（GA）：20g 可溶性淀粉（先加入适量水糊化），依次加入 1g KNO_3、18g 琼脂粉，蒸馏水定容至 1L，调 pH 至 7.2~7.4。

（2）黄豆粉琼脂培养基：20.0g 黄豆浸粉，5.0g 淀粉，10.0g 蔗糖，2.0g 蛋白胨，2.0g 酵母浸粉，2.0g $NaCl$，0.5g K_2HPO_4，0.1g $CaCO_3$，15g 琼脂粉，pH=7.3±0.1。

（3）秸秆腐解物琼脂培养基：称 150g 堆腐至发黑发黏呈半腐解状态、晒干粉碎的小麦秸秆腐解物粉于 1L 去离子水中煮沸 30 分钟，过滤后加 0.5g K_2HPO_4、0.5g $MgSO_4 \cdot 7H_2O$、18g 琼脂，加灭菌水定容至 1L。

在培养基灭菌完成后，倒平板之前可在其中加入重铬酸钾溶液，抑制样品中真菌和细菌的生长，加入量一般为每 100ml 培养基加入 30g/L 的重铬酸钾溶液 0.3ml。

3. 细菌培养基

（1）LB 培养基：15g 胰蛋白胨，5g 酵母提取物，10g NaCl，pH=7.0。

（2）金氏 B 培养基：20g 蛋白胨，1.5g K_2HPO_4，1.5g $MgSO_4 \cdot 7H_2O$，10ml 甘油，15g 琼脂，pH=7.0~7.4。

（3）大豆酪蛋白琼脂（TSA）培养基：15g 酪蛋白胰酶消化物，5g 大豆粉木瓜蛋白酶消化物，5g NaCl，15g 琼脂，pH=7.1~7.5。

分离细菌的过程中，若有真菌同时生长，菌丝的蔓延往往会导致菌种分离纯化困难，这种情况一般可在培养基中加入一定浓度的制霉菌素来实现对真菌生长的抑制。

（二）微生物分离方法

环境和组织中的微生物没有形成规则的菌落，要将其逐一分离出来，目前的方法主要有两种。一是稀释涂布法，将其悬液或匀浆物梯度稀释，涂布到固体培养基表面，培养至形成肉眼可见的菌落后，再进行挑取，实现分离纯化微生物的目的。二是划线接种法，将悬液或匀浆物稀释后进行划线培养，挑取单菌落即可。一般来说两种方法结合的分离效率较高，即用稀释涂布法得到粗分离菌株，再用划线接种法进行单菌落的挑取（图 8-1）。若菌种为厌氧菌，可置于厌氧袋或真空罐中进行培养。

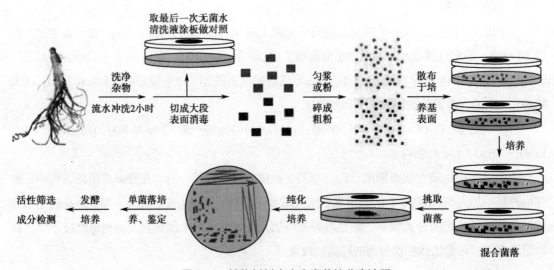

● 图 8-1　植物材料中内生真菌的分离流程

大型真菌的菌种分离过程也有两种。一是组织接种法，包括组织的表面消毒，切小块接种至固体培养基表面，挑取生长出的菌丝尖端进行分离纯化；在野外进行操作时，由于条件不具备，可取大型真菌的菌柄，将其撕裂，挑取其中干净的次生菌丝组织置于固体培养基表面，待生长出新菌丝后挑取尖端进行纯化。二是孢子弹射法，即选取即将成熟的大型真菌的菌盖部位，进行表面消毒后，用无菌小铁钩钩住菌盖小块，悬于三角瓶中的培养基上方，孢子弹射后可落至培养基表面，孢子萌发后即可获得菌丝。

上述分离方法在实验室小规模分离中较常用，但是工作量大，劳动强度高，且仅能培养极少一部分微生物。随着人们对微生物科研、经济、环境价值的重视，高效分离尽可能多的微生物已经成为迫切需求，为此多种多样的新技术被陆续开发出来，如高通量培养法、扩散盒培养法和微囊包埋法等。其中微囊包埋法目前在液体样品中的报道较多。该方法的原理：将稀释至一定浓度的含菌液与融化的琼脂糖混合，制成包埋单个微生物细胞的琼脂糖微囊（直径30~70μm），然后将微囊装入凝胶柱中，用培养液进行流动培养，该培养液必须与分离地点的成分类似，一般常用过滤、除菌后的采集地水样；若为土壤样品，可用过滤、除菌后的土壤浸出液进行培养。凝胶柱进液端用 0.1μm 的滤膜封住，防止外源细菌造成污染，出口端用 8μm 的滤膜封住，防止微囊随培养液流出。在培养一定时间后，即可将微囊用 SYTO9 荧光染料染色后结合流式细胞仪筛选分离，并进行点对点收集接种。这一技术的突出优点在于：来自环境中的所有微生物彼此被微囊分离包裹，但又在同一个环境中培养；微囊在一个模拟自然环境的动态培养环境中，微生物的生长环境与自然界高度相似；结合荧光染色和流式细胞术，可对微囊进行分离，进而实现后续纯种培养。

（三）菌种的鉴定

鉴定主要是以微生物的形态结构特征和生理生化特性等表型特征为依据，烦琐且耗时，随着分子生物学技术与方法的发展，从分子水平上研究生物大分子的特征，为微生物分类鉴定提供了简便、高效、准确度较高的技术和方法。

微生物 rRNA 在漫长的进化过程中，其在碱基组成、核苷酸序列、高级结构及生物功能等方面均表现出高度保守性，但 rRNA 的序列也具有一定的可变性，保守性可反映微生物之间的亲缘关系，可变性则可用于微生物的多样性研究。原核生物 rRNA 按沉降系数可分为 5S、16S 和 23S rRNA，大小分别约为 120bp、1 540bp 和 2 904bp（以大肠埃希氏菌为例）；真核生物的 rRNA 按沉降系数可分为 5.8S rRNA、18S rRNA 和 28S rRNA，大小分别约为 160bp、1 900bp 和 4 700bp。其中，16S rRNA 序列基于以下 3 个原因，已经广泛用于原核生物的鉴定：① 16S rRNA 普遍存在于原核生物中；② 在 16S rRNA 分子中，既含有高度保守的序列区域，又含有中度保守和高度变化的序列区域，因而它适用于进化距离不同的各类生物亲缘关系的研究；③ 16S rRNA 序列的长度约 1 540bp，大小适中，便于扩增以及进行序列分析。根据 16S rRNA 基因不同区域序列的可变性将其分为 9 个可变区和 9 个保守区（图 8-2）。

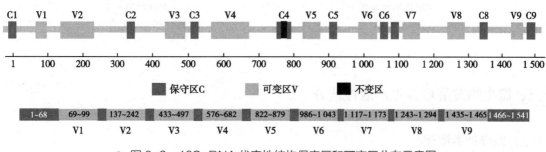

● 图 8-2　16S rRNA 代表性结构保守区和可变区分布示意图

在进行序列扩增的过程中，步骤较简单，通常包括纯化菌种基因组 DNA 的提取、PCR 反应、测序、峰图对照、拼接、BLASTn 等过程，一般来说，在测序峰图清晰的条件下，平均核苷酸同源性（average nucleotide identity，ANI）≥ 98.65% 时，可认为是同一种细菌；序列相似性达到 95%~96% 时，可认为属于同属；序列相似性为 90%~91% 时，可认为属于同科；在确定是否新种时，往往还需要进行 DNA–DNA 杂交实验，相似度 >70% 才能认为属于同种微生物。在进行序列比对时，数据库的质量至关重要，NCBI 属于初级数据库，其提交序列往往并没有通过权威鉴定，因此对于分析结果需要慎重判断。另一个数据库 Eztaxon 则是专门针对细菌 16S rRNA 基因鉴定所设立的数据库，该数据库中几乎所有序列都来自于模式菌株，大大提高了序列比对的可信度。用于扩增细菌 16S rRNA 的通用引物序列见表 8-1。

表 8-1　16S rRNA 通用引物

引物名称	引物序列（5′-3′）
8F	AGAGTTTGATCCTGGCTCAG
928F	TAAAACTYAAAKGAATTGACGGG
336R	ACTGCTGCSYCCCGTAGGAGTCT
1100F	YAACGAGCGCAACCC
1100R	GGGTTGCGCTCGTTG
337F	GACTCCTACGGGAGGCWGCAG
907R	CCGTCAATTCCTTTRAGTTT
785F	GGATTAGATACCCTGGTA
805R	GACTACCAGGGTATCTAATC
533F	GTGCCAGCMGCCGCGGTAA
518R	GTATTACCGCGGCTGCTGG
27F	AGAGTTTGATCMTGGCTCAG
1492R	CGGTTACCTTGTTACGACTT

文献中已报道的部分药用植物内生真菌次级代谢产物

目前已被批准以及处于不同临床阶段的来自海洋微生物的药物

三、微生物发酵培养生产活性成分

（一）发酵技术概述

发酵（fermentation）一词最初源于拉丁语"发泡"（ferrere），是指果汁、麦芽或谷物酿酒时产生二氧化碳气泡的现象。微生物的发酵过程是指在适当的培养条件下，利用微生物（包括细菌、真菌、放线菌、酶类等）将某些特定原料转变为目标产物的过程。其实质是一系列酶促催化反应。依据发酵状态的不同，微生物的发酵可分为固态发酵和液态发酵。顾名思义，固态发酵即发酵物料以湿润的固态形式存在；液态发酵即发酵物料以液体形式存在，发酵过程通常需要外加动力进行搅拌和通气。

（二）固态发酵

在药用和食用大型真菌的人工栽培过程中多为固态发酵，其优点是成本较低，可利用农林业副产物制备培养料，如玉米芯粗粉、豆饼粉、花生饼粉、麦麸皮、阔叶树枝、树干等，其灭菌过程和子实体形成过程管理较松，对无菌条件要求较低。目前已经经固态发酵实现人工栽培的药用真菌有灵芝、茯苓、灰树花、北虫草等，食用真菌种类更多，如香菇、口蘑、黑木耳、银耳、金针菇、榆黄蘑、草菇、羊肚菌、姬松茸等。

（三）微生物产生活性成分的筛选方法

内生真菌中能够产生的次生代谢产物种类丰富，主要有生物碱类、萜类、苯丙素类、脂肪酸类等成分，若要从得到的真菌中筛选能够产生目标成分的菌株，可运用化学方法、分子生物学方法或药理活性方法等对真菌培养物进行筛选。

1. 化学方法　常用方法有化学显色法、薄层色谱法、高效液相法、液质联用技术、总提取物直接进行核磁分析等鉴定方法。由于化学显色法易受杂质干扰，薄层色谱分辨率较低，液质和核磁需要条件较高，高效液相色谱法是较易进行的有效筛选手段。如在喜树内生真菌研究中，有学者将得到的内生真菌发酵产物进行高效液相分析，选择能够产生和喜树碱与10-羟基喜树碱相似紫外光谱图成分的菌株进行药效筛选等后续研究，大大减少了工作强度，提高了筛选效率。

除运用高效液相色谱法进行筛选之外，近年来，有学者基于实验对象粗提物氢谱特征判断是否存在结构新颖的化合物，然后运用氢谱特征进行后续分离过程的追踪分离，该方法可有针对性地快速分离得到结构新颖的化合物，与传统的系统提取分离方法相比，避免了盲目性和重复性，可大大减少工作量。

2. 分子生物学方法　在目标成分生物合成途径较明晰的情况下，以关键酶的序列设计简并引物，并以微生物的基因组 DNA 为模板进行扩增，对扩增条带进行测序，比对分析后，判定其是否含有同源基因，从基因水平判断该菌株是否有产生目标成分的能力，随后可通过改变培养基或培养条件，对成分进行分析，以最终确定其是否产生目标成分。如在筛选能够产生抗癌活性成分紫杉醇的内生真菌过程中，因其生物合成途径研究基础较多，目前筛选研究中运用的基因包括紫杉二烯合成酶（taxadiene synthase）、10-去乙酰基巴卡亭Ⅲ-10-*O*-酰基转移酶（10-deacetylaccatin Ⅲ-10-*O*-acetyl transferase，DBAT）和 C13 苯丙素侧链辅酶 A 酰基转移酶（C-13 phenylpropanoid side chain-CoA acyltransferase，BAPT）等。由于培养条件的差异会导致真菌转录组水平的较大差异，进而引起代谢产物的较大差异。因此，分子生物学筛选可从本质上说明该菌株是否有产生该类成分的潜力，可从一定程度上弥补化学筛选的偏差。

3. 药理活性方法　药理活性方法主要是运用活性追踪的手段，首先考察发酵粗提物是否具有某种药理活性，该考察方法可以用体外酶活性测定（如脂肪酶、乙酰胆碱酯酶、磷脂酶、葡萄糖苷酶、组蛋白去乙酰化酶等）、体外平皿生物自显影（如溶栓药物）、自由基清除实验、细胞水平考察细胞毒活性，也可在动物或植物上进行某种活性测试，判断粗提物是否具有特定药理活性，再对后续分离过程中的流分进行活性追踪，进而分离得到活性化合物。如在筛选溶栓药物时，可在固体培养基中加入纤维蛋白原，再将提取物加入到滤纸片上，置于培养基表面，经过一定时间的培养，即可根据是否有透明圈来判断是否具有纤溶活性；在筛选抗菌药物时，也可用类似的方法，在培养皿中心位置接种病原真菌、涂布细菌菌液或病原真菌孢子，按滤纸片法给药，观察其抑菌圈直径，从而判断是否具有抑菌活性。在用癌细胞进行的细胞毒活性筛选中，一般用 MTT 法判断是否具有细胞毒活性，用 IC_{50} 值判断化合物细胞毒活性强度。

（四）微生物发酵生产活性成分中的前沿策略

1. 单菌多产物策略在内生真菌产生多样化次生代谢产物中的应用　单菌多产物（one strain many compounds，OSMAC）策略即运用不同的培养基与培养条件来培养同一种微生物，从而得到多种化合物的方法。该策略的主要出发点是在传统培养条件下，大多数微生物的生物合成基因簇处于沉默状态，导致产生的代谢产物数量少，且结构单一，为了挖掘微生物产生多种结构类型化合物的潜力，Helge 等提出了 OSMAC 策略，旨在通过改变培养基组成、培养条件和方法，使微生物中的沉默基因簇得到表达，从而产生结构多样、数量较多的代谢产物。微生物在不同的环境中特定代谢产物相关基因簇的表达量有显著差别，因此可以通过改变培养基配方与培养条件改变微生物中不同代谢产物的生物合成，使相关基因分别进行不同组合的协同表达，从而产生结构多样的次生代谢产物。该方法对于挖掘微生物自身产生不同代谢产物的潜力具有重要的实际应用价值，已引起科研工作者的广泛兴趣。

目前微生物使用该策略的研究中常用的基本培养基有 PDB、大米培养基、察氏培养基等；基本培养基的差别主要体现在营养成分的种类和浓度的丰富性方面，常用的易于被菌体吸收利用的碳源有葡萄糖、蔗糖、麦芽糖，是速效碳源，另有迟效碳源，如各种来源的淀粉、纤维素等。在易吸收利用的碳源较高的培养基中，微生物生物量增加迅速，但其中的次生代谢产物往往较少，在摇瓶和发酵培养过程中均可发现，次生代谢产物合成的快速积累阶段往往处于生物量较稳定的阶段，另外培养基中的氮源种类、碳氮比均对菌体次生代谢水平有显著影响。培养基优化方法可借鉴工业微生物的培养基优化方法，通过单因素实验、正交设计或响应曲面法等优化方法对培养基中营养成分和无机盐等成分的浓度和配比进行优化。

另外，还可以添加目标产物生物合成的前体化合物、相关酶的特异性抑制剂、生物和非生物诱导子等成分，这几个策略在植物细胞培养中也得到了广泛应用。如在高山红景天细胞培养研究中，添加酪醇可显著提高细胞中红景天苷的积累；在肉苁蓉细胞培养研究中，添加苯丙氨酸或酪氨酸可显著提高细胞中苯乙醇苷的积累；在研究茜草中蒽醌和萘醌类成分的 IPP 来源时，应用了 MEP 和 MVA 途径的特异性抑制剂；另外还有通过添加 CYP450 抑制剂控制微生物中的氧化还原反应程度，以达到特定目的。这些研究思路的确定需要对目标成分的生物合成途径有一定的认识，在《天然药物化学》教材中，天然药用成分生物合成途径研究均有较详细的讲解，在 KEGG 数据库中也可以找到主要类别化合物生物合成途径方面的综合信息以供参考。

2. 表观遗传修饰对微生物产生活性成分的影响　随着分子生物学技术的发展，越来越多的生命奥秘被揭示，其中表观遗传组学的研究进展尤为重要，其研究内容是将多基因功能和外在性状相结合，并发现组蛋白脱乙酰化程度与 DNA 甲基化程度对次生代谢产物的合成和积累具有重要影响。

组蛋白去乙酰化酶抑制剂和 DNA 甲基化抑制剂具有间接促进基因表达的作用。目前作用较成熟的组蛋白脱乙酰化抑制剂有：脂肪酸，如丁酸盐、丁酸苯酯和丙戊酸；氧肟酸盐，如曲古抑菌素；环肽类，如天然产物缩酚酸肽 FK-228、从浙贝母中分离得到的 apicidin；苯酰胺类等。较成熟的 DNA 甲基化抑制剂有：核苷类（阿扎胞苷、地西他滨、折布拉林、法扎拉滨和二氢 -5′- 胞苷等），该类成分可竞争性抑制 DNMT 酶活性，阻断甲基化反应；非核苷类（氨基苯甲酸类、茶多酚类、肼类、邻苯二甲酰胺类、反义寡核苷酸类、三氧化二砷等）。这些抑制剂多已被开发成药物，其作用机制的深入研究，也有助于我们从中选择合适的种类进行微生物次生代谢产物的调控。目前这些抑制剂在药用植物内生真菌及药用真菌中的报道较多，且次生代谢物的积累得到显著提高，并有可能得到微生物正常条件下不能产生的新物质。原因是这些抑制剂的处理，可在一定程度上解除微生物部分沉默基因的表达，促进微生物次生代谢研究中单菌多产物策略的实现。

除了添加表观遗传修饰剂外，还可通过基因工程手段对微生物的目的基因进行敲除，以从根本上改变微生物的表观遗传状态。有报道表明，敲除组蛋白去乙酰化基因可引起一种灵芝共生菌 *Calcarisporium arbuscula* 产生多样化的二萜类成分；同样的操作可导致罗伯茨绿僵菌 *Metarhizium robertsii* 产生新的异香豆素类衍生物。

3. 静置培养对真菌产生活性成分的影响　有报道表明，在灵芝、茯苓和冬虫夏草的培养过程中，经过振荡培养或发酵罐培养到一定阶段后，将培养物转至静置培养，经过一定时间的静置培养，可大大提高菌丝体中次生代谢产物的积累，且有可能产生在栽培条件下及摇瓶培养阶段含量极低的活性成分。目前，主要的理论是在静置培养阶段，培养基中的营养成分缺乏，培养基中溶解氧浓度的降低等条件均对培养真菌造成了严重的胁迫，胁迫进一步激活了微生物体内的防卫基因的表达，从而积累更高浓度的次生代谢产物。在静置培养后，菌丝体的形态发生了显著变化，一般情况下，菌丝体会从振荡培养中呈现的球形菌丝体变为有一定机械强度的菌饼，在培养内生真菌以产生药用活性成分的研究中也越来越多地被应用，但静置培养的商品化培养容器还未被开发出来，报道所见的培养容器多是三角烧瓶，在振荡培养之后直接放置到控制条件下进行静置培养，培养一定时间后取出，进行干燥、提取及化合物的分离。

4. 真菌作为底盘细胞在合成生物学中的价值　由于酵母的基础研究较深入，目前运用合成生物学来生产药用成分的底盘细胞多为酵母菌、大肠埃希氏菌和枯草芽孢杆菌，但是由于酵母菌自身的代谢特点，构建能够产生萜类成分的工程菌较常见，如抗疟药青蒿素的前体青蒿酸和紫穗槐二烯，若要生产苯丙素类成分或生物碱类成分，则需要引入多个甚至整套这些成分的生物合成途径，而这种操作往往会引起复杂的共抑制且表达量不稳定等后果。但若在能够产生木脂素类成分或生物碱类成分的内生真菌中进行类似工作，将大大减少工作量并有效提高产量。随着测序技术的进步，大规模获得某一物种中的基因信息的成本越来越低，可以预见在不久的将来，能够产生药用活性成分或植物源有效成分的微生物的基因水平研究将越来越多。虽然目前报道的内生真菌产生植物源有效成分的报道中产量均极低（多为 ng/L 水平），但若通过基因工程对其遗传背景进行改造，将有可能获得较高的产量，达到商业化要求。

第四节 植物工厂

学习目的
1. 掌握植物组织培养的概念、特点。
2. 掌握外植体、愈伤组织、继代培养的概念。
3. 熟悉植物组织培养的基本程序。
4. 了解植物组织培养室的建设。

基础性名词
植物组织培养、外植体、愈伤组织、继代培养

案例导入
近年来，由于药用植物的大量开发应用、人工栽培的困难和品质退化等原因，导致许多药用植物资源严重短缺。而采用药用植物组织培养技术，一方面可以快速积累药用植物的活性成分，另一方面可以与大田栽培和野生抚育结合，为解决药用植物资源短缺问题提供有效手段。

一、植物组织培养的概念、特点

植物组织培养是指在无菌条件下，将离体的植物器官、组织、细胞等在培养基上进行培养，给予适宜的培养条件，诱发产生愈伤组织，并进一步进行细胞悬浮培养，或使其分化出器官进而培育成新植株的方法。植物细胞全能性是植物组织培养的理论基础。植物细胞全能性是指植物的每一个细胞都包含着该母体的全部遗传信息，从而具备发育成完整植株的遗传能力。

外植体是指由植物体上切取下来用于组织培养的离体材料，可以是植物器官（如根、茎尖、叶、花、未成熟的果实、种子等）、组织（如形成层、花药组织、胚乳、皮层等）、细胞（如体细胞、生殖细胞等）和原生质体等。愈伤组织是原植物受伤后，在伤口表面形成的一团无特定结构的薄壁细胞。愈伤组织没有明显的极性，也没有明显的组织或器官上的分化。愈伤组织在培养基上生长一段时间后，由于营养枯竭、水分散失、代谢产物积累等原因，需要将这些组织转移到新的培养基上继续生长，这种转移称为继代培养。

植物组织培养具有经济高效、管理方便，利于集约化生产；技术含量高，实验误差小，人工控制能力强；生长周期短，生长速度快，实验重复性好；实验材料经济、来源单一等优点。其缺点为所需设备复杂，投资较多，电能消耗大，对人员技术水平要求高，对实验场所要求高，不能代替田间实验等。

二、组织培养的基本程序

（一）培养材料

植物组织培养的成败除与培养基的组分有关外，另一个重要因素就是外植体本身。选择外植体时考虑的因素包括取材部位、取材季节、外植体的大小及外植体的生理状态和年龄。适宜作为外植体材料的有受精卵、幼胚、发育中的分生组织细胞（根尖、嫩茎、幼叶等）、雌雄配子及单倍体细胞。利用这些材料进行组织培养可以使基因表达充分，隐性基因不受抑制，还可以直接选择所需性状，经染色体加倍后可直接用于生产。

（二）培养材料表面灭菌

在组织培养过程中，培养材料必须无菌。先将材料用大量自来水冲洗干净，然后将材料放入适当的灭菌剂（如 70%~75% 乙醇、0.1%~0.2% 氯化汞、漂白粉等）中浸泡灭菌，然后用无菌水冲洗，最后用无菌滤纸吸干材料表面的水分备用。灭菌剂的种类、浓度和处理时间需根据材料对灭菌剂的敏感性及实验目的决定，一方面要考虑药剂对各种菌类的杀灭效果，选择高效的杀菌剂；另一方面还要考虑植物材料对杀菌剂的耐受力，不能使组织和细胞受到破坏。

（三）外植体制备及接种

在无菌条件下，将已灭菌的材料用无菌刀、剪、镊等剥去芽的鳞片、嫩枝的外皮、种子的种皮及胚乳，切成小段或小片。将切好的外植体立即接种到愈伤组织诱导的培养基上，用棉签或封口膜封口。

（四）愈伤组织诱导及继代培养

在黑暗条件下，25℃左右培养约 1 个月可获得愈伤组织。将愈伤组织在无菌条件下取出，用解剖刀剔除附着在愈伤块上的培养基以及颜色较深、活性较差的部分，并切割成数个小块，再转接到新鲜培养基上进行继代培养。

（五）分化培养

将愈伤组织在无菌条件下取出，切成小块接种到装有分化培养基的三角瓶中，30~50 天后，可分化出芽，并继续长出叶片。当分化出的幼苗长到一定高度或分化出一定数量后，可进行生根培养。

（六）生根培养

将分化培养的幼苗在无菌条件下取出，接入装有生根培养基的三角瓶中培养，大约半个月后，幼苗即可生根。

（七）试管苗的驯化及移栽

当幼苗的根长到一定长度，幼苗形体较为健壮时，将幼苗取出并在清水中冲洗，以去除附着在根上的培养基。将洗净的幼苗排好，用清水喷湿，在 15~25℃、60%~80% 湿度条件下炼苗 24 小时，也可视情况缩短 12 小时，然后将幼苗移栽到由蛭石组成的基质中进行驯化，定期喷施稀释的培养液，15~20 天后可移栽到室外培养。

驯化的目的是提高试管苗对外界环境条件的适应性，提高光合能力，使试管苗健壮，提高试管苗移栽成活率。驯化应遵循逐步调节温、湿、光、无菌等环境要素，循序渐进。

植物组织培养室的建设

常见的试管苗移栽方法包括常规移栽法和嫁接移栽法。常规移栽法是指将已诱导出大量根的试管苗，驯化 3~5 天，移到无菌混合土中，当长出 2~3 片新叶时，栽到田间。嫁接移栽法是指用试管苗作接穗嫁接在同一植物的实生苗上。嫁接移栽成活率高，适用范围广，所需时间短，20 天成活，植株生长发育较快。

第五节　中药活性成分的合成生物策略生产

学习目的

熟悉基于合成生物策略生产中药活性成分的 1~2 个经典案例。

基础性名词

中药合成生物策略

案例导入

青蒿素的半合成是运用合成生物策略生产中药活性成分最成功的案例之一。各国科学家在打通青蒿酸生物合成通路后，将该通路基因成功导入酵母工程菌中，产量达到 115mg/L。通过不断优化，将青蒿酸产量提高到 25g/L，而青蒿酸转化为青蒿素的总得率达到了 40%~45%。2013 年，青蒿素生产工艺用于工业化生产，2014 年产出 60 吨青蒿素原料药，可供 6 000 万人用药。可以说，合成生物策略用于青蒿素的生产，对于疟疾的治疗和患者的用药都具有深远意义。

中药资源是国家战略性资源，是中医药临床用药的物质基础。随着社会的发展，中药资源需求量不断增大，加之对合理开发利用中药资源的认识不足，使中药资源正面临大宗常用资源短缺、珍稀濒危资源被破坏等诸多挑战。中药活性成分不仅是中药资源的药效物质，还是创新药物开发的源泉。中药活性成分主要为植物的次生代谢产物，随着分子生物学、基因测序、生物信息学和生物化学等技术的不断发展，药用植物次生代谢产物生物合成途径逐渐得以解析，通过挖掘活性成分生物合成的相关元件，利用合成生物的方法对植物中现有的、天然的生物系统进行重新设计，实现药用植物的定向遗传育种；通过培育高产目标活性成分的药用植物，能有效降低中药制剂生产过程的提取成本并缓解对药用植物资源的压力。同时，利用生物系统优化整合在微生物体内重建药用植物次生代谢产物的生成模块，可以实现中药活性成分的异源高效合成，为单一成分中药以及中药提取物生产提供原料，缓解其对中医临床用药以及中药资源的压力。

一、中药合成生物策略

中药药效成分多来源于药用植物次生代谢产物，如黄花蒿中的抗疟疾成分青蒿素，麻黄中具有发汗、平喘作用的麻黄素（ephedrine）等。当前药用植物有效成分的获取主要从药用植物中直接提取分离，例如，从野生或栽培的红豆杉树皮中提取紫杉醇（taxol，含量约 0.02% 干重）；在栽培的长春花中提取长春新碱（vincristine，含量约 0.000 3% 干重）。这种方法受限于次生代谢产物含量低，植物生长周期长，化合物纯化难，严重破坏生物资源尤其是野生植物资源。少数结构简单的天然产物，如奎宁（quinine）、肉桂酸（cinnamic acid）等能用全化学合成法进行直接合成，然而大部分天然产物因有较多的活性中心而结构复杂，给化学全合成带来很大的阻力。同时，植物组织细胞培养法操作较复杂，完成周期长，而且生产成本过高，不易实现工业化，目前只能用于高附加值的化合物生产。

近年来，通过发掘药用活性成分生物合成关键基因，采用合成生物策略，设计和改造微生物菌株来生产天然产物已被国际认为是一种最有潜力的资源获取方法。例如，美国麻省理工学院在大肠埃希氏菌中生产紫杉醇前体紫杉二烯达到 1 020mg/L；生产银杏内酯类前体左旋海松二烯达到 700mg/L。此外，2014 年我国学者获得同时合成齐墩果酸（oleanolic acid）、原人参二醇（protopanaxadiol）和原人参三醇（protopanaxatriol）的第一代"人参酵母"细胞工厂。

从中药资源可持续利用角度，中药合成生物策略是通过阐明并模拟生物体中药用活性成分的生物合成的基本规律，获取基因元件并通过人工设计构建新的、具有特定生理功能的生物系统（植物或微生物系统），实现中药活性成分高效、定向生产的一种有效方法。中药合成生物策略生产中药活性成分，其优势包括具有易于控制、生产周期短、不受原料的限制、发酵产物成分比较单一、易于分离纯化等优点，并且比较容易实现大规模工业化生产等，特别对于珍稀濒危药用植物中药用成分的可持续利用具有重要意义。

二、中药活性成分合成生物策略生产

（一）萜类活性成分生产

萜类成分是药用活性成分重要的组成部分，其中二萜类成分紫杉醇及三萜类成分人参皂苷是药用植物萜类活性成分生产较为成功的案例。紫杉醇一般从野生或栽培的红豆杉树皮中提取，含量约为 0.02% 干重。通过合成生物学技术可以很好地避免提取方法成本高、过程烦琐、对资源迫害大等问题，将途径中 FPP 到紫杉烯 -5α- 乙酰氧基 -10β- 醇（taxadien-5α-acetoxy-10β-ol）的五步反应中的酶编码基因同时导入酿酒酵母，却只获得少量前两步产物紫杉二烯（taxadiene，0.5mg/g DCW）和 5- 羟紫杉烯（taxadien-5α-ol，12.5μg/g DCW）。为了增加前体供应，在酿酒酵母中通过高表达 GGPP 合酶和 3- 羟基 -3- 甲基戊二酰辅酶 A 还原酶（tHMG1）以增加二萜通用前体GGPP供给，最终使紫杉二烯产量达到8.7mg/L。目前，在大肠埃希氏菌中构建紫杉二烯合成途径，并对其合成途径的两个功能模块进行精确调控，降低了中间产物的毒性，最终获得高产紫杉二烯的大肠埃希氏菌人工细胞，产量高达1 000mg/L。

原人参二醇是达玛烷型三萜人参皂苷的苷元，具有抗癌活性。通过在酵母中引入人参来源的达玛二烯合酶（DDS）基因、原人参二醇合酶（PPDS）基因和拟南芥（*Arabidopsis thaliana*）来源的细胞色素P450还原酶（CPR）基因，在酿酒酵母中成功构建出原人参二醇的生物合成途径，在此基础上，通过提高3-羟基-3-甲基戊二酰辅酶A还原酶、法尼基焦磷酸合酶、鲨烯合成酶和鲨烯环氧酶的活性，将原人参二醇的产量提高了262倍。通过高密度-双相发酵工艺优化，最终将原人参二醇的产量提高至1 189mg/L，达玛二烯产量达到1 548mg/L。最近，通过克隆获得人参来源的UDP-糖基转移酶（UGTPg1），能特异性催化达玛烷型四环三萜化合物中的C-20位羟基糖基化，可以将原人参二醇转变为人参皂苷CK。*UGTPg1*基因连同PPD合成途径在酿酒酵母中共表达，可构建出能够生产1.4mg/L人参皂苷CK的酵母细胞工厂。

以丹参中丹参酮类活性成分为示范研究，克隆了丹参酮生物合成途径中2条新全长基因*SmCPS*、*SmKSL*。*SmCPS*是被子植物中首个被鉴定的（+）-CPP合成酶基因，*SmKSL*编码蛋白则催化（+）-CPP形成新的二萜烯——次丹参酮二烯（miltiradiene）；由此阐明了丹参酮生物合成过程中的立体化学构型，发现了一条丹参酮特有的二萜生物合成新途径。在此基础上，建立了合成生物策略的模块化途径工程技术，人工构建了次丹参酮二烯代谢途径，并首次在酵母中高产丹参酮类化合物，产量达到365mg/L的国际先进水平。由此，建立了中药资源"功能基因挖掘-生物合成途径解析-合成生物学生产"的中药活性成分高效获取的新模式。

（二）黄酮类活性成分生产

黄酮类成分在中药关键的药用植物中广泛存在，具有较强的药理活性。在对植物黄酮类合成生物的研究中，通过引入拟南芥来源的对羟基肉桂酸羟化酶（C4H）基因、欧芹来源的辅酶连接酶（4CL）基因、矮牵牛［*Petunia hybrida*（J. D. Hooker）Vilmorin］来源的查耳酮异构酶（CHI）和查耳酮合酶（CHS）基因，在酵母中构建出柚皮素合成途径，实现了酵母中柚皮素的生产。通过添加底物4-香豆酸，使柚皮素产量达到28.3mg/L。利用过表达红三叶来源的异黄酮合酶（IFS）基因以及亚洲水稻来源的细胞色素P450还原酶（CPR）基因，在酵母中构建出由柚皮素到染料木黄酮的合成途径，其构建的酵母工程菌可生产20mg/L的染料木黄酮。在酵母中引入黄酮醇类化合物（山奈酚和槲皮素）合成所需的8个植物来源的基因，实现了酵母中山奈酚和槲皮素的生产。

（三）生物碱类活性成分生产

生物碱类成分大多具有较强的药理、毒理作用，如乌头碱、长春碱等，对生物碱类活性成分合成生物方面的研究具有非常重要的意义。通过在酿酒酵母中构建多步催化途径，实现了以（*R*, *S*）-norlaudanosoline为底物合成一系列苄基异喹啉类生物碱或其中间体，如（*R*, *S*）-

reticuline、（S）–scoulerine、（S）–tetrahydrocolumbamine、（S）–canadine。随后，研究人员在酿酒酵母中构建了多至 10 个基因的代谢途径，最终实现了抗肿瘤药物血根碱（sanguinarine）及其前体二氢血根碱（dihydrosanguinarine）的全生物合成，该研究实现了在酿酒酵母中构建了最长的生物碱类异源生物合成途径，并且均是复杂的后修饰过程，为微生物合成复杂中药活性分子提供了很好的参考。

长春碱是植物中结构最为复杂的具有医药活性的天然产物之一，英国科学家在经过 15 年的研究之后，终于在长春花基因组中发现了用于合成长春碱（vinblastine）的最后几个未知的基因，解析了长春碱完整的生物合成途径，有望通过合成生物策略将合成基因导入到酵母或植物等宿主中来高效获取长春碱。

（四）酚酸类活性成分生产

酚酸类成分具有丰富的药理活性和复杂的结构特征，如丹酚酸等，对这类成分的合成生物生产研究近年来逐渐增多。研究人员将 3– 羟化酶基因成功构建在大肠埃希氏菌中，利用微生物细胞工厂将酪氨酸转化为咖啡酸，产量达 50.2mg/L。同样，在大肠埃希氏菌中表达 D– 乳酸脱氢酶基因和 4– 羟苯乙酸 –3– 羟化酶基因，强化上游途径后加强前体酪氨酸的合成，使丹酚酸 A 产量达到 7.1g/L，得率高达 0.47mol/L 葡萄糖。

三、合成生物策略在中药资源可持续利用中的应用

中药资源可持续利用的发展，是中药材及其饮片以"道地"为基础的定点栽培、中成药工业原料以"有效成分"为目标的定向培育以及合成生物策略"不种而获"的协同发展。利用合成生物的方法可以高效、定向地异源合成结构复杂多样的重要药用活性成分，不仅为中药资源可持续利用提供新策略和技术，也将给传统中药领域的发展注入新的活力，对保持我国在国际中药研究中的领先地位具有极其重要的科学意义和应用价值。

第八章技能实验

随着药用植物次生代谢产物生物合成途径不断得以解析，药用活性成分生物合成的相关元件不断被挖掘，利用合成生物的方法对植物中现有的、天然的生物系统进行重新设计，实现药用植物的定向遗传育种，通过培育高产目标活性成分的药用植物，能有效降低中药制剂生产过程的提取成本并缓解对药用植物资源的压力。

本章复习题

一、理解概念
细胞悬浮培养、毛状根悬浮培养、愈伤组织、生物转化
二、理性思维
植物培养物生物转化的方法都有哪些？影响因素都有什么？

三、技能训练

细胞悬浮培养与毛状根悬浮培养的基本操作流程是什么？

四、小论文训练

通过文献查阅，选择一种药用植物，以该药用植物的细胞工程为题，撰写一篇论文综述。

第八章同步练习

主要参考文献

1. 国家药典委员会.中华人民共和国药典:一部.2015年版.北京:中国医药科技出版社,2015.

2. 胡世林.中国道地药材.哈尔滨:黑龙江科学技术出版社,1989.

3. 胡世林.现代道地论概要.中国中医药信息杂志,1995,2(7):7-9.

4. 胡世林,廖福龙.中药材道地性与生物多样性.中国医药学报,1999,14(5):16-19.

5. 胡之璧.中药现代生物技术.北京:人民卫生出版社,2009.

6. 黄璐琦,陈美兰,肖培根.中药材道地性研究的现代生物学基础及模式假说.中国中药杂志,2004,29(6):494-496.

7. 黄璐琦,高伟,周洁,等.系统生物学方法在药用植物次生代谢产物研究中的应用.中国中药杂志,2010,35(1):8-10.

8. 黄璐琦,郭兰萍,胡娟,等.道地药材形成的分子机理及其遗传基础.中国中药杂志,2008,33(20):2303-2308.

9. 黄璐琦,郭兰萍,华国栋,等.道地药材的属性及研究对策.中国中医药信息杂志,2007,14(2):44-46.

10. 黄璐琦,刘昌孝.分子生药学.3版.北京:科学出版社,2015.

11. 黄璐琦,王永炎.药用植物种质资源研究.上海:上海科学技术出版社,2008.

12. 黄璐琦,张瑞贤."道地药材"的生物学探讨.中国药学杂志,1997,9(32):563-566.

13. J.萨姆布鲁克,D.W.拉塞尔.分子克隆实验指南.3版.黄培堂等,译.北京:科学出版社,2002.

14. 刘吉华.中药生物技术.北京:中国医药科技出版社,2015.

15. 马昭,唐承晨,张纯,等.内生菌与宿主植物关系对中药材道地性研究的启示.上海中医药大学学报,2015,29(6):4-11.

16. 彭司华,周洪亮,彭小宁,等.系统生物学的分析与建模.信息与控制,2004,33(4):457-461.

17. WEAVER RF.分子生物学.5版.郑用琏等,译.北京:科学出版社,2013.

18. 肖培根,陈士林,张本刚,等.中国药用植物种质资源迁地保护与利用.中国现代中药,2010,12(6):3-5.

19. 杨生超,赵昶灵,文国松,等.植物药材道地性的分子机制研究与应用.中草药,2007,38(11):1738-1741.

20. 杨致荣,毛雪,李润植.植物次生代谢基因工程研究进展.植物生理与分子生物学学报,2005,31(1):11-18.

21. 袁媛,黄璐琦.中药资源转录组分析操作指南.上海:上海科学技术出版社,2016.

22. 袁媛,魏渊,于军,等.表观遗传与药材道地性研究探讨.中国中药杂志,2008,40(13):2679-2683.

23. 张景海.药学分子生物学.5版.北京:人民卫生出版社,2016.

24. 中国药材公司.中国中药资源.北京:科学出版社,1995.

25. 张彩琴,杨持.植物生长模拟与数学模型研究.内蒙古大学学报(自然版),2006,37(4):435-440.

26. 中国药材公司.中国中药区划.北京:科学出版社,1995.

27. 朱玉贤,李毅,郑晓峰,等.现代分子生物学.4版.北京:高等教育出版社,2013.

28. ADAMS MD,KELLEY JM,GOCAYNE JD,et al.Complementary DNA sequencing:expressed sequence tags and human genome project.Science,1991,252(5013):1651-1656.

29. CARVIN MR,SAITOH K,CHARRETT AJ.Application of single nucleotide polymorphism to mo-modle species:

a technical review.Mol Ecol Resour,2010,10(6):915–934.

30. CHAT J,JÁUREGUI B,PETIT RJ,et al.Reticulate evolution in kiwifruit(*Actinidia*,Actinidiaceae)indentified by comparing their maternal and paternal phylogenies.Am J Bot,2004,91(5):736–747.

31. CHEN D,NEUMANN K,FRIEDEL S,et al.Dissecting the phenotypic components of crop plant growth and drought responses based on high–throughput image analysis.Plant Cell,2014,26(12):4636–4655.

32. CHOMCZYNSKI P,SACCHI N.Single–step method of RNA isolation by acid guanidinium thiocyanate–phenol–chloroform extraction.Anal Biochem,1987,162(1):156–159.

33. FACCHINI PJ.alkaloid biosynthesis in plants:biochemistry,cell biology,molecular regulation,and metabolic engineering applications.Annu Rev Plant Physiol Plant Mol Biol,2001,52:29–66.

34. FU XD.Non–coding RNA:a new frontier in regulatory biology.Natl Sci Rev,2014,1(2):190–204.

35. HAN YY,MING F,WANG W,et al.Molecular evolution and functional specialization of chalcone synthase superfamily from *Phalaenopsis orchid*.Genetica,2006,128(1–3):429–438.

36. HIBI N,HIGASHIGUCHI S,HASHIMOTO T,et al.Gene expression in tobacco low–nicotine mutants.Plant Cell,1994,6(5):723–735.

37. JEFFREYS AJ,WILSON V,THEIN SL.Individual–specific 'fingerprints' of human DNA.Nature,1985,316(6023):76–79.

38. JEFFREYS AJ,WILSON V,THEIN SL.Hypervariable' Minisatellite' regions in human DNA.Nature,1985,314(6006):67–73.

39. KAI K,SHIMIZU BI,MIZUTANI M,et al.Accumulation of coumarins in *Arabidopsis thaliana*.Phytochemistry,2006,67(4):379–386.

40. KENDALL MD.Rank Correlation Methods.3rd ed.London:Charles Griffin,1970.

41. 杨蕾.丹参中丹参酮类物质的生物合成及其调控研究进展.植物学研究,2013,2(3):73–78.

42. LI F,NIU B,HUANG Y,et al.Application of high–resolution DNA melting for genotyping in lepidopteran non–modle spesis:*Ostrinia furnacalis*(Crambidae).PLoS One,2012,7(1):e29664.

43. MARQUES JV,KIM KW,LEE C,et al.Next generation sequencing in predicting gene function in podophyllotoxin biosynthesis.J Biol Chem,2013,288(1):466–479.

44. MARTENS S,MITHÖFER A.Flavones and flavone synthases.Phytochemistry,2005,66(20):2399–2407.

45. MATSUDA J,OKABE S,HASHIMOTO T,et al.Molecular cloning of hyoscyamine 6 beta–hydroxylase,a 2–oxoglutarate–dependent dioxygenase,from cultured roots of *Hyoscyamus niger*.J Biol Chem,1991,266(15):9460–9464.

46. NEGISHI O,OZAWA T,IMAGAWA H.Methylation of xanthosine by tea–leaf extracts and caffeine biosynthesis.Agr Biol Chem,1985,49(3):887–890.

47. PADDON CJ,WESTFALL PJ,PITERA DJ,et al.High–level semi–synthetic production of the potent antimalarial artemisinin.Nature,2013,496(7446):528–532.

48. PARE PW,TUMLINSON JH.Plant volatiles as a defense against insect herbivores.Plant Physiol,1999,121(2):325–332.

49. PATI N,SHOWINSKY V,KOKANOVIC O,et al.A comparison between SNaPshot,pyrosequencing,and biplex invader SNP genotying methods:accuracy,cost,and throughput.J Biochem Biophys Methods,2004,60(1):1–12.

50. PATTERSON S,O'HAGAN D.Biosynthetic studies on the tropane alkaloid hyoscyamine in Datura stramonium:hyoscyamine is stable to in vivo oxidation and is not derived from littorine via a vicinal interchange process.Phytochemistry,2002,61(3):323–329.

51. QU Y,EASSON MLAE,FROESE J,et al.Completion of the seven–step pathway from tabersonine to the anticancer drug precursor vindoline and its assembly in yeast.Proc Natl Acad Sci USA,2015,112(19):6224–6229.

52. SINGH A, GANAPATHYSUBRAMANIAN B, SINGH AK, et al.Machine learning for high-throughput stress phenotyping in plants.Trends Plant Sci, 2016, 21(2): 110-124.

53. SUDHA G, RAVISHANKAR GA.Involvement and interaction of various signaling compounds on the plant metabolic events during defense response, resistance to stress factors formation of secondary metabolites and their molecular aspects.Plant Cell Tiss Org Cul, 2002, 71: 181-212.

54. TARDIEU F, CABRERABOSQUET L, PRIDMORE T, et al.Plant phenomics, from sensors to knowledge.Curr Biol, 2017, 27(15): R770-R783.

55. TAVANGAR K, HOFFMAN AR, KRAEMER FB.A micromethod for the isolation of total RNA from adipose tissue.Anal Biochem, 1990, 186(1): 60-63.

56. TUTEJA JH, CLOUGH SJ, CHAN WC, et al.Tissue-specific gene silencing mediated by a naturally occurring chalcone synthase gene cluster in *Glycine max*.Plant Cell, 2004, 16(4): 819-835.

57. Union for the Protection of New Varieties of Plants.Guidelines for molecular marker selection and database construction, BMT Guidelines (Proj.3).Geneva: UPOV, 2005.

58. WANG SH, ZHANG LL, MEYER E, et al.Construction of a high-resolution genetic linkage map and comparative genome analysis for the reef-building coral *Acropora millepora*.Genome Biol, 2009, 10(11): R126.

59. WILLOCQUET L, SAVARY S, YUEN J.Multiscale phenotyping and decision strategies in breeding for resistance. Trends Plant Sci, 2017, 22(5): 420-432.

60. WINKLER A, HARTNER F, KUTCHAN TM, et al.Biochemical evidence that berberine bridge enzyme belongs to a novel family of flavoproteins containing a bi-covalently attached FAD cofactor.J Biol Chem, 2006, 281(30): 21276-21285.

61. ZHOU YJ, GAO W, RONG Q, et al.Modular pathway engineering of diterpenoid synthase and the mevalonic acid pathway for miltiradiene production.J Am Chem Soc, 2012, 134(6): 3234-3241.

62. ZIEGLER J, FACCHINI PJ.Alkaloid biosynthesis: metabolism and trafficking.Annu Rev Plant Biol, 2008, 59: 735-769.

索 引